W0083823

Verlag Hans Huber
Programmbereich Pflege

Bücher aus verwandten Sachgebieten

Pflegeberatung

Koch-Straube
Beratung in der Pflege
2002. ISBN 3-456-83626-0

Lamparter-Lang (Hrsg.)
**Patientenschulung bei
chronischen Erkrankungen**
1997. ISBN 3-456-82831-4

Norwood
Pflege-Consulting
Handbuch zur Organisations- und
Gruppenberatung in der Pflege
2001. ISBN 3-456-83452-7

Weakland/Herr
**Beratung älterer Menschen
und ihrer Familien**
2. Auflage
1988. ISBN 3-456-81750-9

Weinhold
**Kommunikation zwischen
Patienten und Pflegepersonal**
1997. ISBN 3-456-82842-X

Pflegemanagement

Baartmans/Geng
Qualität nach Maß
2000. ISBN 3-456-83451-9

Broome
Change Management in der Pflege
2., vollst. überarb. Auflage
2000. ISBN 3-456-83402-0

Cohen/Cesta
Case Management in der Pflege
2001. ISBN 3-456-83299-0

Dykes/Wheeler
**Critical Pathways – Inter-
disziplinäre Versorgungspläne**
2002. ISBN 3-456-83258-3

Ersser/Tutton (Hrsg.)
Primary Nursing
2000. ISBN 3-456-83259-1

Ewers/Schaeffer
**Case Management in Theorie
und Praxis**
2000. ISBN 3-456-83467-3

Gebert/Kneubühler
**Qualitätsbeurteilung und
Evaluation der Qualitätssicherung
in Pflegeheimen**
2001. ISBN 3-456-83596-5

Gertz
Die Pflegedienstleitung
2002. ISBN 3-456-83809-3

Giebing/François-Kettner/
Roes/Marr
Pflegerische Qualitätssicherung
3. Auflage
1999. ISBN 3-456-83368-7

Görres
**Qualitätssicherung in Pflege
und Medizin**
1999. ISBN 3-456-83077-7

Görres/Luckey/Stappenbeck
**Qualitätszirkel in der Alten-
und Krankenpflege**
1997. ISBN 3-456-82827-6

Grahmann/Gutwetter
Konflikte im Krankenhaus
1996. ISBN 3-456-82732-6

Haubrock
Gesundheitsökonomie
2002. ISBN 3-456-83311-3

Haubrock/Gohlke
Benchmarking in der Pflege
2000. ISBN 3-456-83369-5

Haubrock/Nerlinger/Hagmann
Managed Care
2000. ISBN 3-456-83312-1

Haubrock/Schär (Hrsg.)
**Betriebswirtschaft und
Management im Krankenhaus**
3. überarb. und erw. Auflage
2002. ISBN 3-456-83400-4

Henning/Isenhardt/Flock
Kooperation im Krankenhaus
1998. ISBN 3-456-82955-8

JCAHO
**Outcome Management in
der Pflege**
2002. ISBN 3-456-83826-3

Jendrosch
Projektmanagement
1998. ISBN 3-456-83283-4

Johnson
**Interdisziplinäre
Versorgungspfade**
Pathways of Care
2002. ISBN 3-456-83315-6

Kayser/Schwefing
Managed Care und HMOs
1998. ISBN 3-456-82975-2

Landenberger
**Innovatoren des
Gesundheitssystems**
1998. ISBN 3-456-83040-8

Leuzinger/Luterbacher
**Mitarbeiterführung im
Krankenhaus**
3. Auflage
2000. ISBN 3-456-83434-9

Matthews/Whelan
Stationsschwestern und -pfleger
Manual
2002. ISBN 3-456-83373-3

Manthey
Primay Nursing
2002. ISBN 3-456-83692-9

Müller
Leitbilder in der Pflege
2001. ISBN 3-456-83598-1

Offermann
**Selbst- und Qualitätsmanagement
für Pflegende**
2002. ISBN 3-456-83679-1

Prakke/Flerchinger (Hrsg.)
Qualitätsentwicklung
1999. ISBN 3-456-83268-0

Schroeder
**Qualitätsentwicklung im
Gesundheitswesen**
1998. ISBN 3-456-82794-6

Weitere Informationen über unsere Neuerscheinungen finden Sie im Internet unter:
http://Verlag.HansHuber.com oder per E-Mail an: verlag@hanshuber.com

Christian Loffing

Coaching in der Pflege

Verlag Hans Huber
Bern · Göttingen · Toronto · Seattle

Christian Loffing. Diplom-Psychologe mit dem Schwerpunkt Arbeits- und Organisations psychologie im Gesundheitswesen, qualifizierter Coach, Trainer und Personalberater.

Keplerstraße 103
D-45147 Essen
www.tbc-loffing.de
E-Mail: christian.loffing@t-online.de

Lektorat: Jürgen Georg, Ariane Marschke
Bearbeitung: Michael Herrmann
Herstellung: Daniel Berger
Titelillustration: pinx. Wiesbaden
Satz: sos-buch, Mainz
Druck und buchbinderische Verarbeitung: Druckhaus Beltz, Hemsbach
Printed in Germany

Bibliografische Information der Deutschen Bibliothek
Die Deutsche Bibliothek verzeichnet diese Publikation in der Deutschen Nationalbibliografie; detaillierte bibliografische Daten sind im Internet über ‹http://dnb.ddb.de› abrufbar.

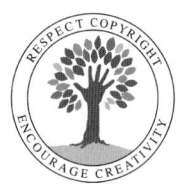
Anregungen und Zuschriften bitte an:
Verlag Hans Huber
Lektorat: Pflege
Länggass Strasse 76
CH-3000 Bern 9
Tel: 0041 (0)31 300 4500
Fax: 0041 (0)31 300 4593
E-Mail: georg@hanshuber.com
Internet: http://verlag.hanshuber.com

1. Auflage 2003
© 2003 by Verlag Hans Huber, Bern
ISBN 3-456-83841-7

Inhaltsverzeichnis

Kapitel 2 – Coaching-Instrumente   85

Kapitel 3 – Coaching in der Praxis 151

Der Autor

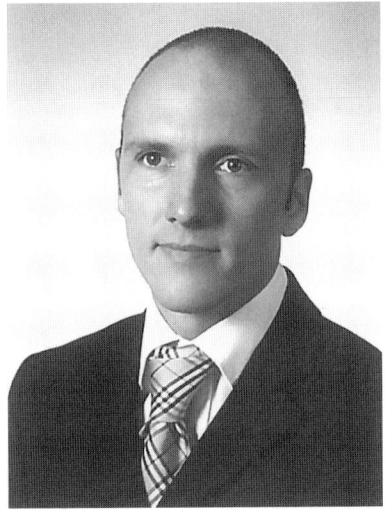

Christian Loffing

Christian Loffing, geboren am 18. September 1970 in Marl, ist Diplom-Psychologe mit dem Schwerpunkt Arbeits- und Organisationspsychologie im Gesundheitswesen, qualifizierter Coach, Trainer und Personalberater.

Bereits 1991 legte Christian Loffing den Grundstein für einen Tätigkeitsschwerpunkt im Gesundheitswesen und begann im Universitäts-Klinikum in Essen mit einer Ausbildung zum Masseur und med. Bademeister. Es folgte das Studium der Psychologie an der Justus-Liebig-Universität in Gießen und an der Ruhr-Universität in Bochum. Im Jahre 2001 wurde er mit dem *Georg-Gottlob-Studienpreis für angewandte Psychologie* geehrt, der alle zwei Jahre von der Georg-Gottlob-Stiftung und dem Berufsverband deutscher Psychologinnen und Psychologen e.V. an herausragende Nachwuchswissenschaftler vergeben wird. Praxiserfahrung sammelte er in zahlreichen Trainings, Coachings und Organisationsentwicklungsprojekten, die er initiierte, durchführte und wissenschaftlich begleitete. Über einen Zeitraum von mehreren Jahren war er als Prokurist eines renommierten Bildungs- und Beratungsunternehmens im Gesundheitswesen tätig. Heute beschäftigen ihn Projekte, die an ihn als selbstständigen Trainer, Personalberater oder Coach von Führungskräften und Mitarbeitern im Gesundheitswesen herangetragen werden.

Vorwort

Ambulante und stationäre Einrichtungen im Gesundheitswesen stehen seit vielen Jahren unter einem steigenden Rationalisierungs- und Reformdruck. Mitarbeiter in der Pflege werden ständig mit neuen und in vielen Fällen kaum zu bewältigenden Herausforderungen konfrontiert. In dieser Situation sind innovative Personalentwicklungskonzepte gefragt. Coaching hat als Intervention in den vergangenen 30 Jahren zahlreiche Anhänger und Befürworter gefunden. Nicht nur die Überwindung von Krisen, sondern auch spezielle Ziele können im Mittelpunkt dieses personenorientierten und ausgesprochen effizienten Ansatzes stehen. Vor allem unter Berücksichtigung des Wertewandels in der Bevölkerung entspricht Coaching den heutigen Bedürfnissen der Mitarbeiter in Unternehmen. Coaching kann als externe Dienstleistung eingekauft werden oder aber intern, zum Beispiel durch eine coachende Führungskraft, Anwendung finden.

Dieses Buch richtet sich an alle diejenigen, die mehr über Coaching erfahren möchten. Der interessierte Leser findet in diesem Buch alle notwendigen Hilfsmittel, um seine persönliche und fachliche Coaching-Qualifikation zu überprüfen und bei Bedarf zu ergänzen. Wichtige Informationen zum Abschluss von psychologischen und juristischen Coaching-Verträgen, zum allgemeinen Aufbau von Coaching-Sitzungen und zur Planung des Ablaufs (Vorbereitung, Durchführung mit abschließender Evaluation und Nachbereitung) werden ebenfalls ausführlich beschrieben und laden zu einem Transfer in die eigene Coaching-Praxis ein. Die zahlreichen und ausführlich beschriebenen Techniken und Übungen bereichern sogar denjenigen, für den Coaching bereits zu einer Profession geworden ist. Wie Coachings schließlich in der Praxis ablaufen, wird in einem weiteren Kapitel ausführlich beschrieben. Zwei Praxisprojekte mit unterschiedlichen Ausgangssituationen und unterschiedlichen Intentionen werden hier detailliert auf der Prozessebene und aus der Sicht des Coachs charakterisiert. Zwei weitere Praxisprojekte werden im Anschluss daran kurz skizziert.

Insgesamt handelt es sich um ein sehr praxisnahes Buch, das sich ebenso an interessierte Coaching-Teilnehmer wie auch an qualifizierte Coachs und die, die es einmal werden wollen, richtet. Regelmäßig wird dazu eingeladen, die beschriebenen Aspekte in die eigene Praxis zu übertragen und diese somit zu bereichern. Arbeitsblätter, Checklisten und Vordrucke helfen, eigene Coachings kompetent zu konzipieren und schließlich durchzuführen.

Christian Loffing

Danksagung

Auf dem Weg zu diesem neuen, praxisorientierten Leitfaden haben mich viele Menschen begleitet. Mein allgemeiner Dank gilt allen, die mich mit Ideen, Anregungen und viel Verständnis unterstützt haben. Sie gaben mir auch die Kraft, alle Hürden zu überwinden.

Im Einzelnen möchte ich mich zunächst bei Herrn Dirk Jäckel bedanken. Bereits seit einigen Jahren zeigt er sich immer wieder bereit, meine Publikationen mit großem Engagement und gebotener Genauigkeit zu lesen. Viele seiner kritischen Anmerkungen haben auch dieses Buch schließlich abgerundet.

Besonders erwähnenswert ist die Initiative aller Verantwortlichen in den Unternehmen, die die Durchführung bisheriger Coaching-Projekte überhaupt erst ermöglicht haben. Bedanken möchte ich mich auch bei den vielen Mitarbeitern, die an allen Interventionen bereitwillig, vertrauensvoll und engagiert teilgenommen haben. Alle von mir abgeschlossenen Coaching-Projekte haben einen erheblichen Beitrag zu diesem Buch geleistet. Hervorheben möchte ich an dieser Stelle vor allem zwei Unternehmen. Zum einen handelt es sich hierbei um die häusliche Kranken- und Fachpflege Marianne Weiß GmbH in Remscheid. Die beiden Geschäftsführer Peter Köhler und Ralf Mantei zeigten sich besonders offen und bereit für die Durchführung eines Coaching-Projekts und alle damit einhergehenden Veränderungen und Neuerungen. Mit den dort ergriffenen Maßnahmen konnten dementsprechende Erfolge erzielt werden. Zum anderen danke ich Ulrike und Ralf Sprave, den beiden Inhabern der Häuslichen Kranken- und Seniorenpflege Sprave GbR in Castrop-Rauxel. Unter nicht leichten Voraussetzungen haben sie großes Vertrauen gezeigt und in ein persönliches Coaching sowie ein Coaching der Mitarbeiter investiert. Mit großem Engagement haben Geschäftsinhaber und Mitarbeiter gemeinsam eine Krise überwunden und die Zukunft positiv gestaltet.

Danken möchte ich auch Herrn Klaus Lassert, mit dem ich bereits in mehreren Projekten erfolgreich zusammengearbeitet habe. Er stand mir auch diesmal in gewohnt unbürokratischer Art und Weise unterstützend zur Seite. Martha Franz und Susanne Trepmann kümmerten sich in einem Projekt voller Elan um die qualitative und quantitative Datenerhebung. Auch ihnen gilt mein Dank.

Mein ganz besonderer Dank gilt abschließend Herrn Jürgen Georg im Lektorat des Verlages Hans Huber, der dieses Thema als ebenso wichtig erachtete wie ich es auch getan habe. Er machte das Schreiben dieses Buches letztendlich erst möglich.

Grundlagen

**Glauben und Wissen verhalten sich
wie die zwei Schalen einer Waage:
In dem Maße, als die eine steigt,
sinkt die andere.**

Arthur Schopenhauer

1. Coaching – ein moderner Begriff für ein altes Konzept?

Ein Blick in die aktuelle (populär-)wissenschaftliche Literatur zeigt, dass der Begriff Coaching nahezu inflationär verwendet wird. Mehr oder weniger verheißungsvoll und aufschlussreich klingen die einschlägigen Titel. Das Angebot reicht von «Mit Self-Coaching zum Ziel» bis «Team-Coaching», von «Coaching für Jedermann» bis «Der Coach – die erfolgreiche Führungskraft der Gegenwart» sowie von «Live-Coaching» bis «Telefon-Coaching» und schließlich von «Coaching im Beruf» bis «Coaching in der Familie». Wirft man einen Blick auf die Publikationen der letzten fünf bis zehn Jahre, so lässt sich eine deutliche Zunahme entsprechender Bücher, Artikel und Fachbeiträge zum Themengebiet Coaching ohne Zweifel nachweisen. Hochkonjunktur haben des Weiteren diejenigen, die Coachings als Dienstleistung verkaufen. Neben Trainern und Beratern haben sich zahlreiche Coachs auf dem Markt der Personaldienstleister platziert. Ein Blick in Unternehmen unterschiedlicher Branchen zeigt einen ähnlichen Trend. Hier nimmt die Zahl der Führungskräfte stetig zu, die auch einen coachenden Führungsstil zur Anwendung bringen. Womit sich an dieser Stelle die interessante Frage stellt, wie diese Entwicklung zu erklären ist. Im Rahmen einer Ursachenanalyse wird vor allem deutlich, dass ein zunehmender Bedarf an Coaching zu erkennen ist. Dieser resultiert aus den veränderten Anforderungen, die eine berufliche Tätigkeit heute mit sich bringt. Der Wertewandel in der Bevölkerung begünstigt darüber hinaus eine zunehmende Offenheit für psychologische Erkenntnisse und Methoden ebenso wie deren Anwendung. Im Zuge dieser Entwicklung, die ausreichend Raum für neue Wege ebnete, entstand der Geist des Coachings, der sich nahezu unaufhaltsam verbreitete. Für die Zukunft ist zu erwarten, dass Coaching weitere Anhänger finden wird, dass weitere Techniken entwickelt werden, und dass weitere Erfolge zu verzeichnen sind.

Ziel dieses ersten Kapitels ist es, «Licht in das Dunkel um den Begriff Coaching zu bringen». Neben einer grundlegenden und einleitenden Begriffsklärung finden vor allem die Ansatzpunkte von Coaching in der Pflege Berücksichtigung. Darüber hinaus werden alle relevanten Grundlagen, von der Selbstreflexion über die Auswahl eines Coachs bis zum erfolgreichen Abschluss eines Coaching-Prozesses, ausführlich diskutiert.

1.1 Der Begriff Coaching im Wandel der Zeiten

«Coaching – was ist das überhaupt?» Die Beantwortung dieser Grundsatzfrage steht im Mittelpunkt des ersten Abschnitts in diesem Buch. Dabei wird es weniger darum gehen, eine erschöpfende Liste verschiedener Definitionen darzustellen, sondern vielmehr darum, einen definitorischen Rahmen abzustecken, um schließlich einen gemeinsamen und zentralen Kern darstellen zu können. Der auf diese Weise generierte Kern soll als einprägsame Beschreibung dessen dienen, was heute in Übereinstimmung zahlreicher Autoren und Anwender unter Coaching verstanden wird.

Die kurze Darstellung der Entwicklung trägt dazu bei, den Ursprung und den Geist des Coachings besser zu verstehen. Informationen und konkrete Hilfestellungen zur Entwicklung eines persönlichen Coaching-Verständnisses – als Grundlage für die Zusammenarbeit mit einem Coachee, der ein Coaching als Dienstleistung in Anspruch nimmt – findet der Leser schließlich ab Kapitel 1.2.

1.1.1 Die frühe Verwendung des Begriffs im Sport

Der Ursprung des Begriffs Coaching wird in Übereinstimmung zahlreicher Autoren im sportlichen Sektor gesehen. Bereits vor vielen Jahren wurde in den USA die Tätigkeitsbezeichnung «to coach» geprägt. Im Anschluss an eine anfängliche – aber auch heute durchaus noch vorherrschende – synonyme Verwendung der Begriffe Coaching und Training, lässt sich mittlerweile eine starke Differenzierung nachweisen.

Dem Laien wird der markante Unterschied vor allem im Rahmen einer Analyse der besonderen Form der Zusammenarbeit zwischen einem Coach und seinem Coachee im Vergleich zu einem Trainer und seinem Trainee deutlich. Ein einfaches Beispiel, bei dem Erfolg und Misserfolg des Prozesses maßgeblich durch die Art der Zusammenarbeit bestimmt werden, soll diesen Unterschied transparent machen.

Training vs. Coaching – der markante Unterschied

Bewusstes und gesundes Atmen kann auf unterschiedliche Art und Weise vermittelt werden. Zwei Möglichkeiten werden im Folgenden kurz charakterisiert.

Im Rahmen eines **Atem-Trainings** beschreibt der Trainer, auf welche Art und Weise die Teilnehmer seiner Veranstaltung richtig ein- und ausatmen sollen. *Er gibt in diesem Fall, auf der Grundlage seiner Fachkompetenz, den Weg zu einem gesunden Atemrhythmus vor.* Die psychologischen Konsequenzen, die den Lernerfolg bei dieser Vorgehensweise behindern, werden schnell offenbart. So besteht zum Beispiel die Gefahr, dass der Trainer durch eine strikte Vorgabe Unsicherheit und Selbstzweifel bei seinen Teilnehmern erzeugt. Dies ist vor allem dann zu erwarten, wenn ein Lernerfolg sich nicht sofort einstellt. Des Weiteren entsteht bei den Teilnehmern Reaktanz, ein unangenehmer motivationaler Zustand, der zum Ziel hat, die in diesem Fall durch die strikte Vorgabe eingeschränkte Freiheit wieder herzustellen (Brehm, 1966). Insbesondere dies behindert den Lernprozess maßgeblich und stellt das Erreichen des Ziels grundsätzlich in Frage.

Bei einem *Atem-Coaching* lässt der Coach die interessierten Coaching-Besucher dagegen ihren eigenen Atemrhythmus finden und intensiv spüren. *Er begleitet in diesem Fall nur und gibt damit nichts vor. Er leitet die Teilnehmer dazu an, ihren eigenen gesunden Atemrhythmus selbstständig zu finden.* Jeder wird sich auf diese Weise in seinem Tempo dem richtigen Rhythmus nähern und ihn erleben. Negative psychologische Konsequenzen sind in diesem Fall nicht zu erwarten. Ganz im Gegenteil, insbesondere die langfristige Prognose ist bei einem Atem-Coaching besonders positiv.

Das Beispiel zeigt: Vor allem hinsichtlich der etwa auftauchenden und hemmenden psychologischen Konsequenzen, die mit einer Intervention einhergehen können, scheint Coaching deutliche Vorteile gegenüber einem klassischen Training aufzuweisen. Der Lernerfolg wird sogar deutlich positiv beeinflusst, und zwar kurz-, mittel- und auch langfristig. Die Teilnehmer haben einen Erfolg verspürt und werden immer wieder den bereits einmal sehr deutlich erlebten, gesunden Atemrhythmus finden.

Die Frage nach Assoziationen zu den Bezeichnungen Trainer und Coach sowie ein weiteres beeindruckendes Beispiel tragen maßgeblich dazu bei, die heute notwendige Differenzierung zwischen diesen Begriffen noch etwas besser nachvollziehen zu können.

Was zeichnet einen Trainer aus?

Die sprachliche Nähe der Begriffe Trainer und Training prägt das vorherrschende Bild der Hauptaufgaben eines Trainers. Im sportlichen Bereich trainiert ein Trainer seinen Spieler. Er stellt auf der Grundlage wissenschaftlicher Erkenntnisse, seiner persönlichen Erfahrungen und passend zu seinem Spieler und dessen Leistungen einen individuellen Trainingsplan auf, den dieser zu befolgen hat. Ziel ist es, Höchstleistungen zu erreichen. Den Weg dorthin, den kennt vor allem der Trainer.

Der Appell «Wenn Du XY tust, dann erreichst Du das Ziel!» sowie die im Breiten- und Hochleistungssport häufig benutzte charakteristische Anfeuerung «Hopp! Hopp! Hopp!» kennzeichnen die klassische Über-Unterordnung zwischen Trainer und Spieler. Manchmal stellt sich hier die Frage, ob es wirklich um die Ziele des Spielers oder eher um die des Trainers geht.

Was zeichnet einen Coach aus?

Das Erreichen von Höchstleistungen spielt auch im heutigen Verständnis von Coaching eine große Rolle. Allerdings räumt der Coach seinem Coachee dabei grundlegende Freiheiten ein. Der Coach gibt den Weg nicht vor, sondern unterstützt seinen Schützling dabei, ihn selbstständig zu finden und zu beschreiten. Letzterer hat somit den größten Einfluss auf seine Entwicklung und den konkreten Weg zum Erfolg. Der Coach ist eher ein professioneller Frager und Zuhörer. Er ist dagegen weniger ein Redner, der Anweisungen erteilt. Er regt den Coachee vielmehr dazu an, die eigenen Ziele zu erkennen und unterstützt ihn auf dem Weg, diese zu verwirklichen. Er hilft, die eigenen Scheuklappen abzulegen und Gesamtzusammenhänge zu erkennen. Der Coach fördert kontinuierlich die eigene Selbstständigkeit seines Partners in einem Coaching-Prozess. Seine eigenen Bedürfnisse, Wünsche und Meinungen rücken dabei in den Hintergrund.

Zusammenfassend lässt sich somit festhalten: Das Besondere an der Beziehung zwischen Coach und Coachee ist, dass letzterer in seiner Rolle als Leistungsträger ohne Kompromisse jederzeit im Mittelpunkt aller Bemühungen steht. Der Coachee wird nach diesem Verständnis zum wichtigsten Kapital des Unternehmens, in dem er beschäftigt ist – ein im Gesundheitswesen besonders wichtiges Verständnis, das sich zunehmend entwickelt (Loffing, 2000, 2001a, b).

1.1.2 Die erste Verwendung des Begriffs im Management

In den USA findet der Begriff Coaching bereits seit den 70er Jahren auch im Management Verwendung. Mitte der 80er Jahre tauchte der Begriff Coaching erstmalig auch in deutschen Unternehmen auf (Böning, 2000).

Die Einzelbetreuung von Top-Managern und Vorstandsmitgliedern durch externe Berater prägte zunächst das deutsche Bild des Coachings. Coaching entsprach hier vor allem einer exklusiven Dienstleistung, die nur wenigen Menschen vorbehalten war – ungeachtet der Bedürfnisse von Führungskräften und Mitarbeitern auf niedrigeren Hierarchieebenen. Der Wertewandel in der Bevölkerung, der zunehmende Bedarf nach persönlichkeitsbezogener Beratung und das veränderte Selbstverständnis von Führungskräften sowie einige weitere Faktoren, prägten schließlich die Einsicht eines sinnvollen Einsatzes von Coaching auf unterschiedlichen Hierarchieebenen, in unterschiedlichen Branchen und durch unterschiedliche – sowohl interne als auch externe – Coachs. Mit dieser entscheidenden Entwicklung ist es heute endlich möglich, die Vorteile von Coaching einer großen Anzahl von Menschen zukommen zu lassen.

Die unkontrollierte, inflationäre Verwendung des Begriffs Coaching und fehlende, beziehungsweise unberücksichtigte Qualitätskriterien führen jedoch vielfach zu einem falschen Verständnis. Zukünftig wird es wichtig sein, Aufklärungsarbeit zu betreiben, sodass der wahre Sinn von Coaching erkannt wird. Häufige Fehler im Umgang mit Coaching müssen behoben werden. Coaching muss gewollt und gelebt werden. Eine Top-down-Vorgabe widerspricht dem Geist des Coachings und stellt einen Erfolg grundsätzlich in Frage. Darüber hinaus reicht es nicht aus, sich einfach nur als Coach zu bezeichnen. Coaching stellt grundlegende und umfassende fachliche und persönliche Anforderungen an einen Coach (vgl. Kap. 1.2). Eine spezielle Qualifizierung und mitunter auch eine Spezialisierung scheint hier unabdingbar zu sein.

1.1.3 Auf der Suche nach einer Definition

Die Vielfalt der unterschiedlichen Definitionen verhält sich nahezu konform zu der inflationären Verwendung des Begriffs Coaching. Aus diesem Grund muss auf eine erschöpfende Darstellung der Positionen einzelner Autoren an dieser Stelle verzichtet werden. Dargestellt wird stattdessen ein definitorischer Rahmen, der den Geist des Coachings sehr treffend widerspiegelt.

Im Webster Dictionary findet man eine ausgesprochen prägnante und treffende Definition von Coaching, die dem Coaching-Verständnis entspricht, das auch diesem Buch zu Grunde liegt. Hiernach geht es im Coaching vor allem darum, «Eine wichtige Person auf bequeme Art von da, wo sie ist, dorthin zu führen, wo diese Person hin will.» Eine ausführlichere Beschreibung des Coaching-Verständnisses liefert die Definition von Maaß und Ritschl (1997a: 16). Ihnen zufolge ist Coaching «…Anregung zur persönlichen Bestleistung in Balance mit der beruflichen und privaten Umwelt.» Dabei erschließen sie diese Definition aus zahlreichen Assoziation, die den Rahmen von Coaching sehr gut abstecken:

«Coaching
- ist persönliche Beratung und Begleitung;
- ist Hilfe zur Selbsthilfe;
- ist eine Hilfestellung bei der Ablösung alter Denkmuster durch neue Ideen;
- ist eine Form der Beratung, in der es um die Steigerung des beruflichen Erfolges geht;
- setzt das Potential eines Menschen frei, seine eigene Leistung zu maximieren;
- ist ein klientenzentriertes und individuelles Betreuungskonzept zur Optimierung aller vorhandenen Kräfte und Potentiale von Führungskräften;
- lehrt nicht, sondern hilft Menschen zu lernen;
- ist ein gezieltes Feedback-Instrument;
- ist ein Prozeß zur Entwicklung der Persönlichkeit und der rollen-spezifischen Fähigkeiten;
- ist eine Begleitung auf Zeit;

- ist eine Form der Lebensberatung, in der es in erster Linie um die Verbesserung der Leistungsfähigkeit des Klienten geht;
- ist Initiation von individuellen Entwicklungsprozessen;
- ist ein neuer Führungsstil;
- ist eine Maßnahme der Personalentwicklung;
- ist ein Dialog über Freud und Leid im Beruf;
- ist eine innovative Form von Managementberatung.»
(Maaß/Ritschl, 1997a: 16).

Sucht man nach Übereinstimmungen auch unter den zahlreichen weiteren Definitionen in der Coaching-Literatur, so stößt man auf zwei charakteristische Merkmale. Das Besondere an einem Coaching scheint demnach zum einen die so genannte «Hilfe zur Selbsthilfe» zu sein. Hinsichtlich der zu erreichenden Ziele steht zum anderen die «Verbesserung der Leistungsfähigkeit» regelmäßig im Vordergrund der Definitionen. Damit darf davon ausgegangen werden, dass diese Aspekte den zentralen Kern von Coaching darstellen, der von den meisten Autoren heutzutage anerkannt wird.

1.1.4 Die Entwicklungsphasen des Coachings

Als «Erfinder» dieser besonderen Form der professionellen Unterstützung wird immer wieder ein Mann namens Tim Gallwey genannt. Bereits vor mehr als 30 Jahren erzielte er als Tennis-Coach große Erfolge. Dabei verzichtete er grundsätzlich auf Anweisungen wie zum Beispiel «Mach es so!» oder «Halte den Schläger so, wie ich ihn halte.» Stattdessen fragte er immer wieder «Wie fühlt sich der Schläger in Ihrer Hand an?» und «Spüren Sie, wo der Ball auf den Schläger trifft?» In einem beeindruckenden Video demonstriert er, wie er auf diese Weise einer relativ unsportlichen Frau das Tennisspielen in nur 20 Minuten beibringen konnte. Der bereits dargestellte Grundgedanke beziehungsweise Geist des Coachings spiegelt sich in diesem Beispiel wider.

Böning (2000) unterteilt die methodische und konzeptionelle Entwicklung von Coaching in insgesamt sechs Phasen. Dieser Entwicklung ist aus Sicht zahlreicher Autoren weitestgehend zuzustimmen **(Abb. 1-1)**.

Die Abbildung verdeutlicht, dass sich Coaching in einem Zeitraum von nur 30 Jahren zu einem wichtigen Instrument des Personalmanagements weiterentwickelt hat. Ein Blick in die Praxis zeigt, dass vielfältige Ansatzpunkte im Laufe dieser Zeit herausgestellt werden konnten. Spätestens seit der Phase der Differenzierung ergibt sich ein ausgesprochen breites Anwendungsfeld in unterschiedlichen Branchen, bei unterschiedlichen Problemen und bei unterschiedlichen

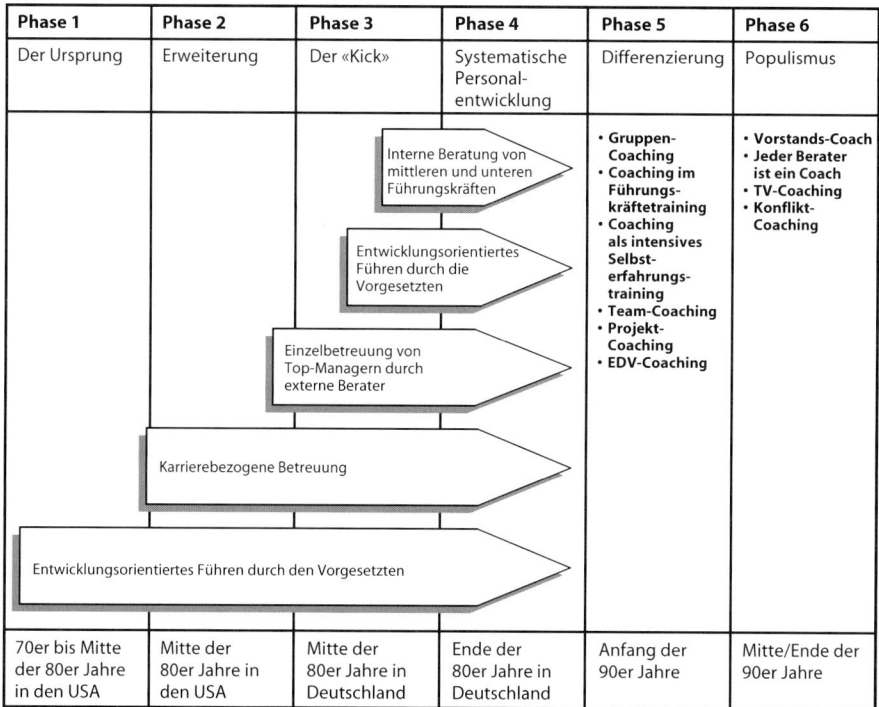

Phase 1	Phase 2	Phase 3	Phase 4	Phase 5	Phase 6
Der Ursprung	Erweiterung	Der «Kick»	Systematische Personal-entwicklung	Differenzierung	Populismus

- Interne Beratung von mittleren und unteren Führungskräften
- Entwicklungsorientiertes Führen durch die Vorgesetzten
- Einzelbetreuung von Top-Managern durch externe Berater
- Karrierebezogene Betreuung
- Entwicklungsorientiertes Führen durch den Vorgesetzten

Phase 5:
- Gruppen-Coaching
- Coaching im Führungs-kräftetraining
- Coaching als intensives Selbst-erfahrungs-training
- Team-Coaching
- Projekt-Coaching
- EDV-Coaching

Phase 6:
- Vorstands-Coach
- Jeder Berater ist ein Coach
- TV-Coaching
- Konflikt-Coaching

| 70er bis Mitte der 80er Jahre in den USA | Mitte der 80er Jahre in den USA | Mitte der 80er Jahre in Deutschland | Ende der 80er Jahre in Deutschland | Anfang der 90er Jahre | Mitte/Ende der 90er Jahre |

Abbildung 1-1: Die Entwicklungsphasen des Coaching (Quelle: in Anlehnung an Böning, 2000: 21)

Zielgruppen. Positive Evaluationsergebnisse liegen für viele Coaching-Projekte vor (vgl. Kap. 3).

Im Gesundheitswesen erfährt der Begriff Coaching – mit einigen wenigen Ausnahmen – erst seit der Phase des Populismus erwähnenswerte Berücksichtigung. Dies ist zum größten Teil auf die Defizite im Bereich der Personalentwicklung zurückzuführen. Bis weit in die 80er Jahre wurde in vielen Kliniken ausschließlich unsystematische und in den meisten Fällen unprofessionelle punktuelle Personalarbeit betrieben (Kirchner, 1998). Ohne qualifizierte Personalentwickler, die einen enormen Beitrag zu einem effektiven Personalmanagement leisten, konnten nur wenige wirklich geeignete Konzepte implementiert werden. Tradierte Strukturen hemmten vielfach ein entwicklungsorientiertes Führen. Und sogar heute noch werden Stabsstellen der innerbetrieblichen Fortbildung sowie Personalentwicklungsabteilungen im Gesundheitswesen ausschließlich als Rationalisierungspotenziale betrachtet. Gerade sie sind jedoch gefragt, wenn es darum geht, Coaching als wichtiges Personalentwicklungsinstrument zu implementieren und damit den Herausforderungen der Zukunft zu begegnen.

1.1.5 Die allgemeine Zukunft des Coachings

Der Bedarf an professionellem Coaching sowohl durch interne als auch externe Coachs wird in Zukunft ebenso deutlich weiter ansteigen wie der Bedarf an zielgerichteter und strategieorientierter Personalentwicklung insgesamt. Coaching wird sich jedoch erst dann etablieren, wenn die Betroffenen erkennen, dass die Inanspruchnahme professioneller Unterstützung und Begleitung auf Zeit kein Anzeichen von Schwäche ist, sondern ganz im Gegenteil als Stärke interpretiert werden muss. Seine eigenen Empfindungen wahrnehmen und reflektieren können zeugt von emotionaler Intelligenz – und die zeichnet erfolgreiche Führungskräfte heutzutage aus (Goleman, 1999, 2000). Mit den Worten von Opaschowski (1991) geht es heutigen Mitarbeitern im Endeffekt darum, mehr vom Leben zu haben, und dazu kann Coaching einen enormen Beitrag leisten. Der Grundstein für diese Entwicklung ist bereits gelegt. Coaching wird in der Öffentlichkeit immer häufiger als nützliche Hilfe betrachtet. Die Zeiten, in denen Coaching als «esoterischer Psychoklamauk» bezeichnet wurde, haben glücklicherweise ein Ende gefunden (Welp, 2001: 96).

Zusammenfassend lässt sich damit festhalten, dass dem Coaching eine große und sicherlich interessante Zukunft bevorstehen kann. Vorausgesetzt, die Personalverantwortlichen erkennen die Notwendigkeit für den Einsatz dieses innovativen und wirksamen Personalentwicklungsinstrumentes.

1.1.6 Die Zukunft des Coachings in der Pflege

Die rasante Entwicklung des Coachings in den USA und in Deutschland könnte Rückschlüsse auf die praktische Verwertbarkeit dieses Instrumentes erlauben. Tatsächlich ist Coaching vielfach anwendbar. Unterschiedliche Zielgruppen können Coaching nutzen, unterschiedliche Probleme können erfolgreich behandelt werden, unterschiedliche Ziele können realisiert werden. Insbesondere im Gesundheitswesen gibt es für Coaching als innovative Form der Personalentwicklung und Dialogform, bei der Freud und Leid diskutiert werden können, zahlreiche Ansatzpunkte (Loffing, 2000).

Dem zunehmenden Rationalisierungs- und Reformdruck im Gesundheitswesen werden nur diejenigen Einrichtungen erfolgreich begegnen, die ihren Fokus rechtzeitig auf die «Pflege des Humankapitals» richten (Zwierlein, 1997). Nur die gesunden Unternehmen mit gesunden und zufriedenen Mitarbeitern werden sich im Rahmen der Zunahme von Markt und Wettbewerb behaupten können. Darin liegt die große Chance für alle Beschäftigten und auch für die Patienten (Loffing, 1999). Coaching wird damit zu einer unabdingbaren Notwendigkeit.

Ansatzpunkte in der Hierarchie

Bei einer Analyse der Aufbauorganisationen zahlreicher Einrichtungen im Gesundheitswesen können diverse Ansatzpunkte aufgezeigt werden. Grundsätzlich kann sich Coaching sowohl an Führungskräfte unterschiedlicher Hierarchieebenen (Pflegedienstleitung, Abteilungsleitung, Stationsleitung) als auch an Mitarbeiter ohne Führungsfunktion richten. Eine erfolgreiche Durchführung von Coaching ist nicht gebunden an Mitarbeiter einer bestimmten Hierarchiestufe. Dennoch findet man Coaching derzeit eher als Angebot für Führungskräfte. Der gewisse Hauch an Exklusivität, der diesem Instrument auch heute noch anhängt, trägt primär dazu bei, dass Coaching eher den Führungskräften vorbehalten bleibt. Diese sehen sich auch am ehesten in der Lage, ein Coaching mit eigenen Mitteln zu finanzieren. Dies ist in vielen Fällen notwendig, da dieses Instrument im Rahmen der Personalentwicklung in Einrichtungen im Gesundheitswesen – ungeachtet der Vorteile sowie der Notwendigkeit zur Anwendung – bisher noch relativ selten Berücksichtigung findet.

Führungskräfte-Coachings können als Einzel- oder Gruppen-Coachings durchgeführt werden. Dabei gilt folgende Grundregel: je höher sich die Führungskraft in der Hierarchie befindet, desto problematischer wird die Gestaltung eines Gruppen-Coachings. So wäre zwar ein Gruppen-Coaching mit Pflegedienstleitungen mehrerer Krankenhäuser denkbar, in der Praxis ist dies jedoch kaum durchführbar. Zu groß sind hier die Berührungsängste, die den Prozess maßgeblich behindern und sogar unmöglich machen würden. Denkbar wäre dagegen ein Coaching für die Wohnbereichsleiter eines Altenheims. Bei dieser homogenen Gruppenkonstellation könnte zum Beispiel ein Coaching mit dem Ziel einer Erweiterung der Führungskompetenz stattfinden. Selbstverständlich können auch hier Berührungsängste entstehen. Diese lassen sich jedoch erfahrungsgemäß leichter abbauen. Ein positiver Nebeneffekt dieser Gruppenzusammensetzung ist in der Bildung eines Wohnbereichsleiter-Teams zu sehen. Alleine die Zusammenführung der Gruppe in mehreren Coaching-Sitzungen kann bereits ein Gemeinschaftsgefühl erzeugen.

Im Rahmen der Arbeit an speziellen Zielen oder Problemen im Rahmen des Coachings wird schließlich ein tiefes Zusammengehörigkeitsgefühl erzeugt. Dies hat insbesondere langfristig positive Konsequenzen. Auch nach der Coaching-Phase können auf dieser Ebene des Vertrauens Erfahrungen ausgetauscht werden. Man kann sich gegenseitig unterstützen beziehungsweise coachen.

Die Arbeit an persönlichen Problemen und Schwächen ist im Rahmen von Gruppen-Coachings zwar nicht unmöglich, aber doch grundsätzlich nicht einfach zu realisieren. Hierbei spielen Offenbarungsängste häufig eine große Rolle. Darüber hinaus darf die Frage nicht außer Acht gelassen werden, inwiefern das Voranschreiten der Gruppe in dem Prozess durch eine persönliche Problematik eines Gruppenmitglieds behindert werden würde. Vor allem der Coach sollte diese Überlegungen rechtzeitig anstellen und dies mitunter in der Gruppe zur Diskussion stellen.

Mitarbeiter-Coachings findet man häufig als Gruppen-Coachings. Auch in der Pflege wäre dies mit einer Gruppengröße von bis zu zehn Teilnehmern denkbar. Häufig sind es Kostengründe, die am ehesten ein Gruppen-Coaching auf der Mitarbeiter-Ebene realisierbar machen. Die bereits im Rahmen des Führungskräfte-Gruppen-Coachings beschriebenen positiven Effekte kommen selbstverständlich auch unter den Mitarbeitern zum Tragen. Darüber hinaus zeigen sich häufig gerade die Mitarbeiter dankbar dafür, dass sie in den Genuss einer solchen exklusiven Personalentwicklungsmaßnahme kommen. Vor allem unter Berücksichtigung der täglichen Belastungen, denen Mitarbeiter in der Pflege ausgesetzt sind, kann ein Coaching eine sinnvolle und sogar notwendige Unterstützung bilden.

Die Teilnahme an einem Coaching sollte grundsätzlich allen Interessierten freigestellt werden. Wichtig erscheint darüber hinaus, dass den Mitarbeitern ausreichend Freiraum im Rahmen der einzelnen Sitzungen gegeben wird. Das Coaching kann zwar unter einem vorbestimmten Motto stehen, sollte jedoch weitestgehend offen für Themen sein, die von den Mitarbeitern genannt werden. So kann zum Beispiel das Motto «Umgang mit Belastungen» als Ausgangsthema formuliert werden. Welche speziellen Belastungen schließlich diskutiert und bearbeitet werden, das sollte jedoch von den Mitarbeitern abhängen. Auch die Entwicklung einer Lösung muss den Teilnehmern vorbehalten bleiben. Die einfache Vorgabe einer Lösung und Beratung würde den Coaching-Prozess grundsätzlich in Frage stellen.

Ausgewählte Anlässe als Ansatzpunkte

Die einzelnen Anlässe für Einzel- oder Gruppen-Coachings sind ausgesprochen vielfältig. Schreyögg (1999) beschreibt auf einer allgemeinen Ebene zwei mögliche Hauptanlässe für Coaching. Hierbei handelt es sich zum einen um *Krisen* und zum anderen um die *Suche nach Verbesserung*. Unzählige Themen können hierunter subsumiert werden, die in das Aufgabengebiet eines Coachs fallen. Dies bedeutet gleichzeitig, dass der ideale Coach demnach grundsätzlich für beide Ansatzpunkte und die vielfältigen Unterthemen offen sein muss. Dies ist wiederum vor allem deshalb wichtig, da es im Rahmen eines Coaching-Prozesses häufig dazu kommt, dass der Wunsch nach Leistungsverbesserung nur mit der Beseitigung von Problemen einhergeht. In diesem Fall sind die beiden Anlässe, die den Ausgangspunkt der Diskussion in diesem Abschnitt darstellten, quasi unzertrennlich miteinander vereint.

Coaching bei dem Wunsch nach Leistungsverbesserung. Der Wunsch nach persönlicher Leistungsverbesserung ist der häufigste Wunsch, der an einen Coach herangetragen wird. Das Feld der oft genannten Ziele ist ausgesprochen vielfältig. Die nachfolgende Liste stellt nur einen kleinen Auszug der allgemeinen Wünsche dar, die dem Autor im Rahmen von Coachings genannt wurden:

- Führungskompetenz erweitern
- Selbstsicherheit gewinnen und stärken
- aus eigenen Fehlern lernen
- Mitarbeiter motivieren können
- mit Feedback umgehen lernen
- Durchsetzungsfähigkeit erlernen
- aufmerksam werden
- Gespräche kompetent führen
- Standortbestimmung und Weiterentwicklung
- Visionen entwickeln
- vorhandene Potenziale stärken
- erfolgreicher werden
- Konfliktfähigkeit verbessern
- berufliche Ziele erreichen
- private Ziele erreichen
- mehr Zeit für sich selbst gewinnen u. v. m.

Im Rahmen des Coachings werden diese Ziele weiter konkretisiert. Maßnahmen auf dem Weg zur Zielerreichung werden gemeinsam mit dem Coachee generiert. Zielvereinbarungsgespräche sichern das Erreichen der angestrebten Ziele. Zahlreiche Coachees haben auf diese Weise ihre persönliche Leistung durch ein Coaching maßgeblich verbessern können. Private und berufliche Ziele wurden bedeutend klarer und damit auch leichter erreichbar.

Coaching bei Problemen und Krisen. Zu den oft genannten Problemen, an denen auch im Rahmen des Coaching-Prozesses gut gearbeitet werden kann, gehören die in der Folge aufgeführten:

- Stress jeglicher Art (bis hin zum Burnout-Syndrom)
- Streit und Konflikte (bis hin zu Mobbing)
- Führungsschwierigkeiten jeglicher Art
- Sinnkrisen und weitere Krisen
- Ängste jeglicher Art
- Kündigung
- private Probleme
- Veränderungswiderstände u. v. m.

Auch diese Probleme müssen im Coaching selbstverständlich weiter konkretisiert werden. Die Entwicklung geeigneter Maßnahmen zur Überwindung der jeweiligen Krise darf dabei nicht außer Acht gelassen werden. Der Begriff Probleme ist hier sehr weit gefasst und reicht von kleineren, leicht überwindbaren Schwierigkeiten bis zu tief greifenden Krisen. Bei Letzteren muss der Coach jedoch sehr genau seinen Zuständigkeitsbereich hinterfragen. Schwere Suchtprobleme sowie psychische und physische Erkrankungen gehören nicht in das Tätigkeitsfeld des Coachs. Ein professioneller Coach lehnt in diesen Fällen das Erbringen seiner Dienstleistung ab und empfiehlt das Aufsuchen eines Spezialisten. Freiheitsstrafen bis zu einem Jahr oder Geldstrafen können mit einem Verstoß gegen das «Gesetz über die berufsmäßige Ausübung der Heilkunde ohne Bestallung» (Heilpraktiker-Gesetz) vom 17.02.1939 einhergehen. Die Notwendigkeit einer Coaching-Qualifizierung wird an dieser Stelle besonders deutlich. Grundlegende psychopathologische Kenntnisse sind eine Mindestvoraussetzung dafür, zum Beispiel eine affektive Störung wie die Depressionen rechtzeitig zu erkennen. Die Ablehnung des Coaching-Auftrags und die Empfehlung, einen Spezialisten aufzusuchen, müssen in diesem Fall die logische Konsequenz sein.

1.2 Anforderungen an einen Coach

Bereits anhand der bisherigen Ausführungen wird deutlich, dass die Anforderungen an einen Coach ausgesprochen komplex sind. Coachs müssen sich schnell auf neue Situationen einstellen können. Authentizität, Flexibilität, die Fähigkeit, sich in sein Gegenüber hineinversetzen zu können usw. sind weitere unabdingbare Eigenschaften eines erfolgreichen Coachs. Ob ein Coach die notwendigen persönlichen und fachlichen Anforderungen tatsächlich erfüllt, ist in der Praxis jedoch schwer einzuschätzen. «Coaches gibt es wie Sand am Meer» heißt es in der Ausgabe eines Fachmagazins (manager Seminare, Juli/August 2000). Dies lässt sich primär darauf zurückführen, dass Coaching heute noch eine ungeschützte Bezeichnung ist, die dementsprechend jeder verwenden darf. Ähnlich wie in anderen Bereichen fehlt es an verbindlichen Kriterien, um die Qualität eines Coachs sicher beurteilen zu können. Die Chance, unter den zahlreichen Coachs einen wirklich geeigneten zu finden, sinkt damit bedrohlich. Entgegen dieser problematischen Entwicklung haben sich einzelne Verbände – wie zum Beispiel die ECA (European Coaching Association e.V., Düsseldorf) oder der DVNLP (Deutscher Verband für Neurolinguistisches Programmieren e.V., Berlin) – in den vergangenen Jahren bemüht, eine verbindliche Qualität der Ausbildung zu definieren. Beide Vereine wenden Ausbildungsstandards an, die in einer Coaching-Lizenz münden. Auch wenn der «Scharlatanerie» durch diese Aktivitäten nicht gänzlich begegnet werden kann, so tragen sie dennoch zur besseren Ausbildung vieler Coachs bei. Weitere Bemühungen auf der Ebene einzelner Verbände erscheinen in naher Zukunft sicherlich notwendig und wünschenswert, da sich Coaching zum Beispiel mit einem verbindlichen und anerkannten Gütesiegel besonders gut etablieren könnte. Der Appell an dieser Stelle lautet, bei der Auswahl eines geeigneten Coachs die Aufmerksamkeit vor allem auf eine umfassende und mit Erfolg absolvierte Qualifizierung zu richten. Die in der folgenden Checkliste aufgeführten Aspekte sollten auf jeden Fall noch vor der Entscheidung für einen Coach überprüft werden.

Checkliste: Identifikation eines geeigneten Coachs

Folgende Unterlagen sollten verlangt und kritisch geprüft werden:

- Nachweis über eine therapeutische Primär-Qualifikation
- Nachweis über eine fundierte und mit Erfolg absolvierte Coaching-Ausbildung
- Nachweis über ausgeprägte Branchen- und Zielgruppenkenntnisse (bisherige Tätigkeitsfelder)
- Nachweis über Dauer der bisherigen Coaching-Tätigkeit
- Nachweis über erfolgreich umgesetzte Coaching-Projekte (Referenzen)

- Coaching-Konzepte aus bereits abgeschlossenen Projekten
- persönliches Coach-Profil.

Folgende Fragen können im Rahmen der Auswahl eines geeigneten Coachs handlungsleitend sein:

- Erfüllt der Coach die beschriebenen grundsätzlichen Anforderungen? (vgl. Kap. 1.2.1)
- Erfüllt der Coach die beschriebenen persönlichen Anforderungen? (vgl. Kap. 1.2.2)
- Erfüllt der Coach die beschriebenen fachlichen Anforderungen? (vgl. Kap. 1.2.3)

Hinweis: Professionelle Coachs haben entsprechende Unterlagen bereits in Form einer Präsentationsmappe für Interessenten zusammengefasst und schicken diese auf Nachfrage zu. Häufig werden auch Ansprechpartner in Referenzunternehmen bekannt gegeben.

Die persönlichen und fachlichen Anforderungen – von deren Erfüllen der Coaching-Erfolg maßgeblich beeinflusst wird – sind sehr vielfältig. Eine erschöpfende Darstellung sämtlicher Anforderungen kann an dieser Stelle nicht erfolgen. Stattdessen werden im Folgenden die wichtigsten Aspekte systematisch aufgelistet und kurz diskutiert. Ausgewählte Übungen zur Selbstreflexion sollen dem Leser dabei helfen, eine persönliche Standortbestimmung vorzunehmen.

1.2.1 Grundsätzliche Anforderungen an einen Coach

Die intensive Auseinandersetzung des Coachs mit dem Geist des Coachings ist eine unabdingbare Voraussetzung für einen erfolgreichen Coaching-Prozess. Nur wer die Grundgedanken kennt und akzeptiert, sorgt für eine authentische und erfolgreiche Intervention im Sinne des Coaching-Erfinders Gallwey. Nur unter dieser Voraussetzung sollte eine Dienstleistung mit dem Namen Coaching angeboten werden. Jeder Coach sollte ein persönliches Coaching-Profil besitzen. Hieraus müssen das Selbstverständnis und die Wertvorstellungen eines Coachs ersichtlich werden. Damit gibt er einem interessierten Coachee bereits im Vorfeld die Möglichkeit, über eine grundsätzliche Zusammenarbeit entscheiden zu können.

Fragen zur Selbstreflexion: Coaching I

- Was heißt Coaching für Sie?
- Mit welchen Worten beschreiben Sie einem neuen Klienten die besondere Beziehung zwischen Coach und Coachee?
- Was unterscheidet Ihr Coaching von einem Training?

Tipp: Das Arbeitsblatt (1) zum Erstellen Ihres persönlichen Coach-Profils finden Sie im Anhang.

Selbsterfahrung ist eine weitere wichtige, grundsätzliche Anforderung, die an einen Coach gestellt wird. Ein Coach sollte sein eigenes Ich genau kennen und im aktiven Umgang mit ihm geübt erscheinen. Nur wer sich selbst hinterfragt und lernt, mit den eigenen Schwächen umzugehen, der wird langfristig erfolgreich sein.

Übungen zur Selbsterfahrung

Grundlage dieser Übung ist Robert Dilts' «Theorie des Vereinigten Feldes» (O'Connor/Seymour, 1998). Dilts postuliert in dieser Theorie, dass Lernen, Veränderung und Erfahrung auf unterschiedlichen Ebenen stattfinden kann.

Nehmen Sie sich ausreichend Zeit zur Beantwortung der einzelnen Fragen, die Ihnen dabei helfen, den eigenen Standort und das eigene Tun zu bestimmen.

Umwelt-Ebene: Alles, worauf wir reagieren.
- Welchen Einfluss hat die Umwelt auf Ihr Handeln und Tun?
- Gibt es eine Umgebung, in der Sie sich besonders wohl fühlen?
- Wie reagiert die Umwelt auf Ihr Verhalten?

Verhaltens-Ebene: Alle konkreten Handlungen, die wir ausführen.
- Was zeichnet Ihr Verhalten aus?
- Wo liegen Ihre Stärken im Verhalten?
- Wo liegen Ihre Schwächen im Verhalten?

Fähigkeiten-Ebene: Fertigkeiten und Strategien, die wir in unserem Leben benutzen.
- Was können Sie besonders gut? Welche Fähigkeiten haben Sie?
- Was können Sie nicht so gut? Welche Fähigkeiten brauchen Sie?

Ebene der Glaubenssätze und Einstellungen: Ideen, die wir für wahr halten.
- Woran glauben Sie?
- Worin sehen Sie die Ursachen für Erfolge?
- Worin sehen Sie die Ursachen für Misserfolge?

Identitätsebene: Das grundlegende Selbstbild.
- Wer sind Sie?
- Wie sehen Sie sich selbst?

Spiritualitätsebene: Gibt unserer Existenz eine Grundlage.
- Warum sind Sie hier?
- Was ist Ihr Auftrag?

Tipp: Das Arbeitsblatt (2) zur Dokumentation Ihrer persönlichen Aussagen zu den unterschiedlichen Ebenen finden Sie im Anhang.

Diese grundsätzlichen Anforderungen und insbesondere die intensive und kontinuierliche Auseinandersetzung mit dem Selbst stellen das Fundament eines guten Coachings dar. Die nachfolgend beschriebenen persönlichen und fachlichen Anforderungen basieren auf diesem Fundament und vervollständigen die Coaching-Qualifikation.

1.2.2 Persönliche Anforderungen

Laut Schreyögg (1999) sollte ein guter Coach mindestens die folgenden Anforderungen erfüllen:

- breite Lebens- und Berufserfahrung sowie
- gute persönliche Ausstrahlung und angemessener Interaktionsstil.

Dass es sich hierbei um wichtige Anforderungen handelt, lässt sich leicht nachvollziehen. Charakteristikum einer tragbaren Beziehung zwischen einem Coach und seinem Klienten ist Vertrauen. Einen entscheidenden Beitrag zum Aufbau von Vertrauen leistet vor allem eine breite Lebens- und Berufserfahrung. Der Coaching-Klient muss sich unbedingt gut aufgehoben fühlen bei seinem Coach. Er sollte ihn als jemanden mit ausreichend Erfahrung schätzen. Ein selbsterfahrener Coach wird für sich schnell erkennen, für welchen Auftrag seine Erfahrung ausreicht und für welchen Auftrag nicht. Bei der Wahl eines Coachs sollte dieser Punkt dennoch genauestens überprüft werden. Eine detaillierte Analyse der Vita sowie der bisherigen Referenzen in einem ähnlichen Gebiet vermittelt die gewünschten Informationen. In Ergänzung zu dieser Anforderung sollte ein Coach über eine positive persönliche Ausstrahlung verfügen. Auch dieser Aspekt trägt zum Aufbau eines Vertrauensverhältnisses bei, aus dem eine spätere Offenheit und Bereitschaft des Coachees resultieren kann. Hierfür muss wiederum der Coach offen und bereit sein. Dass auch ein angemessener Interaktions- und Kommunikationsstil eine notwendige Anforderung an den Coach ist, braucht sicherlich nicht weiter ausführlich begründet werden. Schließlich basiert der Prozess vor allem auf einer kommunikativen Ebene. Der ideale Coach versteht es, mit seinen verbalen und nonverbalen Fähigkeiten den Prozess zu steuern und zu kontrollieren. Grundlegende Kenntnisse zum Beispiel aus dem Bereich NLP sind hilfreich. Defizite des Coachs im Bereich der Interaktion und Kommunikation stellen einen erwünschten Erfolg wiederum grundsätzlich in Frage.

In Ergänzung zu diesen persönlichen Anforderungen sollte auch eine hohe emotionale Intelligenz gefordert werden. Hierunter versteht Goleman (2000) – der Begründer der emotionalen Intelligenz – die Fähigkeit, uns selbst und unsere Beziehungen zu anderen effektiv zu steuern. In seinen Untersuchungen konnte Goleman (2000) beweisen, dass emotionale Intelligenz unter anderem eine unabdingbare Voraussetzung für den Erfolg von Führungskräften ist. Die folgende Beschreibung wird verdeutlichen, dass es sich dabei auch um eine wichtige Anforderung an erfolgreiche Coachs handelt. Die emotionale Intelligenz besteht aus insgesamt vier Fähigkeiten. Im Einzelnen handelt es sich hierbei um *Selbstreflexion, Selbstmanagement, soziales Bewusstsein* und *Sozialkompetenz*. Diesen grundlegenden Fähigkeiten liegen wiederum spezielle Befähigungen zu Grunde, die diese charakterisieren. Eine ausführliche Darstellung liefert **Tabelle 1-1**.

Tabelle 1-1: Was gehört zur emotionalen Intelligenz? (aus Goleman, 2000: 11)

Selbstreflexion	*Emotionale Selbstreflexion:* Die Fähigkeit, seine eigenen Gefühle festzustellen und zu verstehen sowie deren Auswirkung auf Arbeitsleistung, Beziehungen zu anderen und dergleichen zu erkennen.
	Zutreffende Selbsteinschätzung: Zur realistischen Beurteilung seiner eigenen Stärken und Schwächen fähig sein.
	Selbstbewusstsein: Ein ausgeprägtes und positives Gefühl für den eigenen Wert.
Selbstmanagement	*Selbstkontrolle:* Die Fähigkeit, destruktive Gefühle und Aufwallungen zu beherrschen.
	Vertrauenswürdigkeit: Ein ständiges Bestätigen der eigenen Ehrlichkeit und Integrität.
	Gewissenhaftigkeit: Die Fertigkeit, sich selbst und seinen Verpflichtungen gerecht zu werden.
	Anpassungsfähigkeit: Die Gabe, sich wechselnden Situationen anpassen und Hindernisse überwinden zu können.
	Leistungsorientierung: Der Antrieb, einen hohen inneren Leistungsanspruch zu erfüllen.
	Tatkraft: Die Bereitschaft, Chancen zu nutzen.
Soziales Bewusstsein	*Empathie:* Die Befähigung, sich in andere Menschen einzufühlen, deren Sichtweisen zu verstehen und sich für deren Sorgen wirklich zu interessieren.
	Sinn für unternehmensinterne Vorgänge: Die Fähigkeit, Strömungen im Unternehmensalltag wahrzunehmen, Entscheidungsnetze aufzubauen und mit internen Konflikten zurechtzukommen.
	Service-Orientierung: Die Gabe, Bedürfnisse der Kunden zu erkennen und zu befriedigen.
Sozialkompetenz	*Visionäre Führerschaft:* Die Fähigkeit, Verantwortung zu übernehmen und andere durch eine mitreißende Vision zu inspirieren.
	Einfluss: Der Vorteil, ein ganzes Spektrum an wirkungsvollen Taktiken einsetzen zu können.
	Förderung anderer: Die Bereitschaft, die Fähigkeiten anderer durch Feedback und Anleitung zu stärken.
	Kommunikation: Die Fertigkeit, anderen zuzuhören und klare, überzeugende und abgewogene Botschaften aussenden zu können.
	Katalysator des Wandels: Die Fähigkeit, zu neuen Ideen anzuregen und richtungsweisend zu führen.
	Konfliktmanagement: Die Gabe, Meinungsgegensätze zu entschärfen und einvernehmliche Lösungen herbeizuführen.
	Knüpfen von Verbindungen: Das Geschick, ein Beziehungsnetz zu schaffen und zu pflegen.
	Teamarbeit und Zusammenarbeit: Die Fähigkeit, Kooperationen und Teams zu fördern.

Eine weitere Übung zur Selbsterfahrung hilft dem interessierten Leser dabei, die persönliche Ausprägung der emotionalen Intelligenz festzustellen. Weitere Tests findet man unter anderem bei Brockert und Braun (1996).

Übungen zur Selbsterfahrung

Selbstreflexion
- Können Sie Ihre eigenen Gefühle wahrnehmen?
  - Wenn ja, in welchen Situationen haben Sie dies bewiesen?
- Kennen Sie Ihre Stärken?
  - Wenn ja, in welchen Bereichen liegen Ihre Stärken?
  - Wenn ja, wie setzen Sie Ihre Stärken ein?
- Kennen Sie Ihre Schwächen?
  - Wenn ja, in welchen Bereichen liegen Ihre Schwächen?
  - Wenn ja, wie gehen Sie mit Ihren Schwächen um?

Selbstmanagement
- Können Sie Ihre eigenen Gefühle kontrollieren?
  - Wenn ja, in welchen Situationen haben Sie dies bewiesen?
- Erwecken Sie auf andere den Eindruck der Vertrauenswürdigkeit?
  - Wenn ja, worauf begründet sich dieses Vertrauen?
- Was heißt Vertrauenswürdigkeit für Sie?
  - Überprüfen Sie, inwiefern auch Ihre Mitmenschen dieser Definition zustimmen.
- Kommen Sie Ihren Aufgaben gewissenhaft nach?
  - Wenn ja, wo haben Sie dies zuletzt bewiesen?
- Können Sie sich an wechselnde Situationen anpassen?
  - Wenn ja, in welchen Situationen haben Sie dies bewiesen?
- Wo liegt Ihr eigener Leistungsanspruch?
  - Hemmt oder fördert Sie dieser Leistungsanspruch?
  - Bleibt bei Ihrem Leistungsanspruch noch ausreichend Zeit für Sie selbst und Ihre privaten sozialen Kontakte?
- Nutzen Sie jede Chance oder lassen Sie Chancen aus?
  - Was war die letzte große Chance, die Sie ergriffen haben?

Soziales Bewusstsein
- Können Sie sich in andere Menschen einfühlen?
  - Wenn ja, wann und in welchen Situationen haben Sie dies bewiesen?
- Haben Sie ein Gespür für unternehmensinterne Vorgänge?
  - Wenn ja, wann und in welchen Situationen haben Sie dies bewiesen?
- Erkennen Sie die Bedürfnisse Ihrer Kunden?
  - Wenn ja, wann haben Sie dies zuletzt bewiesen?

Sozialkompetenz

- Können Sie andere mitreißen?
    - Wenn ja, in welchen Situationen haben Sie dies bewiesen?
- Welche wirkungsvollen Taktiken stehen Ihnen zur Verfügung?
- Sind Sie bereit, andere zu fördern?
    - Wenn ja, wann haben Sie andere gefördert?
- Wie schätzen Sie Ihr Kommunikationsvermögen ein?
    - Überprüfen Sie Ihre Einschätzung, indem Sie sie jemand anderem vorlegen.
- Können Sie andere zu neuen Ideen anregen?
    - Wenn ja, in welchen Situationen haben Sie dies bewiesen?
- Können Sie bei Meinungsverschiedenheiten schlichten?
    - Wenn ja, in welchen Situationen haben Sie dies bewiesen?
- Können Sie Beziehungen schaffen?
    - Wenn ja, wann und in welcher Situation haben Sie dies zuletzt bewiesen?
- Können Sie Kooperationen fördern?
    - Wenn ja, wann und in welcher Situation haben Sie dies zuletzt bewiesen?

Tipp: Das Arbeitsblatt (3) zur Dokumentation Ihrer Aussagen finden Sie im Anhang.

Übungen zur Erweiterung der emotionalen Intelligenz finden Sie unter anderem bei Scheler (1999).

Zusammenfassend kann an dieser Stelle festgehalten werden, dass der ideale Coach über ausreichend persönliche Reife verfügen muss. Schreyögg (1999: 127) schreibt hinsichtlich der Kompetenz eines Coachs: «Der ungünstigste Fall wäre hier ein ‹Grünschnabel›, der als Berater primär eigene Eitelkeiten zu pflegen sucht.» Ebenso wenig geeignet erscheint jedoch der Berater, der zwar auf einen langen Sozialisationsprozess zurückblicken kann, jedoch mittlerweile völlig verbohrt und betriebsblind ist. Nicht nur das Erreichen des Coaching-Ziels muss bei beiden in Frage gestellt werden. Es bleibt zu befürchten, dass es zu weiteren negativen Konsequenzen kommt, die aus dem Coaching-Prozess resultieren.

Abschließend darf nicht außer Acht gelassen werden, dass die «Chemie» zwischen Coach und Coachee stimmen muss. Aus diesem Grund sollte Letzterer auch einen bedeutenden Einfluss auf die Wahl seines Coachs haben.

Der ideale Coach hat bereits seit vielen Jahren an seinen persönlichen Qualifikationen gearbeitet und diese systematisch erweitert. Er überzeugt bereits während eines ersten fernmündlichen Kontakts.

Fragen zur Selbstreflexion: Coaching II

- Können Sie mit gutem Gewissen auf der Grundlage Ihrer Lebenserfahrung ein Coaching anbieten?
    - Wenn ja, welche Zielgruppe wollen und können Sie damit ansprechen?
- Können Sie mit gutem Gewissen auf der Grundlage Ihrer Berufserfahrung ein Coaching anbieten?
    - Wenn ja, welche Zielgruppe wollen und können Sie damit ansprechen?
- Wie beurteilen Sie Ihre persönliche Ausstrahlung?
    - Trägt Ihre persönliche Ausstrahlung zum Coaching-Erfolg bei?
    - Wie beurteilen andere Ihre persönliche Ausstrahlung?
- Wie schätzen Sie Ihren Interaktions- und Kommunikationsstil ein?
    - Trägt Ihr Interaktions- und Kommunikationsstil zum Coaching-Erfolg bei?
    - Wie schätzen andere Ihren Interaktions- und Kommunikationsstil ein?
- In welchen Situationen haben Sie nach nur wenigen Augenblicken Vertrauen erzeugen können?
    - Was hat den größten Beitrag zum Aufbau dieses Vertrauensverhältnisses geleistet?

Tipp: Das Arbeitsblatt (4) zur Dokumentation Ihrer persönlichen Qualifikation finden Sie im Anhang.

1.2.3 Fachliche Anforderungen

Ebenso wichtig wie die bereits beschriebenen persönlichen Qualifikationen des Coachs sind seine fachlichen Qualifikationen. Bei der Auswahl des für ein bestimmtes Setting am besten geeigneten Coachs sollten diese Kriterien dementsprechend auf keinen Fall vernachlässigt werden. Eine ausreichend allgemeine Darstellung der wichtigsten fachlichen Kriterien findet sich wieder bei Schreyögg (1999). Ihr zufolge sollte ein guter Coach sich durch mindestens die folgenden fachlichen Qualifikationen auszeichnen:

- intellektuelle Flexibilität
- breites sozialwissenschaftliches Wissen
- ideologische Offenheit
- passende Feldkompetenz.

Offenheit wurde bereits als eine persönliche Anforderung an einen guten Coach formuliert. Ein guter Coach stellt darüber hinaus sein eigenes Wertesystem regelmäßig in Frage. Er ist auch in dieser Hinsicht völlig offen. Er ist dabei jedoch nicht ambivalent, sondern authentisch. Mit der Offenheit einhergehen sollten ein ausgeprägtes Aufmerksamkeits- und Konzentrationsvermögen sowie eine gute geistige Flexibilität. Der Coach muss höchst konzentriert den Schilderungen seines Coachees folgen und diese interpretieren können. Dabei darf er das Coaching-Ziel nie aus den Augen verlieren. Er muss die Gedanken seines Klienten ständig sortieren und diesen dazu anleiten, seinen eigenen Weg zu finden. Die unterschiedlichen Settings und Informationen erfordern ein ständiges Umdenken – demzufolge sind geistig flexible Coachs gefragt, die unterschiedliche Wahrnehmungspositionen einnehmen können. Ein breites sozialwissenschaftliches Wissen sowie eine therapeutische Grundqualifikation erleichtern darüber hinaus das Coachen. Insbesondere fundiertes psychologisches Wissen ermöglicht einen Einblick in die Psyche des Coachees. Eine passende Feldkompetenz hilft dem Coach vor allem dabei, die Besonderheiten der Berufswelt des Coachees zu verstehen. Kenntnisse in Bezug auf die Organisation, in die der Klient eingebettet ist, sind im Coaching-Prozess an vielen Stellen hilfreich. Der Coach muss wissen, welche «Sprache» in dieser Organisation gesprochen wird, und was für eine Unternehmenskultur vorliegt. Er muss darüber hinaus wissen, welche offiziellen und inoffiziellen Regeln die Tätigkeit des Klienten bestimmen. Einem Coach aus einem fachnahen Berufsfeld oder zumindest einem mit der Branche eng vertrauten Coach wird Feldkompetenz zugestanden. Der Aufbau von Vertrauen wird dadurch erleichtert. Der Einwurf von «Killerphrasen» durch den Coachee wie zum Beispiel «In anderen Branchen geht das vielleicht, bei uns jedoch nicht!» können damit bereits im Vorfeld ausgeschaltet werden oder zumindest minimiert werden. Typische Schwierigkeiten und Probleme sind einem felderfahrenen Coach bekannt – was zur Folge hat, dass er rechtzeitig darauf reagieren kann.

Fragen zur Selbstreflexion: Coaching III

- Wie schätzen Sie Ihre intellektuelle Flexibilität ein?
- Wie schätzen andere Ihre intellektuelle Flexibilität ein?
- Auf welchen sozialwissenschaftlichen Grundlagen basiert Ihre Coaching-Kompetenz?
- Welche Werte sind Ihnen wichtig? Können Sie diese im Rahmen des Coachings in den Hintergrund stellen?
- Besitzen Sie ausreichend Kenntnisse über die Branche, den Arbeitsbereich, die Organisation usw. des Klienten?

Tipp: Das Arbeitsblatt (5) zur Dokumentation Ihrer fachlichen Qualifikation finden Sie im Anhang.

Die Checkliste (1) zum Erfassen der wichtigsten Informationen über das berufliche und private Umfeld des Klienten finden Sie ebenfalls im Anhang.

1.3 Interner oder externer Coach? – Ein kritischer Vergleich

Unmittelbar nachdem man einen Coaching-Anlass identifiziert hat, stellt sich die Frage, wer das Coaching durchführen soll. Hier liefert die Überprüfung der persönlichen und fachlichen Anforderungen erste Anhaltspunkte für die Auswahl eines geeigneten Coachs (vgl. Kap. 1.2). Weitere Überlegungen fallen in Zusammenhang mit der Frage an, ob ein organisationsinterner oder -externer Coach mit dem Coaching beauftragt werden soll. Beide bieten sowohl Vor- als auch Nachteile, die im Folgenden diskutiert werden.

1.3.1 Coaching durch einen organisationsinternen Coach

Kennzeichen

Der organisationsinterne Coach ist in die Organisation eingebunden. Er ist ein angestelltes Mitglied des Unternehmens. In der Regel gehört er der Personalentwicklungsabteilung an und übernimmt primär Coaching-Aufgaben. Einen oder sogar mehrere organisationsinterne Coachs beschäftigen jedoch meist nur große Unternehmen, die den Nutzen dieser wichtigen Personalentwicklungsmaßnahme erkannt haben und denen die dafür benötigten finanziellen Mittel zur Verfügung stehen. Selbstverständlich muss auch ein organisationsinterner Coach die bereits beschriebenen persönlichen und fachlichen Anforderungen erfüllen. Ohne diese Qualifikationen ist ein Erfolg im Coaching-Prozess nicht zu erwarten.

Welche Vorteile bietet ein organisationsinterner Coach?

Der größte Vorteil des organisationsinternen Coachs liegt sicherlich in seinem Wissen über die Organisation. Sowohl die Unternehmenskultur als auch die Unternehmensphilosophie und alle weiteren Gegebenheiten sind ihm bestens bekannt. Hierbei kann es sich um Informationen handeln, die die Ausgangssituation und den Verlauf des Coaching-Prozesses maßgeblich positiv beeinflussen können. Darüber hinaus kann der unabhängige und neutrale organisationsinterne Coach, der in keine weiteren Führungsaufgaben eingebunden ist, bereits über einen Vertrauensvorschuss verfügen. Positive Erfahrungen anderer Mitarbeiter sowie die Tatsache, dass er mit dem Unternehmen und den Problemen vertraut ist, gewährleisten dies in vielen Fällen.

Welche Nachteile gehen mit einem organisationsinternen Coach einher?

In der Eingebundenheit des organisationsinternen Coachs und seiner Kenntnis über das Unternehmen liegt jedoch auch gleichzeitig der größte Nachteil. Der

Begriff Betriebsblindheit umschreibt diesen Sachverhalt sehr treffend. Darüber hinaus kann einem organisationsinternen Coach ein größeres Misstrauen entgegengebracht werden als einem organisationsexternen Coach. Der in die Organisation integrierte Coach sieht sich häufig mit unterschiedlichen Erwartungen der Führungskräfte und Mitarbeiter in Ihren Rollen als Coachees konfrontiert, die den Coaching-Prozess durchaus auch negativ beeinflussen können. Ein weiterer Nachteil liegt darin, dass der organisationsinterne Coach nicht allen Beschäftigten gerecht werden kann. Trotz großer Professionalität ist es schwierig, sich sowohl den Mitarbeitern als auch den Führungskräften abwechselnd im Rahmen der Coachings zu widmen. Es ist nahezu unmöglich, die in einem Mitarbeiter-Coaching gesammelten Erkenntnisse zu neutralisieren, um sich völlig offen in ein anschließendes Führungskräfte-Coaching zu begeben. Die Gefahr der so genannten Parteinahme für eine Führungskraft oder einen Mitarbeiter besteht in diesem Fall.

1.3.2 Coaching durch einen organisationsexternen Coach

Kennzeichen

Der organisationsexterne Coach ist freiberuflich oder selbstständig tätig beziehungsweise gehört einer anderen Organisation an, die diese Dienstleistung anbietet. Sein Hauptaufgabengebiet sollte im Bereich Coaching liegen, die persönlichen und fachlichen Anforderungen müssen auch von ihm erfüllt werden.

Welche Vorteile bietet ein organisationsexterner Coach?

Der externe Coach hat den Vorteil, dass er kein fest angestelltes Organisationsmitglied ist. Nur für einen begrenzten Zeitraum leistet er «Hilfe zur Selbsthilfe». Damit unterliegt er nur wenigen Zwängen in der Organisation, wird eher als neutraler Partner betrachtet und ist nicht «betriebsblind». Dennoch sollte er ausreichend Kenntnisse über die Organisation sowie die Branche besitzen. Ein weiterer Vorteil ergibt sich aus der Möglichkeit, zwischen unterschiedlichen Coachs wählen zu können. Hier ist man nicht zwingend nur auf eine Person angewiesen, nämlich den fest angestellten organisationsinternen Coach. Es kann in Abhängigkeit von dem Coaching-Thema sowie der Zielgruppe der jeweils vermeintlich am besten geeignete externe Coach beauftragt werden.

Welche Nachteile gehen mit einem organisationsexternen Coach einher?

Schwierig gestaltet sich die Auswahl des Coachs. In Anbetracht dessen, dass es sich bei dem Begriff Coach um keinen geschützten Begriff handelt, darf sich jeder Coach nennen. Die genaue Überprüfung der Qualifikationen des Coachs kann viel Aufwand erfordern, ist jedoch eine unabdingbare Voraussetzung für den Erfolg der Intervention. Im Laufe der Zeit sollte in der Personalentwicklungsabteilung eine Coach-Kartei angelegt werden. Neben den persönlichen Angaben zu ausgewählten Coachs können hier auch Erfahrungen dokumentiert werden, die im Rahmen des Coachings gesammelt werden konnten. Eine zukünftige Auftragsvergabe kann auf diese Weise optimiert werden.

1.3.3 Coaching durch eine Führungskraft

Kennzeichen
Erfolgreiche Führungskräfte führen flexibel (Goleman, 2000). Das heißt, dass sie situationsabhängig einzelne Führungsstile verwenden. Damit kann eine Führungskraft in ausgewählten Situationen durchaus auch zum Coach werden. Das Erfüllen der bereits beschriebenen persönlichen und fachlichen Anforderungen ist selbstverständlich auch hier wünschenswert. Hauptkennzeichen einer coachenden Führungskraft ist deren große Flexibilität. Eine solche Führungskraft muss über die authentische Anwendung mehrerer Führungsstile verfügen. Wenn sich eine Führungskraft mit einem Mitarbeiter in ein Coaching-Setting begibt, dann nimmt sie eine ganz besondere Rolle ein. Die Führungskraft muss sich in der Rolle des Coachs zurücknehmen. Von einer stark aktiven Rolle (Einsatz von Führungsmitteln) rutscht die Führungskraft in eine eher passive Rolle, wobei in beiden Rollen Authentizität vorliegen muss. Von der Rednerin wird die Führungskraft zur geschickten Fragerin und guten Zuhörerin, die ihrem Gegenüber die volle und ehrliche Aufmerksamkeit schenkt. Dies kann durchaus eine Schwierigkeit darstellen, die nicht leicht zu überwinden ist. Hinzu kommen die nur schwierig zu realisierende Neutralität, eine etwaige Betriebsblindheit und die aufoktroyierten Zwänge, denen die Führungskraft mitunter unterliegt.

Welche Vorteile bietet eine coachende Führungskraft?
Der Hauptvorteil einer coachenden Führungskraft besteht darin, dass in vielen Fällen der kostenintensive Einsatz eines Coachs erspart bleibt. Des Weiteren kann auf diese Weise ein Coaching unmittelbar initiiert werden. Sowohl bei persönlichen Problemen als auch im Rahmen von Motivations- oder Fördergesprächen können die positiven Auswirkungen eines coachenden Führungsstils rechtzeitig zum Tragen kommen. Ein weiterer Vorteil liegt in dem mitunter bereits existierenden Vertrauensverhältnis, das nicht erst mühsam aufgebaut werden muss.

Welche Nachteile gehen mit einer coachenden Führungskraft einher?
Eine große Gefahr besteht jedoch darin, dass eine coachende Führungskraft es nicht schafft, sich mit der gebührenden Neutralität dem Coachee zu widmen. Die Einbindung der Führungskraft in das Unternehmen, das Unterliegen aufoktroyierter Zwänge sowie persönlicher Interessen und selbstverständlich die

bereits erwähnte eigene Betriebsblindheit können den Coaching-Prozess stören. Problematisch wird es, wenn Coachings nur noch durch die Führungskräfte durchgeführt werden sollen. Organisationsexterne Coachs, die die bereits diskutierten Vorteile in sich vereinen, würden damit überhaupt nicht mehr zum Einsatz kommen. In Anbetracht dessen, dass eine coachende Führungskraft bei weitem nicht alle potenziellen Coaching-Themen bearbeiten kann, ist dies sicherlich kritisch zu betrachten.

Dem Thema Mitarbeiterführung mit dem Schwerpunkt der coachenden Führungskraft widmet sich ausführlich der nächste Abschnitt. Damit wird der Entwicklung Rechnung getragen, dass zunehmend mehr Führungskräfte einen coachenden Führungsstil für sich erkennen.

1.4 Coaching – einer von mehreren Führungsstilen

Eine Analyse der Aufgaben von Führungskräften verdeutlicht, dass die Mitarbeiterführung einen zentralen Stellenwert einnimmt. Insbesondere auf der unteren, operativen Führungsebene handelt es sich hierbei um die Hauptaufgabe. Ein Blick in Stellenbeschreibungen für Führungskräfte in der Pflege bestätigt dieses Bild. Unter der Zielsetzung der Stelle einer Stationsleitung führen Golombek und Rossbauer (1998) als Erstes die Mitarbeiterführung an:

Die nachgeordneten Mitarbeiter sind mit dem Ziel zu führen,
- die seelisch geistlichen Bedürfnisse der Patienten in die Betreuung einzubeziehen (z. B. durch das Angebot von Kommunion/Krankensalbung usw.)
- die Zufriedenheit der Patienten durch ganzheitliche, individuelle Pflege zu fördern
- sich mit Neuerungen in der Krankenpflege (zum Beispiel Pflegeplanung, Pflegestandards) auseinanderzusetzen
- sie anzuleiten, damit sie motiviert und zufrieden, selbstständig und verantwortungsbewußt arbeiten (sie sollen in Entscheidungen einbezogen werden), damit sie den Arbeitsablauf und die Arbeitsorganisation unter Beachtung abgesprochener Kautelen und Wirtschaftlichkeit planen und durchführen
- dass sie die praktische Ausbildung der Schüler/-innen im Sinne der Zielsetzung von Schule und Pflegedienstleitung sowie den geltenden Ausbildungsbestimmungen durchführen (die Station soll eine Ausbildungsstätte für die Schüler/-innen sein)
- dass sie die Zusammenarbeit mit anderen Bereichen des Krankenhauses konstruktiv fördern. (Golombek/Rossbauer, 1998: 20)

«Führen und geführt werden» betitelt Neuberger (1995) sein Buch aus der Reihe Basistexte des Personalwesens und betont damit sehr treffend die vielfältigen Wechselwirkungen, die mit dem Führungsprozess verbunden sind. Insbesondere Führungskräfte der mittleren Hierarchieebene sitzen häufig zwischen zwei Stühlen. Auf der einen Seite gehört es zu ihren Aufgaben, die Ziele der Unternehmensführung personenbezogen umzusetzen – in dieser Situation führen sie ihre Mitarbeiter. Auf der anderen Seite befinden sie sich jedoch auch in der Rolle der Anweisungsempfänger – hier werden sie wiederum geführt. Ein Beleg für diese Wechselbeziehung findet sich ebenfalls bei Golombek und Rossbauer (1998), die auch die Aufgaben der Leitung des Pflegedienstes in einem Krankenhaus dokumentieren:

- Die Pflegedienstleitung überwacht in ihrem Bereich die Einhaltung tarifrechtlicher und arbeitsrechtlicher Bestimmungen unter Einbeziehung der Fürsorgepflicht.

- Die Pflegedienstleitung bearbeitet die eingehenden Bewerbungen, Anfragen, Kündigungen in dem ihr unterstellten Bereich und führt den damit verbundenen Schriftverkehr. Sie wählt geeignete Bewerber aus und schlägt sie dem Krankenhausträger zur Einstellung vor. Sie hat Mitentscheidungsrecht bei Einstellungen und Kündigungen sowie bei anderen personellen Maßnahmen. Ferner erstellt sie Beurteilungen und Zeugnisse. Die Pflegedienstleitung hat ein Entscheidungsrecht bei der Ein- und Umgruppierung von Mitarbeitern im Pflegedienst im Rahmen der tarifvertraglichen/arbeitsvertraglichen Regelungen.
- Die Pflegedienstleitung trägt die Verantwortung für die Fort- und Weiterbildung des Krankenpflegepersonals und hat durch entsprechende Maßnahmen (innerbetriebliche und externe Fort- und Weiterbildungen, Einführung neuer Mitarbeiter usw.) die Pflegekompetenz der Mitarbeiter weiterzuentwickeln.
- Sie selbst ist verpflichtet, durch eigene intensive Fort- und Weiterbildung die Voraussetzungen für die Anpassung des Pflegedienstes an neue sozio-medizinische, pflegerische und betriebswirtschaftliche Erkenntnisse zu schaffen.
- Die Pflegedienstleitung hat auf Grund ihrer Weisungsbefugnis das Recht, das ihr unterstellte Personal im Rahmen dienstlicher Notwendigkeiten innerhalb der Klinik zu versetzen bzw. abzuordnen. Sie nimmt Versetzungswünsche entgegen und entscheidet hierüber. Bei dienstlichen Verfehlungen erteilt sie mündliche Ermahnungen mit Protokollnotiz oder schriftliche Abmahnungen mit Durchschrift an den Krankenhausträger. (Golombek/Rossbauer, 1998: 13)

Die Über-/Unterordnung lässt sich nahezu unendlich weiter fortsetzen. Denn selbstverständlich ist auch die Leitung des Pflegedienstes zum Beispiel gegenüber dem Krankenhausträger weisungsgebunden. Führen ist demnach ein ausgesprochen komplexes Gefüge, in dem die unterschiedlichsten Erwartungen an die Rolle einer Führungskraft gestellt werden. Im Rahmen des Führungsprozesses richtige Entscheidungen zu treffen, scheint eine ausgesprochen schwierige Aufgabe zu sein.

An dem Führungsprozess sind grundsätzlich unterschiedliche Personen beteiligt, die sich hinsichtlich ihrer Stellung in der Hierarchie unterscheiden. Bestimmte Ziele werden hier unter Abwägung der Erwartungen der Unternehmensleitung sowie unter Zuhilfenahme geeigneter Instrumente verfolgt. Führung wirklich verstehen, heißt zunächst einmal, dass dieses komplexe Gefüge in seine Bestandteile zerlegt werden muss. Eine Analyse des Einflusses sowie des Stellenwertes der einzelnen Elemente scheint eine unabdingbare Voraussetzung zu sein, um relevante Erkenntnisse für das zukünftige Führungsverhalten zu generieren. Dem gleichen Ziel dient die Selbstreflexion, bei der abschließend das eigene Führungsverhalten kritisch betrachtet werden kann. Weitere Erkenntnisse auf dem Weg zur Ausbildung einer erfolgreichen Führungspersönlichkeit sind auf diese Weise zu erwarten.

Was zeichnet eine gute Führungskraft aus? Welche Fähigkeiten besitzen gute Führungskräfte? Diese Fragen stehen im Mittelpunkt dieses Kapitels. Dabei wird der Fokus vor allem auf die Besonderheiten des Coachens gerichtet – einem von mehreren Führungsstilen, den erfolgreiche Führungskräfte beherrschen.

1.4.1 Beteiligte der Personalführung

Aus den oben gemachten Ausführungen und in Anlehnung an Olfert (1999) lässt sich eindeutig ableiten, dass Führungskräfte und Mitarbeiter die Beteiligten der Personalführung sind. Die unterschiedliche Stellung in der Hierarchie der Beteiligten lässt sich hierbei leicht erkennen und gibt zunächst einmal die Richtung der Einflussnahme vor. Als Führungskraft wird man nicht geboren, sondern in der Regel entwickelt man sich im Laufe einer Karriere zu einer Führungskraft. Im weitesten Sinne der Definition «Führungskraft» wird – wie bereits zuvor gezeigt – auch jede Führungskraft geführt. In der stationären Pflege führt die Stationsleitung ihre Mitarbeiter und wird gleichzeitig von der Abteilungsleitung geführt. Diese wird wiederum von der Pflegedienstleitung geführt, die die Aufgabe hat, die Anweisungen des Vorstandes personenbezogen umzusetzen usw. Somit haben auch Führungskräfte in ihrer ehemaligen oder auch noch bestehenden Rolle als Mitarbeiter intensive Erfahrungen damit gemacht, geführt zu werden.

Die Selbstreflexion der Erfahrungen mit dem Prozess «Führen und geführt werden» trägt zu einem besseren Verständnis dieses Gefüges bei und bringt den interessierten Leser, der darauf bedacht ist, an sich selbst zu arbeiten, einen Schritt näher in Richtung Ausbildung einer Führungspersönlichkeit.

Fragen zur Selbstreflexion: Führen und geführt werden

Führen
- Erinnern Sie sich an Situationen, in denen Sie geführt haben?
  - Unter welchen Bedingungen war der Führungsprozess erfolgreich?
  - Unter welchen Bedingungen war der Führungsprozess nicht erfolgreich?
- Was zeichnet eine gute Führungskraft aus?

Geführt werden
- Erinnern Sie sich an Situationen in denen Sie geführt wurden?
  - Unter welchen Bedingungen war der Führungsprozess erfolgreich?
  - Unter welchen Bedingungen war der Führungsprozess nicht erfolgreich?
- Was zeichnet einen guten Mitarbeiter aus?

Tipp: Im Anhang finden Sie das Arbeitsblatt (6), auf dem Sie Ihre Ausführungen dokumentieren können.

1.4.2 Ziele der Personalführung

Eine kurze und prägnante Beschreibung der Ziele von Personalführung liefert Olfert (1999: 97): «Mit Hilfe der Personalführung werden die Ziele und grundlegenden Strategien bzw. Entscheidungen des Unternehmens auf den einzelnen hierarchischen Ebenen durch Vorgesetzte personenbezogen umgesetzt.» Dies bedeutet, dass es in der Personalführung also primär darum geht, die Mitarbeiter zu einem bestimmten Handeln anzuregen. Dieses Handeln wird wiederum vorgegeben durch die Unternehmensleitung. Führungskräfte können somit als Vermittler zwischen der Unternehmensleitung und den Mitarbeitern verstanden werden. Sie befinden sich damit in einer durchaus schwierigen Rolle – zwischen zwei Stühlen sitzend. Neben den eigenen Ansichten, Meinungen und Einstellungen usw. erschweren auch die Bedürfnisse der Mitarbeiter den Führungsprozess. Das Umsetzen der Ziele der Unternehmensleitung wird durch ausgewählte Instrumente erleichtert, welche den Führungskräften zur Verfügung gestellt werden.

1.4.3 Führungsmittel in der Personalführung

«Führungsmittel sind **Führungsinstrumente**, die von einer Führungskraft unmittelbar eingesetzt werden können, um den gewünschten Führungserfolg zu bewirken.» schreibt Olfert (1999: 98). In der Literatur wird zwischen unterschiedlichen Arten von Führungsmitteln unterschieden, die in der Folge jeweils kurz charakterisiert werden. Dabei müssen sich diese Instrumente nicht gegenseitig ausschließen, ganz im Gegenteil ergänzen sie sich sogar in vielen Bereichen und sollten gemeinsam Berücksichtigung erfahren und sich in einem ganzheitlichen Führungsverständnis vereinen. Des Weiteren sollte berücksichtigt werden, dass die Anwendung der einzelnen Führungsmittel nicht nur im Vermögen der Führungskraft liegt, sondern viele der aufgeführten Führungsmittel in der Organisation implementiert sein müssen.

Prozessbezogene Führungsmittel

Diese Führungsmittel sind explizit auf den Führungsprozess ausgerichtet. In diesem Prozess kann über die Vereinbarung von Zielen, das Abstimmen von Plänen sowie eine durchgeführte Kontrolle geführt werden **(Abb. 1-2)**.

Führen über Ziele. «Management by Objectives» lautet die neudeutsche Bezeichnung für das Führungsinstrument «Führen durch Zielvereinbarungen», das auch in der Pflege zunehmend Berücksichtigung erfährt. Dieses effektive Instrument basiert auf der Erkenntnis, dass Arbeitnehmer zunehmend Verantwortung übernehmen wollen und die Weitergabe eben dieser zum Handeln motiviert.

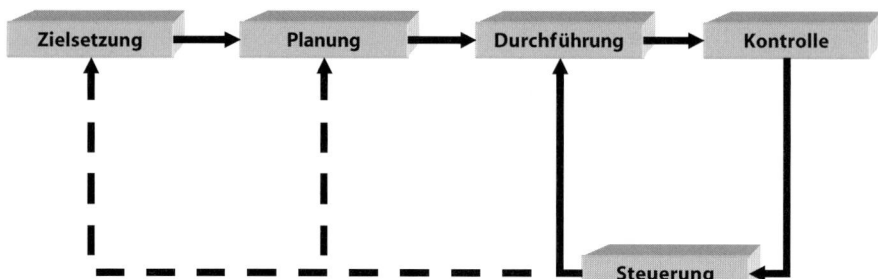

Abbildung 1-2: Die Phasen des Führungsprozesses (Quelle: Olfert, 1999: 98)

Bei der konkreten Zielvereinbarung sind einige wichtige Aspekte zu berücksichtigen. So liegt die Betonung zum Beispiel auf dem Begriff Vereinbarung. Das heißt, dass Führungskraft und Mitarbeiter gemeinsam darüber nachdenken, welche Ziele es zukünftig zu erreichen gilt. Darüber hinaus sollte bedacht werden, dass Ziele nur dann motivieren, wenn sie schwierig, aber erreichbar, klar und spezifisch sowie messbar sind. Diese Aspekte stellen unabdingbare Voraussetzungen dafür dar, die gewünschte Wirkung zu erzielen.

Fragen zur Selbstreflexion: Führen über Ziele

- Erinnern Sie sich an Situationen, in denen das Führen über Ziele durch einen Vorgesetzten unangenehm erschien und Ihre Motivation verringerte?
  Charakterisieren Sie die Art und Weise, wie geführt wurde.
  Wie haben Sie sich ganz genau in dieser Situation gefühlt?
- Wie sollte das Führen über Zielvereinbarungen durchgeführt werden?
  Wie werden sich Mitarbeiter fühlen, die auf diese Weise geführt werden?
  Wie müssen Ziele formuliert werden, damit sie motivieren?

Führen über Pläne. Neben der Führung über Zielvereinbarungen ist auch das Abstimmen eines Plans denkbar, der den Weg zum Ziel vorgibt.

Wichtige Voraussetzungen dafür, dass Pläne motivieren, sind ebenfalls in ihrer Darstellung begründet. Pläne sollten eindeutig, klar, anschaulich, übersichtlich, einleuchtend, erreichbar und kontrollierbar sein. Werden diese Aspekte nicht erfüllt, sind negative Auswirkungen auf die Motivation der Mitarbeiter zu erwarten, die über Pläne geführt werden. Dies ist unter Berücksichtigung der Konsequenzen leicht nachzuvollziehen, die aus einem Mangel an Anschaulichkeit, Klarheit, Übersichtlichkeit usw. der Pläne resultieren.

Fragen zur Selbstreflexion: Führen über Pläne

- Erinnern Sie sich an Situationen, in denen das Führen über Pläne durch einen Vorgesetzten unangenehm erschien und Ihre Motivation verringerte?
    Charakterisieren Sie die Art und Weise, wie geführt wurde.
    Wie haben Sie sich ganz genau in dieser Situation gefühlt?
- Wie sollte das Führen über Pläne durchgeführt werden?
    Wie werden sich Mitarbeiter fühlen, die auf diese Weise geführt werden?
    Wie müssen Pläne aussehen, damit sie motivieren?

Führen durch Kontrolle. Bei diesem Führungsmittel steht die Kontrolle der von Mitarbeitern erbrachten Leistungen im Mittelpunkt. Diese ist eine unabdingbare Voraussetzung dafür, dass die Unternehmensziele verwirklicht werden können. Es stellt sich jedoch die Frage, wie kontrolliert werden sollte.

Fragen zur Selbstreflexion: Führen durch Kontrolle

Erinnern Sie sich an Situationen, in denen die Kontrolle durch einen Vorgesetzten unangenehm erschien und Ihre Motivation verringerte?
    Charakterisieren Sie die Art und Weise, wie kontrolliert wurde.
    Wie haben Sie sich ganz genau in dieser Situation gefühlt?
- Wie sollte eine notwendige Kontrolle durchgeführt werden?
    Wie werden sich Mitarbeiter fühlen, die auf diese Weise kontrolliert werden?

Der Schlüssel zum Erfolg liegt im Feedback begründet: Feedback motiviert! Jedoch sollte darauf geachtet werden, dass es sich um konstruktive Rückmeldungen handelt. Das heißt, dass die Rückmeldung klar und nachvollziehbar sein muss sowie Verbesserungspotenziale aufdecken sollte.

Informationsbezogene Führungsmittel

«Ohne informationsbezogene Führungsmittel ist die Personalführung nicht denkbar.» schreiben Olfert und Steinbuch (1999: 261). Im Rahmen der Personalführung geht es immer wieder um die Weitergabe von Informationen, was zum Beispiel in fernmündlichen oder persönlichen Gesprächen zwischen Führungskräften und Mitarbeitern geschieht. Die Autoren differenzieren dementsprechend zwischen den Begriffen Information und Kommunikation, die an dieser Stelle kurz charakterisiert werden sollen.

Information. Information wird vor allem als zweckorientierte, personen- und arbeitsplatzbezogene Weitergabe von Wissen verstanden. Diese Weitergabe kann wiederum über verschiedene Wege stattfinden. Denkbar wäre das Mitteilen von Wissen über ein schwarzes Brett, über ein Übergabebuch, über Aktennotizen, über Protokolle usw. sowie über das fernmündliche oder persönliche Gespräch mit dem Mitarbeiter. Nach dem Zweck der Information können unterschiedliche Arten differenziert werden. So können mit Informationen zum Beispiel führungsrelevantes Wissen, materialbezogenes Wissen, personalbezogenes Wissen usw. vermittelt werden. Die Vermittlung erleichtern schließlich ausgewählte Informationstechniken. Eine Tafel, ein Flipchart, eine Folie oder eine Pinnwand dienen zum Beispiel dazu, Informationen zu visualisieren. Auf diese Weise kann gezielt die Aufmerksamkeit der Informationsempfänger geweckt und das Behalten gefördert werden. Des Weiteren dient die Visualisierung dazu, Wesentliches zu verdeutlichen, Orientierungshilfen zu geben, Lösungen mit Hilfe von Kreativitätstechniken zu entwickeln usw.

Kommunikation. Kommunikation meint im eigentlichen Sinne den wechselseitigen Austausch von Informationen. Im Rahmen der sozialen Kommunikation zwischen mindestens zwei Personen sind unterschiedliche Gespräche denkbar. Konfliktgespräche, Beurteilungsgespräche, Zielvereinbarungsgespräche, Kritikgespräche usw. gehören zu den Gesprächsformen, die in der Pflege häufig zum Einsatz kommen. Auch in Dienstbesprechungen, Teambesprechungen und diversen Konferenzen werden Informationen zwischen den Beteiligten ausgetauscht. Dabei werden die Informationen sowohl verbal (über unsere Sprache) als auch nonverbal (über Körperbewegungen, Mimik und Gestik) weitergegeben. Neben der sozialen Kommunikation ist auch eine technische Kommunikation über den Computer, das Telefax, per E-Mail usw. denkbar.

Aufgabenbezogene Führungsmittel

Bei den aufgabenbezogenen Führungsmitteln ist ein direkter Zusammenhang zur Aufgabenerfüllung herzustellen. Kooperation, Delegation und Partizipation werden als in der Pflege häufig benutzte Führungsmittel an dieser Stelle kurz charakterisiert.

Kooperation. Zahlreiche Aufgaben erfordern heute mehr denn je die Zusammenarbeit von zwei oder mehr Personen. Ziel der Kooperation – dem gemeinschaftlichem Lösen einer Aufgabe – ist das Verwirklichen eines bestmöglichen Ergebnisses. Hierbei wird vor allem auf die Dynamik der Zusammenarbeit in der Gruppe und die dort existierende Kreativität gesetzt. Unabdingbare Voraussetzung für den Erfolg ist die Gewährleistung einer möglichst reibungslosen Zusammenarbeit.

Fragen zur Selbstreflexion: Kooperation

Im Vordergrund dieser Selbstreflexion steht die Frage, ob Sie kooperieren können.

- In welchen Situationen und bei welchen konkreten Aufgaben in der Pflege erscheint Ihnen eine Kooperation mit Mitarbeitern sinnvoll?
- Welche Kompetenzen werden auf Seiten der Führungskraft vorausgesetzt, um kooperieren zu können?
- Welche Kompetenzen werden auf Seiten der Mitarbeiter vorausgesetzt, um kooperieren zu können?
- Welche Vorteile bietet die Kooperation?
- Welche Nachteile bietet die Kooperation?
- Wie schätzen Sie Ihre Kooperationsbereitschaft ein?
  In welchen Situationen haben Sie bereits kooperiert?
  Welche Fähigkeiten erlauben Ihnen zu kooperieren?

Kooperation will gut geplant und vorbereitet sein. Hilfsmittel zur Zusammenarbeit stellen zum Beispiel so genannte Problemlösetechniken dar. Auch spezielle Kreativitätstechniken tragen dazu bei, das Ergebnis zu optimieren. Nicht bei allen Aufgaben bietet sich die Kooperation an. Hier ist mitunter Delegation gefragt.

Delegation. Viele Aufgaben erfordern eine teilweise oder vollständige Übertragung an Mitarbeiter, die mehr oder weniger selbstständig mit dem Prozess der Leistungserbringung beauftragt werden.

Fragen zur Selbstreflexion: Delegation

Im Vordergrund dieser Selbstreflexion steht die Frage, ob Sie delegieren können.

- In welchen Situationen und bei welchen konkreten Aufgaben in der Pflege erscheint Ihnen die Delegation einer Aufgabe an Mitarbeiter sinnvoll?
- Welche Kompetenzen werden auf Seiten der Führungskraft vorausgesetzt, um delegieren zu können?
- Welche Kompetenzen werden auf Seiten der Mitarbeiter vorausgesetzt, um delegiert werden zu können?
- Welche Vorteile bietet die Delegation von Aufgaben?
- Welche Nachteile bietet die Delegation von Aufgaben?
- Wie schätzen Sie Ihre Delegationsbereitschaft ein?
  In welchen Situationen haben Sie bereits delegiert?
  Welche Fähigkeiten erlauben Ihnen zu delegieren?

Die Selbstständigkeit der Mitarbeiter wird durch die Delegation von Aufgaben weiter gefördert, das Verantwortungsbewusstsein wird gestärkt. Auch für die Delegation zukünftiger Aufgaben werden somit wichtige Grundlagen geschaffen.

Partizipation. Die Beteiligung der Mitarbeiter an Entscheidungen einer Führungskraft zählt ebenfalls zu den aufgabenbezogenen Führungsmitteln. Diese kann mehr oder weniger umfangreich sein.

Fragen zur Selbstreflexion: Partizipation

Im Vordergrund dieser Selbstreflexion steht die Frage, ob Sie Mitarbeiter an Entscheidungen partizipieren lassen können.

- In welchen Situationen und bei welchen konkreten Aufgaben in der Pflege erscheint Ihnen eine Partizipation der Mitarbeiter sinnvoll?
- Welche Kompetenzen werden auf Seiten der Führungskraft vorausgesetzt, um Mitarbeiter partizipieren lassen zu können?
- Welche Kompetenzen werden auf Seiten der Mitarbeiter vorausgesetzt, um partizipieren zu können?
- Welche Vorteile bietet die Partizipation?
- Welche Nachteile bietet die Partizipation?
- Wie schätzen Sie Ihre Partizipationsbereitschaft ein?
  In welchen Situationen haben Sie Mitarbeiter an Entscheidungen beteiligt?
  Welche Fähigkeiten erlauben Ihnen partizipieren lassen zu können?

Positive Auswirkungen auf die Identifikation der Mitarbeiter mit der Entscheidung sowie eine erhöhte Motivation, sind auch hierbei zu erwarten.

Personenbezogene Führungsmittel

Führungsmittel, die direkt auf die Mitarbeiter gerichtet sind, sind zum Beispiel die Personalbeurteilung, die Personalentlohnung und die Personalentwicklung. Diese dürfen jedoch nie isoliert betrachtet werden. Allesamt stellen sie nur Bausteine im Rahmen der ganzheitlichen Führung von Mitarbeitern dar. In Anbetracht des Stellenwertes dieser Instrumente im Rahmen der betrieblichen Organisation und Unternehmensführung werden sie entsprechend ausführlich diskutiert.

Personalbeurteilung. Die Beurteilung von Mitarbeitern kann maßgeblich zur Steigerung der Motivation der Mitarbeiter, zu einer höheren Passung zwischen Anforderungen und Fähigkeiten der Mitarbeiter und somit zu einer qualifizierteren Leistungserbringung beitragen. Grund genug, um Mitarbeiterbeurteilungen in der Pflege einzusetzen. Schließlich kommen Mitarbeiterbeurteilungen nicht nur dem Betrieb, sondern gerade auch dem Mitarbeiter zugute (Knebel, 1995). Für ihn ergeben sich damit Möglichkeiten, den eigenen Standort zu bestimmen und im positiven Falle die damit verbundene Anerkennung zu genießen. Denkt man die Kette von Kausalverknüpfungen ausgehend von diesen Vorteilen weiter, so wird deutlich, dass Mitarbeiterbeurteilungen letztendlich auch dem Patienten zugute kommen (Gremmel-Thomas/Petrachi, 1998).

Schwierig gestaltet sich jedoch häufig die Frage nach dem, was beurteilt werden soll und wie dies vor allem geschehen soll, damit Wahrnehmungsverzerrungen und andere Beurteilungsfehler vermieden werden (Weidlich, 1998; Loffing, 2001c). Sinnvoll erscheint bei der vielschichtigen pflegerischen Tätigkeit sowohl eine Leistungs- als auch eine Persönlichkeitsbeurteilung. Dabei kann das Ermitteln der qualitativen und quantitativen Arbeitsleistung über das Feststellen und Messen von Zielabweichungen erfolgen. Eine Persönlichkeitsbeurteilung ist über das Erfassen so genannter Schlüsselqualifikationen möglich. Eine Vermeidung so genannter Beurteilungsfehler sollte im Vordergrund der Bemühungen objektiver Beurteilungen stehen. Eine gründliche Vorbereitung sowie geeignete Beurteilungskriterien leisten hierzu einen großen Beitrag. Das Bewusstmachen der Subjektivität der eigenen Wahrnehmung und die kontinuierliche Evaluation der eigenen Beurteilung tragen neben einer Schulung der Beurteilungsfähigkeit zusätzlich zu einer Prävention von Beurteilungsfehlern bei. Das Wahren der Neutralität und das Vermeiden von Vorurteilen sind als Kennzeichen einer guten Führungskraft ebenfalls wichtig im Rahmen der Fehlerprävention.

Damit das Beurteilen nicht zum Verurteilen wird, sind vor allem hinsichtlich des Beurteilungsablaufs wichtige Aspekte zu berücksichtigen. Vor der Beurteilung eines Mitarbeiters im Rahmen eines Beurteilungsgesprächs muss selbstverständlich gründlich beobachtet und dokumentiert werden. Die Kriterien, die hier zu Grunde gelegt werden, müssen allen Mitarbeitern zugänglich und transparent sein. Ein zeitnahes Anerkennen beziehungsweise Kritisieren darf dadurch jedoch nicht entfallen. Kontinuierliche Rückmeldungen durch den Vorgesetzten gehören auch nach Einführung eines Beurteilungssystems zu den wichtigen Führungsaufgaben eines Vorgesetzten, der seinen Mitarbeiter coacht. Die periodische Mitarbeiterbeurteilung – die meist einmal pro Jahr vorgenommen wird – stellt eher eine Zusammenfassung der Leistungen des Mitarbeiters sowie eine Überprüfung und Korrektur der Zielvereinbarungen dar. Berücksichtigt werden sollte dabei auch, dass eine Abstimmung des Beurteilungstermins mit dem Mitarbeiter ausreichend langfristig erfolgt. Steht der Termin schließlich unmittelbar bevor, sollte eine geeignete Atmosphäre geschaffen werden. Es sollte dafür gesorgt werden, dass Vorgesetzter und Mitarbeiter ungestört sind und dies auch bleiben. Gewählt wird zur Beurteilung meist ein «runder Tisch». Alle notwendigen Notizen und der Beurteilungsbogen liegen bereit. Anschließend stellt man sich mental auf die

Persönlichkeit seines Mitarbeiters ein. Hier stellt sich zum Beispiel die Frage, ob es sich eher um einen sehr einsichtigen, kritikfähigen oder um einen aufbrausend reagierenden und Selbstkritik-unfähigen Mitarbeiter handelt, der schnell reaktant (ein unangenehmer motivationaler Zustand, der unter anderem zu aggressivem Verhalten führen kann) wird. Während der Beurteilung richtet der Beurteiler seine volle Aufmerksamkeit auf den stattfindenden Prozess der Beurteilung. Eine vorausgehende gute Vorbereitung des Beurteilungsgesprächs sollte eine Selbstverständlichkeit sein. In der Eröffnung des Gesprächs lässt man partnerschaftliche Zuwendung erkennen, damit die Gesprächsbereitschaft des Mitarbeiters gefördert wird. Aktives und verständnisvolles Zuhören sowie offene Fragestellungen werden im Rahmen der Beurteilung gerade zum Erfahren von Gedanken und Gefühlen wichtig. Anschließend wird die Fremdbeurteilung des Vorgesetzten mit der Eigenbeurteilung des Mitarbeiters verglichen. Abweichungen werden diskutiert, Zielvereinbarungen werden daraus abgeleitet. Ein Terminieren der Maßnahmen auf dem Weg zum Ziel trägt dabei maßgeblich zur Motivation und der daraus resultierenden Zielerreichung bei.

Im Anschluss an das Beurteilungsgespräch wird das Gespräch anhand eines Selbsteinschätzungsbogens evaluiert. Hierbei wird unter anderem reflektiert, ob

- beim Mitarbeiter Widerstand erzeugt wurde
- er sicherer gemacht wurde
- ausreichend konkrete Maßnahmen mit ihm vereinbart wurden, um die identifizierten Defizite aufzuarbeiten
- bei dem Mitarbeiter Zuversicht in seine Fähigkeiten geweckt wurde usw.

Im Anschluss an das Gespräch kann man sich die Beurteilung vom Mitarbeiter unterzeichnen lassen und heftet diese dann mitsamt den Notizen über die Zielvereinbarungen sowie etwaigen Kommentaren des Mitarbeiters zur Beurteilung in seiner Personalakte ab.

Personalentlohnung. Ein weiteres vielfach beachtetes personenbezogenes Führungsmittel stellt die Personalentlohnung dar. Im Verlauf des vergangenen Jahrhunderts hat sich die Entgeltpolitik grundlegend geändert (Steinmann/ Schreyögg, 1997). Auch wenn in der Pflege der steigende Zeitdruck sowie die steigenden Vorgaben manchmal den Eindruck der Akkordarbeit erwecken, findet die Vergütungsform Akkordlohn aus guten Gründen keine Berücksichtigung. Akkordlohn entstammt eher der mengenbezogenen industriellen Fabrikarbeit und scheint für die Pflege weder geeignet noch angemessen zu sein. In der gängigen Entlohnungspraxis der Pflege spielt zurzeit der klassische Zeitlohn die bedeutendste Rolle. Bei dieser Vergütungsform existiert ein direkter Bezug zwischen der Länge der Arbeitszeit und der Entgelthöhe. Mittlerweile wird jedoch auch die

Angemessenheit dieser klassischen Form der Vergütung sehr kritisch hinterfragt, da sie jedweder motivationspsychologischen Grundlage entbehrt. Moderne Entgelt- und Anreizsysteme sollen diese Motivationslücke schließen. Für deren konkrete Gestaltung stehen zahlreiche Möglichkeiten zur Verfügung, die mehr oder weniger wirksam sein können. Letzteres hängt davon ab, inwieweit den veränderten Anforderungen in der Pflege, der derzeitigen Personalsituation und dem Wertewandel in der Bevölkerung flexibel entsprochen werden kann. Neben der Wirksamkeit sind aber auch die Realisierbarkeit eines Systems und die damit verbundene Kostenlandschaft wesentlich. Diesbezüglich müssen die Rahmenbedingungen eines Unternehmens berücksichtigt werden. In einem privatwirtschaftlichen Unternehmen bieten sich meistens grundsätzlich andere Möglichkeiten als in einer Einrichtung, die an ein starres Tarifsystem gebunden ist.

Bei der Gestaltung eines neuen Entlohnungs- und Anreizsystems muss beachtet werden, dass im Ergebnis der leistungsabhängige Anteil des Gesamtentgeltes insoweit gesteigert wird, als es zu einer neuen Ausbalancierung zwischen fixen und variablen Bezügen kommen kann. Dies sollte nach dem Grundsatz geschehen: *je höher die Position oder der Einfluss auf die Arbeitsleitung, desto höher der Anteil der variablen Bezüge.* In der gewerblichen Wirschaft geht man im Allgemeinen davon aus, dass der Anteil der variablen Bezüge bei etwa 20 Prozent liegen soll. Sinnvoll ist es, diesen Anteil mit den betrieblich bewertbaren und messbaren Daten zu verknüpfen und damit das Controlling mit einzubeziehen. Spätestens hier wird deutlich, dass die Einführung eines Entlohnungs- und Anreizsystems niemals isoliert betrachtet werden darf, sondern immer im Zusammenhang mit der Unternehmenskultur, Unternehmensorganisation und personalwirtschaftlichen Fragestellungen betrachtet werden muss. Dabei sind insbesondere die strategische Ausrichtung und die übergeordneten Ziele eines Unternehmens zu berücksichtigen.

Ein Blick in die Praxis zeigt, dass die Einführung eines modernen Entlohnungs- und Anreizsystems zum Beispiel in ambulanten Pflegediensten durchaus möglich und vor allem auch sinnvoll erscheint. Über eine geeignete Gestaltung können Mitarbeiter gewonnen, gehalten und motiviert sowie Fehlzeiten in Grenzen gehalten werden. Selbst die Lohnkosten müssen nicht zwingend mit einer neuen Entlohnungspolitik steigen, was weitere Überlegungen, insbesondere aus Arbeitgeberperspektive, rechtfertigt.

Im folgenden Beispiel aus der Praxis finden Sie den Ablaufplan der Einführung eines neuen Entgeltsystems in einem privaten ambulanten Pflegedienst kurz und prägnant beschrieben. Der gesamte Prozess umfasste einen Zeitraum von insgesamt 3 Monaten und wurde im August 2000 abgeschlossen. Mittlerweile liegen detaillierte positive Ergebnisse mit dem neuen System vor, die auch andere Interessierte zum Handeln motivieren sollten.

Beispiel aus der Praxis

Einführung eines neuen Entgeltsystems in einem privaten ambulanten Pflegedienst

Eine intensive Beschäftigung des geschäftsführenden Inhabers mit seinem Entlohnungssystem zeigte, dass das bestehende System vor allem jeder motivationspsychologischen Grundlage entbehrte. In Abstimmung mit der Pflegedienstleitung beschloss man, über eine grundlegende Reform nachzudenken.
In folgenden Schritten lief die Einführung des neuen Systems schließlich ab:

Schritt 1: Information der Mitarbeiter

In Anbetracht der weit reichenden Konsequenzen, die mit einer Änderung des Entlohnungssystems einhergehen, wurden die Mitarbeiter unmittelbar nach den ersten Überlegungen mit in den Reformprozess integriert. Im Rahmen einer Dienstbesprechung informierte der Inhaber alle Mitarbeiter über die ersten Überlegungen zu einer Reform des bestehenden Entgeltsystems. Die Vorteile für die Mitarbeiter fanden dabei besondere Erwähnung.

Schritt 2: Initiierung einer Projektgruppe

Zur Überprüfung der Änderungsmöglichkeiten unter Beachtung betriebswirtschaftlicher, humanitärer und rechtlicher Aspekte sowie zur Entwicklung eines Reformvorschlags wurde eine Projektgruppe initiiert. Die Projektgruppe bestand aus dem geschäftsführenden Inhaber des ambulanten Pflegedienstes, der Pflegedienstleitung sowie drei weiteren Mitarbeitern, die zu einer Teilnahme grundsätzlich bereit waren und von den anderen Mitarbeitern bestimmt wurden.

Schritt 3: Treffen der Projektgruppe

Bei einem ersten Treffen der Projektgruppe wurde das bestehende Entgeltsystem analysiert. Die Analyse zeigte, dass sich die Höhe der Löhne weitgehend an den BAT orientierte. Neben einem Grundlohn wurden freiwillige Zusatzleistungen in Form einer Weihnachts- und Urlaubsgratifikation gezahlt. Weitere Leistungen kamen keinem Mitarbeiter zugute. In Absprache mit dem Inhaber der Einrichtung konnte vereinbart werden, dass die Summe der gesamten Weihnachts- und Urlaubsgratifikationen auch weiterhin zur Verfügung stehen sollte, und zwar als Budget für ein «Cafeteria-System». Darüber hinaus konnte eine zusätzliche Summe für Leistungen verhandelt werden, mit denen ein messbarer Beitrag zum Unternehmenserfolg einhergeht.

Schritt 4: Befragung der Mitarbeiter

Unter Berücksichtigung des kreativen Potenzials der Mitarbeiter sowie der notwendigen Identifikation der Mitarbeiter mit dem neuen Entgeltsystem wurde eine Mitarbeiterbefragung initiiert. In dieser anonymen Befragung konnte ermittelt werden, was für die einzelnen Mitarbeiter im Rahmen ihrer Beschäftigung sowie der Vergütung wichtig sei. An der Befragung beteiligten sich alle Mitarbeiter.

Schritt 5: Entwicklung eines Punktsystems

Die Ergebnisse der Befragung wurden in der Projektgruppe ermittelt und stellten die Grundlage für die Entwicklung eines Gratifikations-Wahlsystems dar. Die Vielfalt der Mitarbeiterwünsche unterstrich die Notwendigkeit zur Entwicklung eines flexiblen Entlohnungssystems. Favorisiert wurde dementsprechend ein so genanntes «Cafeteria-System», bei dem die Mitarbeiter wie bei der Menü-Auswahl in einer Cafeteria zwischen inhaltlich und zeitlich verschiedenen Gratifikationsbestandteilen innerhalb eins bestimmten Budgets auswählen können. Folgende Aspekte flossen letztendlich in das Wahlangebot ein:

- Lebensversicherungsbeiträge
- Aktien oder Fondsanteile
- private PKW-Nutzung
- Zusatzurlaub
- Mietzuschüsse
- Fahrtkostenzuschüsse (bei Fahrten zur Arbeit und zurück)
- verbilligtes Arbeitgeberdarlehen
- Bargeld (als Urlaubzuschuss, für Weihnachtsgeschenke usw.)
- zusätzliche Weiterbildungen.

Die Auswahl und Kombination der einzelnen Aspekte nahm jeder Mitarbeiter in Rücksprache mit dem Inhaber der Einrichtung vor.
Des Weiteren wurden folgende Zusatzaufwendungen beschlossen:

- Sonn- und Feiertagszuschläge
- Erschwerniszuschläge
- Prämien für die Akquisition neuer Patienten
- Ersparnisprämien für gute Vorschläge
- Prämien für die kurzfristige Übernahme von Diensten.

Diese Zusatzaufwendungen wurden in einem Punktsystem verschlüsselt. Der Punktwert für diese Leistungen wurde in Abhängigkeit von dem monetären Gewinn für das Unternehmen beziehungsweise nach dem Aufwand festgelegt. Auch hier handelt es sich um ein System, das für alle Mitarbeiter transparent gestaltet wurde.

Trotz der ausgesprochen positiven Ergebnisse in diesem Fall sollte jedoch nicht vergessen werden, dass die Einführung eines leistungsorientierten und an den Bedürfnissen der Mitarbeiter ausgerichteten Entlohnungssystems kein «Allheilmittel» ist. Welche Kennziffern, Bestandteile und Komponenten letztendlich auch immer für die Gestaltung eines Entlohnungs- und Anreizsystems gewählt werden: Keine materielle Entlohnung vermag langfristig so zu motivieren wie die Beachtung und Wertschätzung der jeweiligen Person (Sprenger, 1996; Kreuschel, 1996). Eine Führungskraft sollte transparent handeln und ihren Mitarbeitern immer mit der gebührenden Wertschätzung begegnen. Sie sollte auf das Verantwortungsbewusstsein und die Kompetenz ihrer Mitarbeiter setzen, wie es im Rahmen des coachenden Führungsstils geschieht. Nur so können die Herausforderungen der Zukunft gemeinsam bewältigt werden. Ein modernes Entlohnungs- und Anreizsystem ist nur ein Baustein auf dem Weg zu diesem Ziel.

Personalentwicklung. Mittlerweile weit verbreitet scheint die Erkenntnis, dass die Mitarbeiter eines Unternehmens das entscheidende Kapital darstellen. Kennzeichen heute erfolgreicher Unternehmen sind unter anderem niedrige Absentismus- und Fluktuationsraten. Dies erfordert ein Personalmanagement, das auf die «Pflege des Humankapitals» ausgerichtet ist – eine bereits oben kurz angesprochene Forderung, die insbesondere unter Berücksichtigung der zunehmend höheren und sich ständig ändernden Herausforderungen, mit denen Einrichtungen im Gesundheitswesen konfrontiert werden, weiter an Bedeutung gewinnen wird. Zwierlein (1997) betont, dass insbesondere die Krankenhäuser bereits heute unter einem enormen Rationalisierungs- und Reformdruck stehen. Führt man sich die mit den neuen Herausforderungen einhergehenden Konsequenzen für die Organisation und vor allem das Personal vor Augen, so wird die Notwendigkeit zur ständigen Anpassung der Qualifikationen der Mitarbeiter ganz besonders deutlich. Hier stellt sich die entscheidende Frage, wie die fortlaufende Anpassung der Qualifikationen der Mitarbeiter langfristig gewährleistet werden soll beziehungsweise wer für das Erzeugen der dafür notwendigen Veränderungsbereitschaft verantwortlich gemacht werden muss. Eine Antwort auf diese Fragen liefert ein weiterer Blick in moderne und erfolgreiche Unternehmen. Hier stellt die so genannte Personalentwicklung (PE) – in der die oben genannten Aspekte erfolgreich umgesetzt werden – meist eine Managementaufgabe von hoher Priorität dar. In vielen großen Unternehmen gibt es ganze Abteilungen, deren Kernkompetenz in der Entwicklung des Humankapitals liegt.

Mentzel (1997: 5) zufolge kann PE heute definiert werden als «… Inbegriff aller Maßnahmen, die der individuellen beruflichen Entwicklung der Mitarbeiter dienen und ihnen unter Beachtung ihrer beruflichen Entwicklung und ihrer persönlichen Interessen die zur optimalen Wahrnehmung ihrer jetzigen und künftigen Aufgaben erforderlichen Qualifikationen vermitteln.» Im Einzelnen zählen zur PE somit vor allem Maßnahmen der Aus-, Fort- und Weiterbildung der Mitarbeiter. Andere Autoren, wie zum Beispiel Ulich (1999), gehen in ihren Ausführungen noch etwas weiter, wenn sie den Fokus auf die Arbeitsgestaltung als besonders wichtiges Instrument zur PE richten. Den Stellenwert dieses Führungsmittels betont Kirchner (1998), indem sie die Vielfalt der Ziele hervorhebt, die mit der PE verfolgt werden können:

- Gewinnung von Nachwuchskräften aus den eigenen Reihen
- Unabhängigkeit vom externen Arbeitsmarkt
- Erhaltung vorhandener Qualifikationen beziehungsweise Qualifikationsanpassung an veränderte Anforderungen
- Vorbereitung auf höhere Tätigkeiten
- Verminderung von Fluktuation
- Kostenreduzierung
- Motivation zur Übernahme von Verantwortung.

Dabei gilt es zu berücksichtigen, dass es sich hierbei lediglich um einen Auswahl potenzieller Ziele handelt. Folgt man den Ausführungen von Kirchner (1998) weiter, so wird auch deutlich, dass sich wirkungsvolle PE bereits mit einfachen, zielgerichteten Maßnahmen durchführen lässt.

Voraussetzung für die erfolgreiche Durchführung aller PE-Maßnahmen stellt die Ermittlung des PE-Bedarfs dar. Grundlage bildet hier ein Soll-Ist-Vergleich. Im Einzelnen finden dabei in Übereinstimmung zahlreicher Autoren organisationale, tätigkeitsbezogene und personale Merkmale Berücksichtigung (Sonntag, 1999). Dabei ist grundsätzlich allen drei Bestandteilen gleiche Aufmerksamkeit zu schenken. Für die Führungskraft bedeutet dies, unter anderem Daten zu den Unternehmenszielen, den Aufgabenanforderungen sowie der Eignung und Neigung der Mitarbeiter zusammenzutragen und zu vereinen. Eine enge Zusammenarbeit mit den Mitarbeitern der IBF (innerbetriebliche Fortbildung) erscheint hier erforderlich. In Abhängigkeit von der Größe des Unternehmens und den Erfahrungen der Führungskraft in der Anwendung spezieller Methoden der Datenerhebung sollte bereits hier ein externer Experte zur Unterstützung herangezogen werden. Aus den Ergebnissen der Datenerhebung resultiert schließlich ein spezieller Trainingsbedarf, mit dessen Konzeption und Umsetzung ein geeigneter Trainer beauftragt werden kann. Kostenersparnispotenziale liegen hier in der Kooperation mit anderen Einrichtungen. Zu erwähnen wären Gemeinschaftsveranstaltungen oder der Austausch interner Trainer (Picado/Unkelbach, 2001). Der Erfolg der Maßnahme sollte schließlich anhand der Kriterien Reaktion (Bewertung des Trainings), Lernen (Lernerfolg), Verhalten (Umsetzung in der Praxis) sowie der Resultate (zum Beispiel ökonomische Größen) festgemacht werden. Hier gilt es zu berücksichtigen, dass seriöse Trainer von sich aus bereits eine Evaluation der Maßnahme anhand der genannten Kriterien anbieten, wovon auch Gebrauch gemacht werden sollte. Diese Ausführungen dürfen jedoch nicht darüber hinwegtäuschen, dass ein langfristiger Erfolg nur unter Anerkennung des hohen Stellenwerts der PE durch die Unternehmensleitung sowie über ausreichend qualifizierte Personalentwickler gewährleistet werden kann. Die Verantwortung für die PE liegt also nicht ausschließlich bei der Führungskraft. Es ist sogar eher so, dass die Führungskraft auf eine funktionierende und anerkannte PE zurückgreifen können muss, um dies als Führungsmittel nutzen zu können.

1.4.4 Führungsstile im Vergleich

«Der Führungsstil ist die *Art und Weise*, in der ein Vorgesetzter die ihm unterstellten Mitarbeiter führt. Er basiert dabei auf bestimmten *Führungsmitteln*, mit deren Hilfe er führt, und auf den *Führungstechniken*, die das Führungssystem eines Unternehmens beschreiben...» (Olfert, 1999: 116). Einen Führungsstil entwickelt eine Füh-

---

Fragen zur Selbstreflexion: «autoritäre Führung»

Diese Fragen zur Selbstreflexion sollen eine Auseinandersetzung mit dem autoritären Führungsstil fördern. Darüber hinaus sollen konkrete Situationen herausgearbeitet werden, in denen dieser Führungsstil sinnvoll zur Anwendung kommen kann.

- Erinnern Sie sich an Situationen, in denen Sie autoritär geführt wurden?
  - Wie haben Sie sich gefühlt?
- Haben Sie selbst diesen Führungsstil bereits zur Anwendung gebracht?
  - Welche Fähigkeiten müssen Sie besitzen, damit Sie diesen Führungsstil zur Anwendung bringen können?
- In welchen Situationen sollte dieser Führungsstil zur Anwendung kommen?
- In welchen Situationen sollte dieser Führungsstil auf gar keinen Fall zur Anwendung kommen?

---

rungskraft erst im Laufe der Zeit. Grundlage dieses Prozesses stellt vor allem das so genannte «Lernen am Modell» dar (Bandura, 1976).

Goleman (2000) liefert eine kurze und prägnante Darstellung von insgesamt sechs Führungsstilen, die in der Folge diskutiert werden. Bei den einzelnen Führungsstilen handelt es sich vor allem um bekannte Stile, die zum Teil auch bei anderen Autoren Berücksichtigung finden (Olfert, 1999; Neuberger, 1995). Hervorzuheben ist, dass Goleman (2000) einen coachenden Führungsstil explizit berücksichtigt.

Der «autoritäre Führungsstil»

«Tun Sie, was ich Ihnen sage!» Goleman (2000) zufolge charakterisiert diese Aussage den autoritären Führungsstil besonders gut. Die autoritäre Führungskraft lässt keine andere Meinung und auch keine Diskussionen zu. Eine autoritäre Führungskraft gibt Anweisungen beziehungsweise befiehlt. Das hier zu Grunde liegende Menschenbild zeugt von einer gewissen «Verachtung» gegenüber den eigenen Mitarbeitern. Mitarbeiter werden meist als «faule Leistungsverweigerer» angesehen. Eine autoritäre Führungskraft sieht in dem autoritären Führungsstil das einzig wirksame Mittel, um von Mitarbeitern die bezahlte Leistung einzufordern.

Auf der Suche nach den Konsequenzen des autoritären Führungsstils wird sehr schnell deutlich, dass diese ausgesprochen negativ sind. Sicherlich werden die angewiesenen Tätigkeiten in den meisten Fällen ausgeführt. Es stellt sich jedoch die Frage, mit welchem Engagement und in welcher Stimmung sich Mitarbeiter diesen Aufgaben widmen. Negativ sind vor allem die Auswirkungen auf das Betriebsklima, und auch das Eigenengagement wird durch den autoritären Führungsstil massiv gehemmt. Schließlich wird die letzte Verantwortung für das eigene Tun und Handeln geraubt. Mit dem autoritären Führungsstil werden Mitarbeiter zu Marionetten, die Handlungen nur noch dann ausführen, wenn sie sie ausführen müssen. Hier entsteht ein Teufelskreis aus sich selbst erfüllenden Prophezeiungen, die die Anwendung des autoritären Führungsstils weiter bekräftigen. Zunächst werden Mitarbeiter autoritär zur Unselbstständigkeit geführt, damit sie auf Grund ihrer Unselbstständigkeit schließlich autoritär weitergeführt werden müssen.

Unter Berücksichtigung des vielfach diskutierten Wertewandels in unserer Gesellschaft, in der ein Job nicht ausschließlich dazu dient, Geld zu verdienen, erscheint die überdauernde Anwendung des autoritären Führungsstils nicht mehr zeitgemäß. Mitarbeiter verlangen heute mehr Eigenverantwortung und Freiheit bei der Erfüllung der einzelnen Aufgaben. Auf diese Weise sind eher Höchstleistungen zu erwarten. Womit sich die Frage stellt, ob es heutzutage überhaupt noch Situationen gibt, in denen dieser Führungsstil eine Berechtigung hat.

Diese Frage lässt sich – vielleicht wider Erwarten – eindeutig mit «Ja» beantworten. Allerdings sollte der Einsatz eher selten und wohl überlegt erfolgen. Der autoritäre Führungsstil empfiehlt sich zum Beispiel für die Überwindung einer Krise. Wenn es darum geht, Mitarbeiter in dieser Krise «anzustoßen», dann ist ein autoritärer Führungsstil erforderlich. In vielen Krisen muss eine Führungskraft klar und deutlich den Weg aufzeigen. In Anbetracht dessen, dass es in solchen Situationen vielfach um Schnelligkeit geht, bietet sich gerade hier der autoritäre Führungsstil an. Des Weiteren besitzt der autoritäre Führungsstil seine Berechtigung im Umgang mit schwierigen Mitarbeitern.

Der «autoritative Führungsstil»

«Begleiten Sie mich auf meinem Weg!» fordert eine autoritative Führungskraft seine Mitarbeiter auf. Goleman (2000) zufolge charakterisiert diese Aussage den autoritativen Führungsstil besonders gut. Eine Führungskraft, die autoritativ führt, muss motivieren und für eine Vision begeistern können. Charisma erleichtert das Erfüllen dieser Führungsaufgaben. Das hier zu Grunde liegende Menschenbild ist bedeutend positiver als beim autoritären Führungsstil. Die Mitarbeiter werden hier als Menschen betrachtet, die Höchstleistungen erbringen können und auch wollen. Letzteres vor allem dann, wenn sie ihren Beitrag auf dem Weg zum Ziel erkennen können und anerkannt haben.

Goleman (2000) konnte in seinen Untersuchungen zeigen, dass die Auswirkungen dieses Führungsstils auf das Klima unter den Beschäftigten eindeutig positiv sind. Mitarbeitern wird von einem autoritativ führenden Vorgesetzten ausreichend Freiheit und Selbstständigkeit zugestanden, die heutzutage eingefordert wird. Die Vision der Führungskraft muss sich zu einer Vision für alle Mitarbeiter entwickeln. Darin liegt die Hauptaufgabe der autoritativen Führungskraft begründet. Dementsprechend ist der autoritative Führungsstil besonders dann gut

Fragen zur Selbstreflexion: «autoritative Führung»

Diese Fragen zur Selbstreflexion sollen eine Auseinandersetzung mit dem autoritativen Führungsstil fördern. Darüber hinaus sollen konkrete Situationen herausgearbeitet werden, in denen dieser Führungsstil sinnvoll zur Anwendung kommen kann.

- Erinnern Sie sich an Situationen, in denen Sie autoritativ geführt wurden?
  - Wie haben Sie sich gefühlt?
- Haben Sie selbst diesen Führungsstil bereits zur Anwendung gebracht?
  - Welche Fähigkeiten müssen Sie besitzen, damit Sie diesen Führungsstil zur Anwendung bringen können?
- In welchen Situationen sollte dieser Führungsstil zur Anwendung kommen?
- In welchen Situationen sollte dieser Führungsstil auf gar keinen Fall zur Anwendung kommen?

geeignet, wenn es darum geht, eine neue Vision zu verwirklichen. In Situationen, in denen ein klare Richtung fehlt, ist eine Führungskraft gefragt, die einen Weg aufzeigen kann und Mitarbeiter motiviert, diesen Weg zu beschreiten.

Der «affilitative Führungsstil»

«Für mich zählen vor allem die Menschen!» propagiert eine affilitative Führungskraft. Mit Bezug auf die Pflege handelt es sich hierbei um einen Führungsstil, der vielen Führungskräften in der Anwendung leicht fällt. Traditionell spielen Empathie und die Fähigkeit zum Aufbau von positiven Beziehungen zu Mitmenschen in der Pflege eine ausgesprochen große Rolle. In Mitarbeitern sieht eine affilitative Führungskraft vor allem das Gute, und so wird mit Mitarbeitern auch umgegangen.

Fragen zur Selbstreflexion: «affilitative Führung»

Diese Fragen zur Selbstreflexion sollen eine Auseinandersetzung mit dem affilitativen Führungsstil fördern. Darüber hinaus sollen konkrete Situationen herausgearbeitet werden, in denen dieser Führungsstil sinnvoll zur Anwendung kommen kann.

- Erinnern Sie sich an Situationen, in denen Sie affilitativ geführt wurden?
  - Wie haben Sie sich gefühlt?
- Haben Sie selbst diesen Führungsstil bereits zur Anwendung gebracht?
  - Welche Fähigkeiten müssen Sie besitzen, damit Sie diesen Führungsstil zur Anwendung bringen können?
- In welchen Situationen sollte dieser Führungsstil zur Anwendung kommen?
- In welchen Situationen sollte dieser Führungsstil auf gar keinen Fall zur Anwendung kommen?

Gründe für negative Auswirkungen dieses Führungsstils auf das Klima der Mitarbeiter lassen sich kaum finden. Ein positives Klima ist auf der Grundlage dieses Führungsstils zu erwarten. Besonders geeignet erscheint die Anwendung dieses Führungsstils, wenn es Verstimmungen zu überwinden gilt. Bei Problemen eines Mitarbeiters sind ein «offenes Ohr» und Empathie sicherlich geeignete Führungsinstrumente. Auch in besonders belastenden Situationen trägt der affilitative Führungsstil am ehesten zum Unternehmenserfolg bei (Goleman, 2000).

Der «demokratische Führungsstil»

Die Meinungen der Mitarbeiter erfragen und sie akzeptieren ist eine wichtige Grundlage des demokratischen Führungsstils. «Was halten Sie davon?» fragt eine demokratische Führungskraft (Goleman, 2000). Mitarbeiter werden hier als gleichberechtigte Partner betrachtet. Hier werden Kompetenz und Kreativität der Mitarbeiter anerkannt. Auf der Grundlage der Aussagen von Mitarbeitern werden Veränderungen vorgenommen, Prozesse optimiert usw. Die Führungskraft als einzig kompetente Persönlichkeit wird nach diesem Führungsverständnis abgelehnt.

Fragen zur Selbstreflexion: «demokratische Führung»

Diese Fragen zur Selbstreflexion sollen eine Auseinandersetzung mit dem demokratischen Führungsstil fördern. Darüber hinaus sollen konkrete Situationen herausgearbeitet werden, in denen dieser Führungsstil sinnvoll zur Anwendung kommen kann.

- Erinnern Sie sich an Situationen, in denen Sie demokratisch geführt wurden?
  - Wie haben Sie sich gefühlt?
- Haben Sie selbst diesen Führungsstil bereits zur Anwendung gebracht?
  - Welche Fähigkeiten müssen Sie besitzen, damit Sie diesen Führungsstil zur Anwendung bringen können?
- In welchen Situationen sollte dieser Führungsstil zur Anwendung kommen?
- In welchen Situationen sollte dieser Führungsstil auf gar keinen Fall zur Anwendung kommen?

Den Mitarbeitern wird hier eine große Verantwortung zuteil. Sie selbst haben einen großen Einfluss auf die Geschehnisse im Unternehmen. Die Auswirkungen auf das Klima sind auch hier positiv. Immer dann, wenn die Mitarbeiter die Konsequenzen von Veränderungen zu tragen haben, sollten sie in Entscheidungen einbezogen werden. Etwaige Probleme können auf diese Weise rechtzeitig von Mitarbeitern erkannt werden. Ein Konsens kann noch vor der Veränderung erzeugt werden, die schließlich mit Engagement der Mitarbeiter getragen wird (Goleman, 2000).

Fragen zur Selbstreflexion: «leistungsbetonte Führung»

Diese Fragen zur Selbstreflexion sollen eine Auseinandersetzung mit dem leistungsbetonten Führungsstil fördern. Darüber hinaus sollen konkrete Situationen herausgearbeitet werden, in denen dieser Führungsstil sinnvoll zur Anwendung kommen kann.

- Erinnern Sie sich an Situationen, in denen Sie leistungsbetont geführt wurden?
  - Wie haben Sie sich gefühlt?
- Haben Sie selbst diesen Führungsstil bereits zur Anwendung gebracht?
  - Welche Fähigkeiten müssen Sie besitzen, damit Sie diesen Führungsstil zur Anwendung bringen können?
- In welchen Situationen sollte dieser Führungsstil zur Anwendung kommen?
- In welchen Situationen sollte dieser Führungsstil auf gar keinen Fall zur Anwendung kommen?

Der «leistungsbetonte Führungsstil»

Mit der Aussage «Machen Sie es wie ich, gleich und zwar jetzt!» umschreibt Goleman (2000) sehr treffend den leistungsbetonten Führungsstil. Hier geht es ausschließlich darum, Leistung zu erzielen. Die Menschen, die diese Leistung erbringen, finden hierbei keine Berücksichtigung. «Ohne Rücksicht auf Verluste» werden die Mitarbeiter mit Aufgaben betraut, die sie an das Limit ihrer Leistungsfähigkeit bringen. Der Mensch wird von einer ausschließlich leistungsbetont führenden Führungskraft mehr als Maschine betrachtet.

Negative Auswirkungen auf das Klima sind die Folge eines stark leistungsbetonten Führungsstils. Für die Bedürfnisse und Wünsche der Mitarbeiter steht hier kein Raum zur Verfügung. Auch die Leistungsfähigkeit wird bei überdauernder Anwendung dieses Führungsstils stark absinken. Wird in dieser Situation versucht, das Leistungsdefizit durch eine Aufforderung zu mehr Leistung zu kompensieren, sind auch hier weitere negative Konsequenzen zu erwarten. Der leistungsbetonte Führungsstil sollte nur kontrolliert und für einen kurzen Zeitraum zur Anwendung kommen. Wenn es darum geht, von einem hochmotivierten Team schnelle Ergebnisse zu bekommen, dann bietet sich dieser Führungsstil an (Goleman, 2000).

Der «coachende Führungsstil»

Beim coachenden Führungsstil rückt der Mitarbeiter in den Mittelpunkt der Aufmerksamkeit. «Versuchen Sie das doch einmal!» motiviert die coachende Führungskraft einen Mitarbeiter (Goleman, 2000). Es geht darum, einen Mitarbeiter auf die Zukunft vorzubereiten. Der Mitarbeiter wird hier als kompetent und leistungsbereit betrachtet. Kein Zwang ist erforderlich. Hilfestellungen auf dem Weg zur eigenen Zufriedenheit, die dann erreicht wird, wenn auch die vereinbarten

Fragen zur Selbstreflexion: «coachende Führung»

Diese Fragen zur Selbstreflexion sollen eine Auseinandersetzung mit dem coachenden Führungsstil fördern. Darüber hinaus sollen konkrete Situationen herausgearbeitet werden, in denen dieser Führungsstil sinnvoll zur Anwendung kommen kann.

- Erinnern Sie sich an Situationen, in denen Sie coachend geführt wurden?
  - Wie haben Sie sich gefühlt?
- Haben Sie selbst diesen Führungsstil bereits zur Anwendung gebracht?
  - Welche Fähigkeiten müssen Sie besitzen, damit Sie diesen Führungsstil zur Anwendung bringen können?
- In welchen Situationen sollte dieser Führungsstil zur Anwendung kommen?
- In welchen Situationen sollte dieser Führungsstil auf gar keinen Fall zur Anwendung kommen?

Ziele erreicht werden, werden jedem Mitarbeiter angeboten. Die Mitarbeiter werden als selbstständig und kompetent agierende Individuen betrachtet.

Die Auswirkungen auf das Klima sind auch hier erwartungsgemäß positiv. Darüber hinaus dürfen von den Mitarbeitern Engagement und Motivation erwartet werden. Zur Anwendung kommen sollte dieser Führungsstil immer dann, wenn ein Mitarbeiter bestimmte Stärken entwickeln möchte (Goleman, 2000).

Konkrete Hilfestellungen für coachende Führungskräfte liefern Innerhofer, Innerhofer und Lang (1999).

Führungserfolg durch flexibles Führen

Erfolgreich sind vor allem die Führungskräfte, die mehrere Führungsstile beherrschen und diese in der jeweils richtigen Situation zur Anwendung bringen können. Hier wird die Führungssituation quasi als moderierende Variable betrachtet. In **Abbildung 1-3** wird dies besonders gut deutlich.

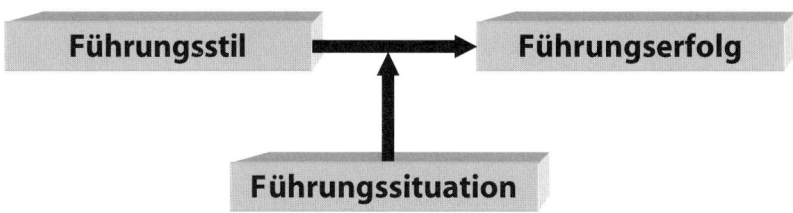

Abbildung 1-3: Kausalmodell des Moderator-Ansatzes (Quelle: Steinmann und Schreyögg, 1997: 584)

In der Konsequenz geht es also darum, die Anwendung mehrerer Führungsstile zu beherrschen und diese in der jeweils geeigneten Situation zur Anwendung zur bringen. Grundlage dafür ist zunächst einmal das Trainieren der Befähigungen, die zur Anwendung der Führungsstile benötigt werden. Des Weiteren muss die Wahrnehmungsfähigkeit optimiert werden, um Situationen richtig interpretieren zu können. Nur dann ist zu erwarten, dass der für eine bestimmte Situation am besten geeignete Führungsstil zur Anwendung kommt.

Absender/in

_____

_____

_____

@ _____

Ich bin in folgender Funktion tätig:

○ Krankenschwester/-pfleger   ○ Praxisanleiter/in

○ Altenpfleger/in   ○ Lehrer/in für Pflegeberufe

○ Kinderkrankenschwester/   ○ Pflegedienstleitung
    Kinderkrankenpfleger

○ Hebamme/Geburtshelfer   ○ Pflegeschüler/in

○ Stations-/Wohnbereichsleitung   ○ Studentin/in

                   ○ Sonstiges _____

Sind Sie eventuell an einer Mitarbeit im Verlag Hans Huber als
Autor/in interessiert?

○ Ja   ○ Bitte senden Sie mir einen Autorenfragebogen zu.

○ Ja, ich möchte Produktinformationen für Hans Huber verteilen.

○ Bitte senden Sie mir _____ aktuelle(n) Pflegeprospekt(e) zu.

Zur weiteren Information können Sie uns auch gerne anrufen:
0041-31-300 45 00 (Lektorat Pflege), im Internet besuchen:
http://Verlag.HansHuber.com oder eine E-Mail senden:
georg@hanshuber.com

📖 Wir verlosen unter den eingegangenen Rücksendungen jeweils
am 1.12. des Erscheinungsjahres eine Reihe von Fachbüchern!*

*)Die Verlosung findet unter Ausschluss des Rechtsweges statt.

Buch und CD-ROM.
2., unveränderte Auflage 2001.
966 Seiten, 1075 meist farb. Abb.,
Gb € 19.95/ Fr. 34.20
(ISBN 3-456-83559-0)

2001. 406 Seiten,
9 Abb., 10 Tab., Kt
€ 39.95/ Fr. 68.–
(ISBN 3-456-83525-6)

Antwort

Verlag Hans Huber
Lektorat Pflege
Länggass-Strasse 76

CH-3000 Bern 9

Ihre Meinung ist uns wichtig – und auch etwas wert! 📖

1. Bitte nennen Sie uns Autor/Titel des Buches, das Sie erworben haben:

_____

_____

2. Wie bewerten Sie das Buch?

	1	2	3	4	5
(1 = sehr gut)	○	○	○	○	○

3. Bitte beurteilen Sie das Buch nach folgenden Kriterien:

(1 = sehr gut)	1	2	3	4	5
Fachliche Qualität	○	○	○	○	○
Praxisorientierung	○	○	○	○	○
Abbildungen	○	○	○	○	○
Verständlichkeit der Sprache	○	○	○	○	○
Layout	○	○	○	○	○
Ausstattung (Umfang, Format)	○	○	○	○	○
Preis-Leistungs-Verhältnis	○	○	○	○	○

4. Wie könnte das Buch Ihrer Meinung nach noch verbessert werden?

_____

_____

5. Welche vergleichbaren Bücher decken diese Thematik Ihrer Meinung nach besser ab?

_____

_____

6. Zu welchem Thema vermissen Sie noch ein gutes Lehrbuch/Fachbuch?

_____

_____

7. Wie wurden Sie auf das Ihnen vorliegende Buch aufmerksam?

- ○ Empfehlung eines Kollegen/Dozenten
- ○ Buchhandel
- ○ Pflegegesamtverzeichnis
- ○ Internet
- ○ Zeitschrift «Pflege»

- ○ Nova/Halbjahresvorschau
- ○ Rezension in _____
- ○ Anzeige in _____
- ○ Fachbuch _____
- ○ Sonstiges _____

📖 Siehe Vorderseite

1.5 Coaching als Intervention

«Coachen, aber wie?» Diese entscheidende Frage wurde im Rahmen der bisherigen theoretischen Ausführungen noch nicht beantwortet. Ein allgemein gültiges Rezept gibt es jedoch nicht. Coaching lebt von der Individualität in seiner Anwendung, und diese sollte auch gewahrt bleiben. Dennoch können einige grundsätzliche Aspekte herausgestellt werden, die die Vorbereitung, Durchführung und Nachbereitung eines Coachings erleichtern.

Im folgenden Abschnitt wird der Coaching-Prozess von der Kontaktaufnahme über die Akquisition eines Coachees und die Gestaltung des Vertrages bis hin zur Evaluation diskutiert. Konkrete Anleihen für die eigenen Coaching-Settings können an dieser Stelle besonders gut genommen werden.

1.5.1 Wie kann ein Coaching-Prozess ablaufen?

Unabhängig von den sehr unterschiedlichen Verläufen einzelner Coachings lassen sich auch einige markante Punkte herausarbeiten, die den Ablauf des Coaching-Prozesses charakterisieren. Vereinfacht dargestellt kann jeder Coaching-Prozess in eine vorbereitende oder einleitende Phase, eine Hauptphase und einen Schluss eingeteilt werden **(Abb. 1-4).**

Die Akquisition eines neuen Kunden im Rahmen der Kontaktaufnahme und das Erstgespräch bilden die erste wichtige Phase in einem Coaching-Prozess. Im günstigsten Fall endet diese Phase mit dem Abschluss des juristischen und psychologischen Vertrages (vgl. Kap. 1.5.3). Alle Formalitäten (Termine, Abstände zwischen den einzelnen Terminen, Dauer der Termine, Kosten, Ort der Leistungserbringung, Ziele, Art der Zielkontrolle usw.) sollten zu diesem Zeitpunkt geklärt sein. Der eigentliche Coaching-Prozess beginnt schließlich mit der ersten Coaching-Sitzung. Hier wird explizit an den vereinbarten Problemen oder Zielen gearbeitet.

Die Hauptphase im Verlauf eines Coachings, die den größten zeitlichen Umfang einnimmt, ist durch ein gelungenes Wechselspiel zwischen Intervention und Zielkontrolle beziehungsweise -angleichung gekennzeichnet. Zum Abschluss des gesamten Prozesses rückt eine weitere Evaluation des gesamten Prozesses in den Mittelpunkt. Hier werden vor allem die Art der Leistungserbringung und deren Beitrag zur Erreichung des Hauptziels diskutiert.

Die Frage nach einer etwaigen Fortsetzung des Coachings sollte spätestens an dieser Stelle beantwortet werden. Mit der letzten Coaching-Sitzung findet das Coaching schließlich auch seinen formalen Abschluss. Eine wichtige Zielsetzung in dieser Sitzung ist die Überprüfung, inwieweit die erreichten Ziele standhalten werden beziehungsweise inwieweit die einzelnen Maßnahmen langfristig umge-

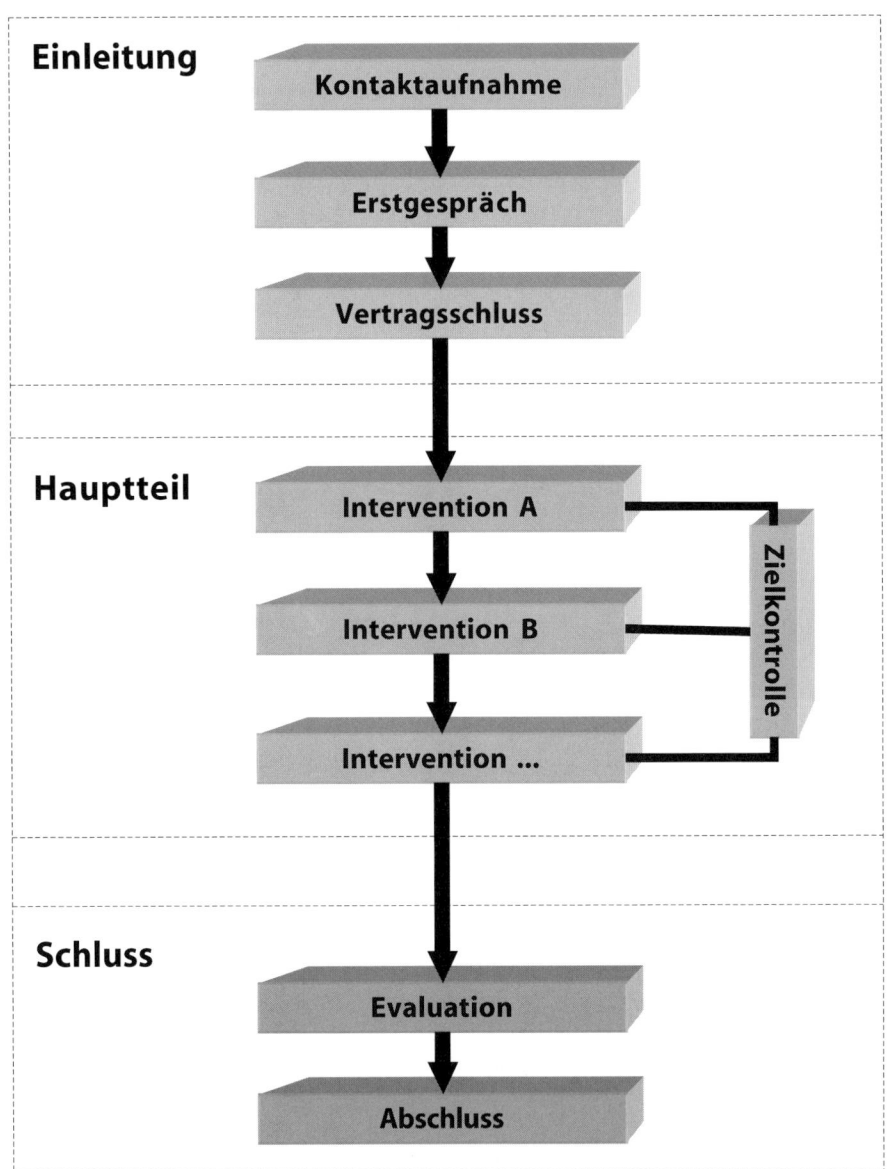

Abbildung 1-4: Die Phasen des Coaching-Prozesses (Quelle: Loffing, 2002)

setzt werden. In Absprache mit dem Coachee kann sich die letzte Sitzung primär der Frage widmen, wie die langfristige Wirkung der Intervention erhöht werden kann.

1.5.2 Wie gestalte ich Kontaktaufnahme und Erstgespräch?

«Der erste Eindruck entscheidet!» – oftmals auch im Coaching. In Anbetracht der in vielen Fällen sehr sensiblen Themen, die im Rahmen des Coaching-Prozesses bearbeitet werden, entscheidet häufig schon der erste Eindruck des Coachees über eine potenzielle Zusammenarbeit. Umso wichtiger erscheint es, der Kontaktaufnahme und dem Erstgespräch ausreichend Aufmerksamkeit von Seiten des Coachs zu schenken. Dabei sollte die Zusammenarbeit jedoch nicht nur von dem Coachee selbst, sondern natürlich auch vom Coach abhängig gemacht werden. Entscheidend ist, dass die «Chemie» zwischen beiden stimmt und beide gewillt sind, sinnvoll Zeit im Rahmen des Coachings miteinander zu verbringen. Über die Zusammenarbeit entscheiden sollte schließlich die Frage, ob eine effiziente Zusammenarbeit von Coach und Coachee vorstellbar ist, sodass in angemessener Zeit die angestrebten Ziele erreicht werden können.

Die Kontaktaufnahme

Vorbereitung. Eine intensive Vorbereitung der Kontaktaufnahme beinhaltet die Berücksichtigung von gleichzeitig mehreren Aspekten, die eine unabdingbare Voraussetzung für eine erfolgreiche Akquisition darstellen. Eine erste wichtige Maßnahme ist die Informationssammlung. Hier geht es darum, möglichst viele und erschöpfende Vorabinformationen über den Coachee und sein potenzielles Anliegen zu gewinnen. Eine grundsätzliche Entscheidung für weitere Bemühungen kann bereits auf Grund dieser Informationen gefällt werden. Im Falle einer positiven Entscheidung und unter Berücksichtigung der gesammelten Informationen kann ein erstes Gespräch bedeutend gezielter geführt werden.

Checkliste: Vorbereitung der Kontaktaufnahme

- Wer ist der Coachee?
- Gab es bereits Kontakte zu einem anderen Coach? Wenn ja:
    - Zu welchem Coach bestand ein Kontakt?
    - Welche positiven oder negativen Erfahrungen wurden im Coaching gemacht?
- Was macht der Coachee beruflich?
- Hat der Coachee besondere Vorlieben in Bezug auf seine Freizeitaktivitäten?
- Was ist das Anliegen des Coachee? Was könnte das Anliegen des Coachee sein?
- Wann ist ein günstiger Zeitpunkt, um mit dem Coachee Kontakt aufzunehmen?
- Welche Informationen stehen mir sonst noch zur Verfügung?

Tipp: Die Checkliste (2) zur Dokumentation wichtiger Aspekte im Rahmen der Vorbereitung der Kontaktaufnahme finden Sie im Anhang.

Von einer Kontaktaufnahme ohne Vorbereitung und damit quasi zwischen «Tür und Angel» muss an dieser Stelle ausdrücklich abgeraten werden. Stattdessen wird sogar empfohlen, sich vor dem ersten Gespräch in die richtige Stimmung zu versetzen. Hierzu gibt es einige besonders leicht zu erlernende Übungen, die sich zusätzlich durch eine kurze Anwendungszeit auszeichnen. Diese können maßgeblich dazu beitragen, den eigenen Körper und Geist in einen ruhigen, ausgeglichenen und konzentrierten Zustand zu versetzen.

Blitzschnelle Entspannung und Konzentration

Suchen Sie sich ein ruhiges Plätzchen in Ihrer näheren Umgebung, wo Sie die nächsten drei bis fünf Minuten ungestört sind. Sie können die Übung im Sitzen oder Stehen durchführen.

Führen Sie Ihre Hände zusammen, sodass sich nur die Kuppen der kleinen Finger und der Zeigefinger berühren. Üben Sie einen angenehmen Druck aus.

Ihren Blick und Ihre Konzentration richten Sie bitte auf einen Punkt, der sich in Ihrer Blickrichtung befindet. Sie sehen diesen Punkt und bleiben mit Ihren Gedanken fest bei diesem Punkt. Alles um Sie herum entschwindet und verdämmert. Es gibt nur noch Sie und diesen Punkt **(Abb. 1-5)**.

Sehr schnell werden Sie feststellen, dass sich Ihre Atmung durch den besonderen Druck Ihrer Finger verändert. Aus der flachen Stressatmung wird eine tiefe und angenehme Bauchatmung. Bereits nach einigen wenigen Augenblicken stellen Sie weitere angenehme Veränderungen fest.

Beenden Sie die Übung nach einigen Minuten, indem Sie langsam den Druck Ihrer Finger lösen und Ihren Blick von dem Punkt abwenden. Atmen Sie schließlich noch einmal tief durch und beenden Sie diese Übung. Wenn Sie sich nun ausreichend erholt und konzentriert fühlen, dann können Sie den gewünschten Kontakt aufnehmen, aus dem sicherlich ein Coaching-Auftrag resultiert.

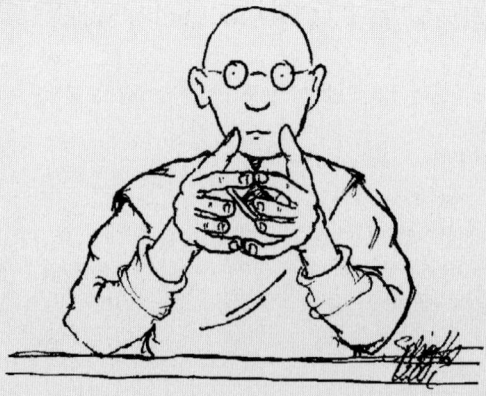

Abbildung 1-5: Blitzschnelle Entspannung und Konzentration (Quelle: Loffing, 2001d)

Übungen zur blitzschnellen Entspannung und Konzentration, die selbstverständlich auch zu anderen Phasen des Coaching-Prozesses sinnvoll eingesetzt werden können, sollten zu dem grundlegenden Methoden-Pool eines Coachs gehören.

> Eine ausführliche Darstellung zahlreicher Entspannungsübungen findet sich unter anderem bei Loffing (2001d).

Durchführung. Gerade im Rahmen der Kontaktaufnahme gilt es, die nötige Ruhe und Gelassenheit auszustrahlen, die dazu beiträgt, dass der Coachee sich gut aufgehoben und wohl fühlt. In dieser Phase kann und muss der Coach das erste Mal beweisen, dass er einen so genannten Rapport, einen vertrauensvollen Zustand, herstellen kann. Klarheit und Konzentration sind weitere wichtige Geisteszustände, die den Coach in der Kontaktaufnahme kennzeichnen sollten, da es sich hierbei natürlich auch um die erste Gelegenheit handelt, wichtige Informationen über den Coachee und sein Anliegen zu generieren. In vielen Fällen wird die Kontaktaufnahme fernmündlich durchgeführt.

Der hier beschriebene erste Kontakt dient vor allem einem Kennenlernen von Coach und Coachee. Erste Fragen können zu diesem Zeitpunkt selbstverständlich ebenfalls geklärt werden. Zum Ende dieses meist recht kurzen Gesprächs ist es wichtig, die weitere Vorgehensweise zu beschließen. Mitunter kann das Zusenden von Informationsmaterialien beziehungsweise einem Angebot über die Kosten vereinbart werden. Auch die Vereinbarung eines fernmündlichen Gesprächstermins oder aber eines persönlichen Erstgesprächs sind denkbar.

> ## Checkliste: Durchführung der Kontaktaufnahme
>
> - kurze persönliche Vorstellung
> - Grund für die Kontaktaufnahme nennen; etwaigen Bezug zu einer Empfehlung herstellen
> - Interessen erfragen
> - Wünsche für ein etwaiges Coaching erfragen
> - die Zusendung von relevanten Vorinformationen beziehungsweise allgemeine Informationen zum Thema Coaching anbieten
> - Termin und Ort für ein unverbindliches Erstgespräch vereinbaren
> - persönliche Rufnummer, E-Mail-Adresse usw. weitergeben (für Fragen, etwaige Absagen usw.)
>
> **Tipp:** Die Checkliste (2) zur Dokumentation wichtiger Aspekte im Rahmen der Durchführung der Kontaktaufnahme finden Sie im Anhang.

Checkliste: Nachbereitung der Kontaktaufnahme

- Notizen anfertigen über alle gesammelten Informationen
  - Wünsche des Coachees
  - weitere Vorgehensweise (Termin für ein Erstgespräch, Zusenden eines Angebots, Zusenden von Informationsmaterial, weitere fernmündliche Gespräche usw.)
  - vereinbarte Kosten
  - etwaige Befürchtungen des Coachees
  - bisherige positive oder negative Erfahrungen des Coachees
  - Informationen über den Coachee selbst (Einstellungen, Bereitschaft, etwaige Themen usw.)

Tipp: Die Checkliste (2) zur Dokumentation wichtiger Aspekte im Rahmen der Nachbereitung der Kontaktaufnahme finden Sie im Anhang.

Nachbereitung. Im Rahmen der Nachbereitung sollten vom Coach Notizen angefertigt werden. Diese betreffen etwaige Vereinbarungen, wie zum Beispiel den Termin sowie den Ort für das Erstgespräch, vereinbarte Kosten, erste Wünsche hinsichtlich des Coachings usw. Potenzielle Fragen des Coachs sollten ebenfalls dokumentiert werden.

Die gesammelten Informationen sollten in einer Akquisitionsakte (bei noch nicht abgeschlossenem Akquisitionsvorgang) oder einer Coaching-Akte (bei Zusage des Coachees) archiviert werden. Ein schneller Zugriff auf die gesammelten Informationen sollte für eine gute Vorbereitung auf das Erstgespräch möglich sein.

Das Erstgespräch

Vorbereitung. Das Erstgespräch nimmt aus dem gleichen Grund wie auch schon die Kontaktaufnahme eine besonders wichtige Stellung im Rahmen des Coaching-Prozesses ein. In der Regel kommt es beim Erstgespräch zum ersten persönlichen Kontakt zwischen dem Coach und seinem Coachee. «Der erste Ein-

Checkliste: Vorbereitung des Erstgesprächs

- Kennenlernen vorbereiten
- formalen Coaching-Vertrag vorbereiten
- psychologischen Coaching-Vertrag vorbereiten
- unmittelbar vor dem Termin: Stimmungsmanagement betreiben

Tipp: Die Checkliste (3) zur Dokumentation wichtiger Aspekte im Rahmen der Vorbereitung des Erstgesprächs finden Sie im Anhang.

druck entscheidet!» – dies gilt selbstverständlich auch für das Erstgespräch. Die Erkenntnisse der Kontaktaufnahme sollten im Rahmen der Vorbereitung des Erstgesprächs noch einmal analysiert werden. Etwaige Fragen können ins Gedächtnis gerufen werden.

Unabdingbare Voraussetzung für ein erfolgreiches Erstgespräch ist das richtige Stimmungsmanagement. Die folgenden Übungen können dazu beitragen, sich auf dieses entscheidende Gespräch vorzubereiten. Die zuvor beschriebene Entspannungs- und Konzentrationsübung hat selbstverständlich auch an dieser Stelle ihre Berechtigung. Es sollte jedoch geprüft werden, ob die eigene Stimmung nicht noch weiter gehend angepasst werden muss.

Meist erscheint es sinnvoll, sich vor dem Erstgespräch in einen persönlichen Top-Zustand zu versetzen. Ein guter Zustand trägt in der Regel nicht unwesentlich dazu bei, das Gespräch in die gewünschte Richtung zu lenken. Auch an eine Übertragung der positiven Stimmung auf den Coachee ist denkbar und wird positive Konsequenzen mit sich bringen. Die notwendige kritische Prüfung einer etwaigen Zusammenarbeit bleibt davon unbeeinflusst.

Mein persönlicher Top-Zustand

Nehmen Sie sich ein paar Minuten Zeit, um Ihre Stimmung bewusst positiv zu beeinflussen. Vielleicht suchen Sie einen Ort auf, an dem Sie ungestört sind. Sie können aber auch da bleiben, wo Sie gerade sind, und es sich einfach nur für einen Augenblick bequem machen. Das Schließen der Augen trägt dazu bei, sich in der kurzen Übung zu konzentrieren und einen persönlichen Top-Zustand zu erleben.

Versuchen Sie sich nun an eine Situation zu erinnern, in der Sie sich in einem geistig und körperlichen Top-Zustand befanden. Nehmen Sie sich ruhig einen Augenblick Zeit und denken Sie an eine solche wunderbare und kraftvolle Situation. Versuchen Sie sich zu erinnern, was diese Situation auszeichnete. Was sehen Sie vor Ihrem inneren Auge? Was können Sie hören? Was fühlen Sie? Vielleicht riechen oder schmecken Sie sogar auch etwas. Lassen Sie sich Zeit und machen Sie sich diese Situation ganz bewusst. Wenn Sie voll und ganz in diesem Zustand sind, dann drücken Sie die Kuppen von Zeige- und Mittelfinger Ihrer rechten Hand fest zusammen. Auf diese Weise verbinden Sie Ihren persönlichen Top-Zustand mit einer einfachen Berührung. Spüren Sie ganz deutlich den Druck Ihrer beiden Fingerkuppen. Erleben Sie dabei diesen kraftvollen Zustand, der die benötigte Energie beinhaltet. Nach wenigen Augenblicken, die der Speicherung und Verbindung der Berührung mit Ihrem Top-Zustand dienen, können Sie diesen Druck wieder lösen.

Verabschieden Sie sich schließlich von dem gerade Erlebten. Behalten Sie im Hinterkopf, dass Sie diesen Zustand nun in jeder beliebigen Situation und an jedem Ort wieder einnehmen können, einzig und allein dadurch, dass Sie einfach die Fingerkuppen von Daumen und Zeigefinger der rechten Hand zusammenführen und ein wenig Druck ausüben.

Durchführung. Im Mittelpunkt der ersten Bemühungen im Rahmen dieses Gesprächs steht der Aufbau eines Rapports – einer guten Beziehung zwischen Coachee und Coach. Intensiv geprüft werden muss vor allem die Frage, ob überhaupt und, wenn ja, unter welchen Bedingungen ein vermeintlich erfolgreicher Coaching-Prozess möglich erscheint. Kann der erste Teil der Frage mit «Ja» beantwortet werden, dann widmet sich das weitere Gespräch den allgemeinen und speziellen Erwartungen des Coachees sowie etwaigen Fragen. Auch hier muss wieder realistisch geprüft werden, ob die Erwartungen erfüllt werden können. Nicht außer Acht gelassen werden dürfen auch die Veränderungen, die das Coaching bei dem Coachee bewirken kann. Rauen (2000) spricht in diesem Zusammenhang von einer ethischen Frage, die geklärt werden muss. Der Coachee sollte erkennen, dass es sich beim Coaching nicht um eine Manipulation handelt, die er nicht kontrollieren kann, sondern um eine Intervention, deren Ziele genau mit ihm abgestimmt werden. Die grundlegenden vertraglichen Bedingungen sollten ebenfalls besprochen werden. Ein Vertragsabschluss kann und sollte bereits im Erstgespräch erfolgen. Der Vereinbarung eines ersten Coaching-Termins, welcher den Start für einen gelungenen Coaching-Prozess darstellt, steht somit schließlich nichts mehr im Wege.

Nachbereitung. Etwaige Vereinbarungen, Besonderheiten und Sonstiges sollten nach dem Erstgespräch dokumentiert und in einer Coaching-Akte hinterlegt werden. Hier werden alle Informationen über den Coachee und das Coaching gesammelt. Eine konsequent und gut geführte Coaching-Akte trägt dazu bei, sich optimal auf eine bevorstehende Coaching-Sitzung vorzubereiten. Häufig gehen sonst wichtige Detailinformationen verloren. Daraus resultierende Irritationen für den Prozess können auf diese Weise vermieden werden, was die Kompetenz des Coachs unterstreicht. Im Falle eines nicht erfolgreichen Coaching-Erstgesprächs sollte auf jeden Fall im Rahmen einer Reflexion geprüft werden, worin

---

Checkliste: Durchführung des Erstgesprächs

- Kennenlernen
- Rapport aufbauen
- offene Fragen klären
- Erwartungen überprüfen und eventuell angleichen
- formalen Coaching-Vertrag abschließen (vgl. Kap. 1.5.3)
- psychologischen Coaching-Vertrag abschließen (vgl. 1.5.3)
- Termin und Ort für den ersten Coaching-Termin vereinbaren

Tipp: Eine Checkliste (3) zur Dokumentation wichtiger Aspekte im Rahmen der Durchführung des Erstgesprächs finden Sie im Anhang.

Checkliste: Nachbereitung des Erstgesprächs

- Wie verlief das Coaching-Erstgespräch?
- Kam es zu einem Vertragsabschluss?
  Wenn ja,
  - welche Rahmenbedingungen kennzeichnen den juristischen Vertrag?
  - welche Rahmenbedingungen kennzeichnen den psychologischen Vertrag?
- Wenn nein,
  - worin liegen die Gründe für das Nichtzustandekommen eines Kontrakts?
  - Lassen sich diese Gründe noch ausräumen oder handelt es sich um eine endgültige Entscheidung?
- Welche grundsätzlichen Schlüsse können für zukünftige Erstgespräche generiert werden?

Tipp: Eine Checkliste (3) zur Dokumentation wichtiger Aspekte im Rahmen der Nachbereitung des Erstgesprächs finden Sie im Anhang.

---

die Gründe für das Nichtzustandekommen des Kontrakts liegen. Etwaige Änderungen für ein nächstes Erstgespräch mit einem neuen Coachee können hier abgeleitet werden. Die Nachbereitung ist somit vor allem eine wichtige Maßnahme, die zur kurz- und langfristigen Qualitätssicherung beiträgt. Aus diesem Grund ist sie auf keinen Fall zu vernachlässigen.

1.5.3 Wie sieht ein Coaching-Vertrag aus?

Vor allem zwei Verträge stehen hier im Mittelpunkt der folgenden Betrachtungen. Die ersten Ausführungen betreffen den in der Regel schriftlich fixierten, formalen oder juristischen Vertrag. Dieser beinhaltet unter anderem Fragen zur Anzahl der Sitzungen, zur Bezahlung, zur Form der Dienstleistungserbringung usw. In dem dagegen meist nur mündlich vereinbarten sozialen oder psychologischen Vertrag werden die individuellen Spielregeln ausgehandelt, die für das Coaching gelten sollen. Beide Verträge sind für eine tragfähige Beziehung zwischen Coachee und Coach von enormer Bedeutung. Aus diesem Grund sollten sie ausreichend aufmerksam geschlossen werden.

Der juristische Vertrag

Bei dem eigentlichen juristischen Coaching-Vertrag handelt es sich in der Regel um einen Dienstvertrag. Dieser unterscheidet sich insofern von einem Werkvertrag, als dass das Erbringen einer bestimmten Dienstleistung vereinbart wird und nicht ein bestimmtes Ergebnis versprochen wird. Der Kontrakt kommt durch ein

Angebot und seine Annahme zu Stande. Sinnvoll erscheint es, die wichtigen Eckpunkte dieses Rechtsgeschäftes in einem Vertrag zu regeln und schriftlich festzuhalten. Vor Beginn des Coachings wird dieser Vertrag von den Vertragspartnern geprüft und schließlich unterschrieben. Mit ihrer rechtsverbindlichen Unterschrift erkennen die Vertragspartner den Vertrag an und erhalten jeweils ein Original des Vertrages. Etwaige spätere Unklarheiten in Bezug auf den Prozess der Leistungserbringung und die vereinbarte Honorierung können auf der Grundlage eines rechtlich abgesicherten Rahmens für die Coaching-Arbeit meist zügig beseitigt werden.

Einzelne Coachings unterscheiden sich hinsichtlich zahlreicher Aspekte, die zwischen dem Coachee und seinem Coach zunächst ausgehandelt werden müssen. Die folgenden Checklisten geben eine Übersicht über die vertragsrelevanten Inhalte der Coaching-Beziehung. Differenziert wird hier zusätzlich zwischen organisationsinternen und organisationexternen Coachs, für die zum Teil andere Bedingungen gelten.

Checkliste: Inhalte in einem juristischen Coaching-Vertrag

Inhalte in einem juristischen Coaching-Vertrag (organisationsinterner Coach)
- Sitzungsdauer (i.d.R. zwischen 45 und 120 Minuten)
- Sitzungsanzahl (i. d. R. zwischen 2 und 8 mit der Option auf eine Verlängerung, Anzahl etwaiger Probesitzungen)
- Zeitabstand zwischen den Sitzungen (i. d. R. zwischen 2 Tagen und 4 Wochen)
- Sitzungsort (Coachings finden meist in ungestörter Atmosphäre statt; in der Arbeitsumgebung des Coachees oder in den Räumlichkeiten des Coachs)
- Teilnehmerzahl (i. d. R. zwischen 1 und 6 Personen)
- Inhalte (werden individuell vereinbart)
- Ziele (werden individuell abgestimmt)
- Form der Evaluation
- Maßnahmen der Qualitätssicherung

Inhalte in einem juristischen Coaching-Vertrag (oganisationsexterner Coach)
- siehe oben (die bereits gemachten Angaben für den Coaching-Vertrag mit einem organisationsinternen Coach gelten auch hier)
- Höhe des Honorars (i. d. R. zwischen 50,- Euro und 500 Euro pro Stunde)
- Zahlbarkeit des Honorars (im Voraus, am Ende jeder Sitzung, monatlich, am Ende des gesamten Coachings, nach einer bestimmten Anzahl von Sitzungen)
- Vergütung sonstiger Aufwendungen (Fahrtkosten, Honorierung von Anreisezeiten des Coachs, Verpflegung, Material usw.)
- Art der Bezahlung (bar, per Überweisung, per Scheck, andere Gegenleistungen) Regelung hinsichtlich einer finanziellen Entschädigung für nicht wahrgenommene Sitzungen (i. d. R. eine prozentuale Entschädigung bis zu 100 % des Honorars für die Sitzung, eventuell zzgl. sonstiger vereinbarter Aufwendungen).

Alle aufgeführten Bedingungen für eine tragfähige Beziehung zwischen dem Coachee und dem Coach können individuell ausgehandelt werden. Aspekte wie zum Beispiel die Ziele und Inhalte werden meist von der Ausgangssituation abhängig gemacht, in der sich der Coachee derzeit befindet. Ein guter Coach analysiert zunächst die Umweltgegebenheiten und schlägt dem Coachee auf dieser Basis einen möglichen Prozessablauf für ein Coaching vor, von dem er glaubt, dass auf diese Weise die wichtigen Ziele erreicht werden können. Ebenso können weitere Aspekte des Vertrages bereits grundsätzliche Bedingungen für eine Zusammenarbeit darstellen. Dies betrifft vor allem die Höhe des Honorars. Viele Coachs haben hier feste Honorarforderungen, die die Grundvoraussetzung für eine Zusammenarbeit darstellen.

Ein Vertrag sollte auf jeden Fall geschlossen werden. Die Prüfung des Vertrages durch einen Juristen erscheint ebenfalls in vielen Fällen sinnvoll. Zumindest bei einem ersten allgemeinen Vertragsentwurf, der für spätere Coachings als Vorlage dienen soll. Die jeweiligen Bedingungen und Sonderregelungen können hier individuell ergänzt werden.

> Weitere ausführliche Beschreibungen zu Coaching-Kontrakten finden sich unter anderem bei Hauser (1991), Kallabis (1992) oder Schreyögg (1994).

Der psychologische Vertrag

Der psychologische Vertrag ist von ebenso großer Bedeutung wie der zuvor diskutierte juristische Vertrag. Auch von ihm hängt die Tragfähigkeit einer professionellen Beziehung zwischen Coachee und Coach ab. Wie bereits erwähnt, wird der psychologische Vertrag meist mündlich geschlossen. Schriftliche Vereinbarungen können jedoch auch hier die Wichtigkeit der Beschlüsse unterstreichen und tragen dazu bei, zum Beispiel vergessene Spielregeln wieder in Erinnerung zu bringen. Grundlegende Inhalte des psychologischen Vertrages können der nachfolgenden Checkliste entnommen werden.

Selbstverständlich müssen die vereinbarten Spielregeln für alle an dem Coaching-Prozess Beteiligten gelten. Die Spielregeln dienen dabei vor allem dazu, den

---

Checkliste: Inhalte in einem psychologischen Coaching-Vertrag

- gemeinsame Spielregeln (Offenheit, Vertrauen usw.)
- Erwartungen des Coachees (Vorannahmen, Befürchtungen, Ziele usw.)
- Bereitschaft zur Selbsterfahrung des Coachees
- Motivation des Coachees
- Techniken im Rahmen des Coachings
- Grenzen des Coachings usw.

Rahmen der Zusammenarbeit abzustecken. Überzogene Erwartungen, unberechtigte Befürchtungen usw. sollten ebenfalls geklärt werden. Eine besonders wichtige Voraussetzung für den Erfolg des Coachings ist die Bereitschaft zur Selbsterfahrung des Coachees. Nur wenn dieser es akzeptiert, dass auch die eigene Meinung, die persönliche Einstellung und die persönlichen Werte kritisch hinterfragt werden können, ist ein Erfolg denkbar. Weitere mitunter schwierige Themen im Rahmen der Zusammenarbeit stellen der Umgang mit eigenen Problemen sowie insgesamt die objektive Auseinandersetzung mit der eigenen Person dar. Rauen (2000) empfiehlt darüber hinaus, dass im Rahmen des psychologischen Vertrages vor allem auch so genannte Tabuzonen abgesteckt werden. Gemeint sind damit solche Themenbereiche, die im Rahmen des Coachings nicht diskutiert werden sollen (von Seiten des Coachees) oder nicht diskutiert werden können (von Seiten des Coachs). In Bezug auf die zuletzt genannte Einschränkung sei an dieser Stelle noch einmal auf die Grenzen von Coaching verwiesen (vgl. Kap. 1.1.6).

1.5.4 Wie können Coaching-Ziele vereinbart werden?

«Ohne Ziele drehen wir uns im Kreis», und dies gilt auch für das Coaching (Kirchner, 1998: 124). Ein wesentlicher Bestandteil, der für den Erfolg des Coaching-Prozesses verantwortlich ist, sind so genannte Zielvereinbarungen. Die Coaching-Ziele werden zwischen dem Coachee und seinem Coach beschlossen. In der Regel erfolgt dies noch im Rahmen der ersten Coaching-Sitzung (vgl. Kap. 1.5.5). Regelmäßige Überprüfungen dienen dazu, den Grad der Zielerreichung zu bestimmen. Dieser ist wiederum die entscheidende Grundlage für weitere Maßnahmen, um das Ziel zu erreichen. Eine etwaige Angleichung der vereinbarten Ziele wird ebenfalls davon abhängig gemacht. Dem Prozess der Zielvereinbarung sollte ausreichend Aufmerksamkeit geschenkt werden, da hier eine Richtung vorgegeben und die Motivation zum Erreichen der Ziele nicht unwesentlich beeinflusst wird. Häufig ist es jedoch so, dass der Coachee seine eigenen Ziele noch nicht klar vor Augen hat. Er kommt zwar mit einem Anliegen zum Coach, dies ist jedoch meist nur sehr allgemein formuliert. In diesem Fall trägt der Coach zunächst dazu bei, dass der Coachee erste Grobziele definiert. Feinziele können von dort aus abgeleitet und terminiert werden. Bei der Formulierung der Ziele sollte darauf geachtet werden, dass sie realistisch und schwer zu erreichen sind. Darüber hinaus muss der Coachee sich mit ihnen identifizieren. Auch hinsichtlich der Gesprächsführung gibt es einige Aspekte zu berücksichtigen. Offenheit, Klarheit, Sachlichkeit und Sensitivität sind wichtige Kennzeichen der Gesprächsführung in der Phase der Zielvereinbarung (Sahm, 1979; Nagel, 1989). Die folgende Checkliste liefert einige inhaltliche Hilfestellungen für diese besondere Phase des Gesprächs.

Checkliste: Vereinbarung von Zielen

- Was war der Anlass des Coachees für sein Kommen?
- Was erwartet der Coachee?
- Welches Ziel will der Coachee bis wann erreichen? Gibt es eine sinnvolle Reihenfolge der einzelnen Ziele? Gibt es eine sinnvolle Unterteilung in Unter- und Oberziele?
- Mit welchem Ziel will der Coachee beginnen?
- Welche konkreten Maßnahmen ergreift der Coachee auf dem Weg zum Erreichen der einzelnen Ziele?
- Wie können die Schritte auf dem Weg zu den einzelnen Zielen kontrolliert werden (vor allem durch den Coachee selbst)?

Tipp: Den Vordruck (1) zur Dokumentation der Ziele finden Sie im Anhang.

Sämtliche Vereinbarungen sollten protokolliert und abschließend noch einmal aufmerksam mit dem Coachee durchgegangen werden. Etwaige Missverständnisse können auf diese Weise vermieden werden. Darüber hinaus kann der Weg zum Ziel noch einmal transparent gemacht werden. Die Motivation, die ersten Schritte auf dem Weg zum Ziel zu ergreifen, kann insbesondere zu diesem Zeitpunkt gut gefördert werden.

Die Zielvereinbarungen sind ein wesentlicher Bestandteil des psychologischen Vertrages, den Coach und Coachee neben dem juristischen Vertrag schließen (vgl. Kap. 1.5.3). Darüber hinaus bieten sie eine wichtige Grundlage, um eine spätere Evaluation des Coaching-Prozesses vornehmen zu können (vgl. Kap. 1.5.6).

1.5.5 Wie sehen die Interventionen im Coaching aus?

Coaching-Sitzungen unterscheiden sich grundsätzlich von Trainings sowie einer Beratung; sie zeichnen sich durch einige Besonderheiten in der Vorbereitung, Durchführung und Nachbereitung aus. Diese sollten auf keinen Fall vernachlässigt werden. Hinsichtlich der einzelnen Sitzungen muss zunächst entschieden werden, wie viel Zeit diese jeweils in Anspruch nehmen sollen, wie viele insgesamt durchgeführt werden sollen, in welchen Zeitabständen sie erfolgen sollen und wo sie schließlich stattfinden werden. In der Literatur findet man hierzu unterschiedliche Angaben. In der Regel liegt die Dauer einzelner Sitzungen zwischen 45 und 120 Minuten. Eine Dauer von mindestens 60 beziehungsweise sogar 90 Minuten wird von vielen Coachs bevorzugt, da erst ab dieser Dauer ausreichend Zeit für einen sinnvollen Einstieg und Abschluss vorliegt. Es muss davon ausgegangen werden, dass insbesondere der Einstieg bis zu 15 Minuten oder sogar noch ein wenig länger dauern kann. Dies ist vor allem dann der Fall, wenn der Coachee zum Beispiel gestresst durch einen Stau beim Termin erscheint. Ein sofortiger Beginn mit einer Maßnahme, die sich den Coaching-Zielen widmet, ist hier meist nicht sinnvoll. Zu stark ist der Coachee noch durch das beeinflusst, was er zuvor erlebt hat. Eine Konzentration auf den Coaching-Prozess ist in diesem Fall kaum möglich. Die Anzahl der Sitzungen liegt meist zwischen zwei und acht. Eine Option auf eine Verlängerung wird meist bei Vertragsabschluss mit vereinbart. Darüber hinaus kann auch über eine bestimmte Anzahl an Probesitzungen verhandelt werden. Hierbei handelt es sich in der Regel um nicht mehr als zwei Sitzungen, die der Überprüfung dienen, ob Coach und Coachee die gewünschte und notwendige tragfähige Beziehung zueinander aufbauen können. Eine Honorierung erfolgt auch für die Probesitzungen. Vielfach wird eine Kombination aus Live-Coaching und Telefon-Coaching vereinbart. Diese Kombination bietet vor allem den Vorteil, bei Bedarf ausgesprochen schnell reagieren zu können. So kann bei einem «Notfall» zum Beispiel auch kurzfristig ein Telefon-Coaching stattfinden. Diese Form des Coachings bietet hier vor allem den Vorteil, dass die Entfernung zwischen Coach und Coachee ohne Probleme überwunden werden kann. Der Zeitabstand zwischen den einzelnen Coaching-Sitzungen beträgt bei den meisten Coachs zwischen zwei Tagen und vier Wochen. Insbesondere in der Anfangsphase, zum Beispiel bei einer akuten Krise, kann ein kurzer Abstand von nur wenigen Tagen notwendig sein. Zu einem späteren Zeitpunkt kann der Abstand durchaus auf vier oder mehr Wochen verlängert werden. Nicht außer Acht gelassen werden darf jedoch die notwendige Regelmäßigkeit. Nur so ist ein Erfolg langfristig gewährleistet. In Frage gestellt werden muss ein Erfolg jedoch bei einer losen Vereinbarung von Terminen, ohne dass diese feststehen.

Weitere Überlegungen müssen auch an die Rahmenbedingungen gerichtet sein. Hier geht es primär um die Atmosphäre, die während der einzelnen Coaching-Sitzungen herrschen soll. Eine unabdingbare Notwendigkeit stellen Ruhe und Ungestörtheit dar. Dies kann dadurch erreicht werden, dass Handys ausgeschaltet werden, das Telefon umgeleitet wird oder ein Anrufbeantworter angeschaltet ist, und dass in einem Raum gesprochen wird, der für die einzelnen Sitzungen nicht von anderen Personen betreten wird. Die Tür sollte selbstverständlich geschlossen sein. Für eine angenehme Atmosphäre sorgt auch die Ausstattung des Raumes. Hier sollte vor allem darauf geachtet werden, dass ein Gesprächstisch vorhanden ist, an dem man sich nicht zwingend gegenüber sitzen muss. Bewährt haben sich Sitzpositionen, die schräg gegenüber liegen. Auf diese Weise kann immer noch ein Blickkontakt aufgebaut werden. Es bleibt jedoch auch ausreichend Raum für den Coachee, seinen Blick in Blickrichtung schweifen zu lassen, ohne jemanden dabei ansehen zu müssen. Kann der Blick dabei auch noch aus dem Fenster in Richtung Himmel gerichtet werden, erscheint die Position optimal. Zumindest für die Übungen, bei denen es darum geht, Visionen zu entwickeln. Ein Blick aus dem Fenster sollte dagegen verhindert werden, wenn dadurch eine zu große

Ablenkung erzeugt würde. Dies ist zum Beispiel dann der Fall, wenn aus dem Erdgeschoss auf eine Straße geblickt wird. Es sollte auch darauf geachtet werden, dass noch ausreichend Freiraum für einige Übungen im Stehen vorhanden ist. Bei Gruppen-Coachings hat sich eine kreisrunde Anordnung der Sitzpositionen bewährt. Ausreichend Raum für Übungen sollte auch hier existieren. Tische können insbesondere in der Anfangsphase dazu beitragen, sich wohler und sicherer zu fühlen. Ohne Tische fühlen sich viele Teilnehmer «nackt». In Anbetracht dessen, dass Tische die Bewegungsfreiheit im Coaching einschränken, sollte zumindest im Verlauf der einzelnen Sitzungen darauf verzichtet werden. Denkbar wäre zunächst ein Start mit Tischen, die bei einzelnen Übungen zur Seite geräumt werden. Ein anschließender Wiederaufbau der Tische entfällt meist automatisch. Zur angenehmen Atmosphäre tragen selbstverständlich auch bequeme Sitzmöbel sowie ein angenehmes Raumklima bei. Die Coachings können sowohl beim Coachee als auch beim Coach durchgeführt werden. Weitere Räumlichkeiten stehen in Hotels oder an Flughäfen zur Verfügung. Findet das Coaching in Räumlichkeiten statt, die der Coach noch nicht kennt, kann ein rechtzeitiger Besuch noch vor Beginn des Coachings notwendig sein. Auf diese Weise kann man sich bereits an die Umgebung gewöhnen, die Tischordnung arrangieren, das Raumklima regulieren usw. Ausgesprochen problematisch wäre es, wenn der Coach selbst abgehetzt und zu spät in einen Raum tritt, der erst noch umgeräumt werden muss. Auch für Getränke sollte rechtzeitig gesorgt werden, um unnötige Unterbrechungen im Verlauf des Coachings zu verhindern.

In Abhängigkeit vom Coaching-Anlass, dem Coachee selbst, der Phase des Coachings und weiteren Aspekten laufen die einzelnen Coaching-Sitzungen unterschiedlich ab. Allerdings lässt sich auch ein so genannter Rahmenablaufplan des Coachings – von der Begrüßung bis zur Verabschiedung – beschreiben **(Abb. 1-6)**.

In der Anfangsphase geht es darum, den Coachee «ankommen zu lassen». Meist finden Coachings während der Arbeitszeit statt. Dies hat zur Folge, dass ein Coachee zunächst das hinter sich lassen muss, was er vorher erlebt hat. Nur wenn dies gelingt, kann er sich vollständig auf das Coaching einstellen. Der Coach leistet hierzu seinen Beitrag, indem er sich vor dem Coachee in den Raum begibt, in dem das Coaching stattfinden soll. Er begrüßt den Coach und bietet ausgewählte Getränke an. Coach und Coachee nehmen ihre Sitzplätze ein. Der Coach leitet die Coaching-Sitzung mit einem kurzen Smalltalk ein. Dieser kann die Anfahrt, den geplanten Urlaub, die Erlebnisse der vergangenen Wochen usw. betreffen. Eine wichtige Frage zu diesem frühen Zeitpunkt sollte notwendige arbeitsbedingte Maßnahmen betreffen. Hier geht es darum, ob noch jemand angerufen werden muss oder ob noch irgendetwas anderes dringend erledigt werden muss. Anschließend sollte der Fokus auf den emotionalen, körperlichen und geistigen Zustand des Coachees sowie sein Interesse an der heutigen Coaching-Sitzung gerichtet werden. Die Hauptaufgabe des Coachs besteht in dieser Phase darin, den Coachee auf den Prozess vorzubereiten, ihm die nötige Ruhe und Gelassenheit, den benötigten klaren Kopf für die Interventionen zu geben. Des Weiteren versucht er, einen guten Rapport aufzubauen. Erst wenn dieser hergestellt ist, ist eine weitere Intervention sinnvoll. Hier gilt die Grundregel «Rapport vor Intervention». Die Intervention wird letztendlich von dem Ziel der jeweiligen Coaching-Sitzung abhängig gemacht. Je nachdem, ob es darum geht, Visionen zu

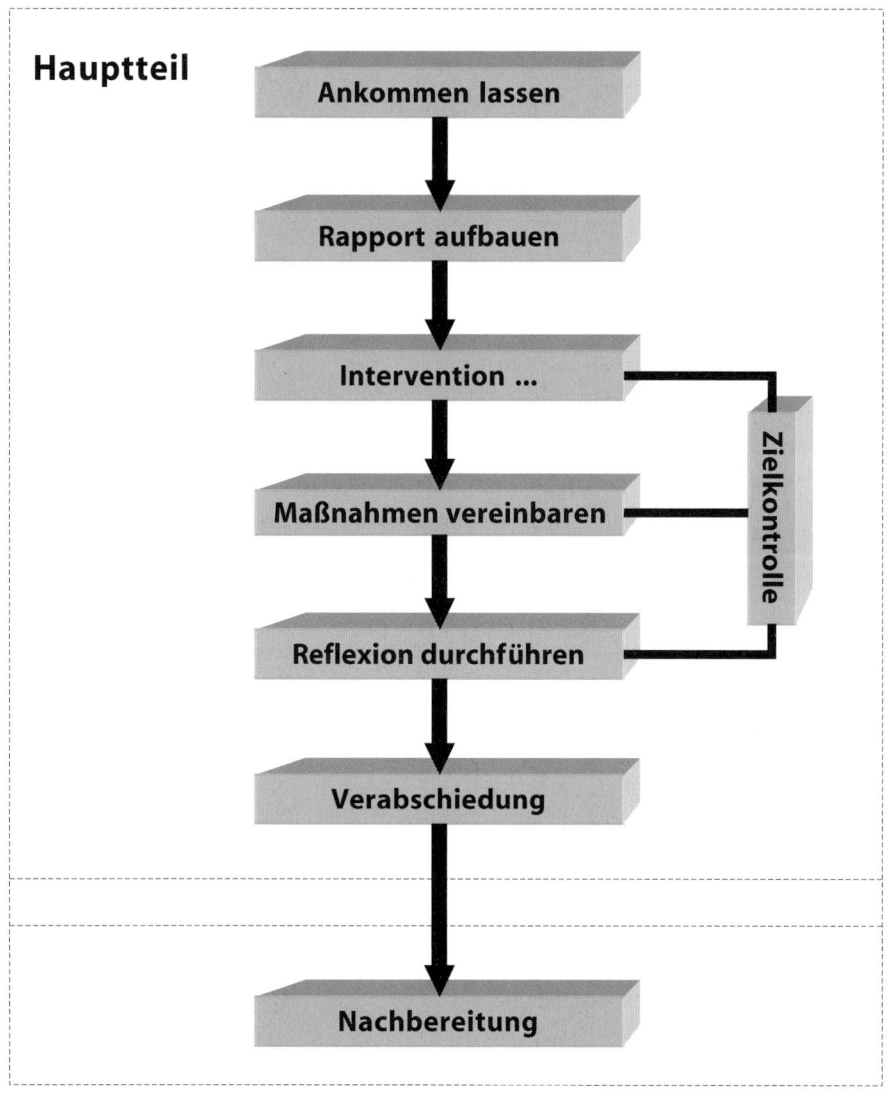

Abbildung 1-6: Rahmenablaufplan einer Coaching-Sitzung (Quelle: Loffing, 2002)

entwickeln, an einer Krise zu arbeiten, neue Energien zu wecken, Entscheidungen zu treffen usw., wird eine jeweils geeignete Intervention ausgewählt. Dabei sollte auch bedacht werden, dass nicht jede Form der Intervention für jeden Coachee geeignet erscheint. Existiert jedoch ein ausgeprägtes Vertrauensverhältnis und wird bei den Interventionen jeweils für ausreichend Transparenz gesorgt und die Sinnhaftigkeit überprüft, dann kann nahezu jede Form der Intervention zum Einsatz kommen. In Abhängigkeit von dem Ergebnis der Intervention werden danach meist bestimmte Maßnahmen entwickelt, die in der Folgezeit von dem Coachee zu ergreifen sind. Hier gilt es wiederum Termine zu vereinbaren und den Weg zur Zielerreichung zu diskutieren. Zum Ende der Coaching-Sitzung wird diese gemeinsam mit dem Coachee reflektiert. Hier geht es im Rahmen einer prozessbegleitenden Evaluation darum, herauszufinden, was gut war und was nicht so gut war beziehungsweise was sich ändern sollte. Zu guter Letzt wird ein neuer Coaching-Termin vereinbart, wenn dies nicht schon geschehen ist, und es erfolgt die Verabschiedung. Für den Coach ist die Sitzung damit jedoch noch nicht beendet. Eine umfangreiche Nachbereitung ist eine unabdingbare Notwendigkeit und sollte dementsprechend bereits mit in die Kostenkalkulation für die einzelnen Coaching-Sitzungen einfließen. Im Rahmen der Nachbereitung geht es darum, den Prozess und alle Beschlüsse zu dokumentieren. Darüber hinaus sollte auch das eigene Verhalten noch einmal reflektiert werden. Dies nimmt häufig bis zu einer Stunde in Anspruch. Die Aufzeichnungen sollten in der Akte des Coachees abgeheftet werden. Sie dienen auch als Vorbereitung für die nächste Coaching-Sitzung. Der Stand der Dinge inklusive der Zielvereinbarungen sollte dementsprechend aus den Aufzeichnungen deutlich werden.

Wie bereits erwähnt, sollten die Interventionen vor ihrer Durchführung transparent gemacht werden. Auf diese Weise kann vermieden werden, dass sich der Coachee auf Grund des nicht erkannten Sinns für die Durchführung blockiert und ein Erfolg damit in Frage gestellt wird. Die Aufklärung des Coachees sollten Fragen zum Ablauf, zum Sinn, zu den konkreten Ergebnissen usw. leiten. Ein sinnvoller Einsatz der einzelnen Interventionen sollte eine Selbstverständlichkeit sein. Dieser muss abhängig gemacht werden von der Situation und den zu erreichenden Zielen. Im zweiten Kapitel werden ausgewählte Interventionen vorgestellt. Diese sind mitsamt ihrer Zielsetzung beschrieben und werden den einzelnen Coaching-Phasen zugeordnet. Im Rahmen dieses Buches kann nur eine begrenzte Auswahl an Interventionen vorgestellt werden.

> Ein Selbststudium der einschlägigen Fachliteratur sowie der Besuch einer Coaching-Qualifizierung trägt dazu bei, das eigene Übungsspektrum und damit auch die eigene Coaching-Kompetenz zu erhöhen. Zahlreiche interessante und für Coachings geeignete Übungen finden sich unter anderem bei Dießner (1997), Luther und Maaß (1994), Maaß und Ritschl (1997a, b), Rachow, (2000) und Schmidt-Tanger (1998).

1.5.6 Wie beende ich den Coaching-Prozess?

Genauso gelungen wie der Einstieg in einen Coaching-Prozess sollte auch das Ende gestaltet werden. Ein wesentlicher Bestandteil zum Abschluss eines Coaching-Prozesses ist die Evaluation.

Evaluation des Coaching-Prozesses

Voraussetzung für eine Evaluation stellen messbare Kriterien dar. Hier wird noch einmal der Stellenwert der Zielvereinbarungen deutlich. Es darf darüber hinaus auf keinen Fall versäumt werden, die getroffenen Vereinbarungen ausführlich zu dokumentieren. Im Rahmen der Evaluation findet schließlich ein Soll-Ist-Vergleich statt. Das heißt im Endeffekt, dass eine Standortbestimmung vorgenommen wird. Coach und Coachee vergleichen hierzu die vereinbarten Ziele und die erreichten Ergebnisse. Bei einer negativen Abweichung – die vereinbarten Ziele wurden nicht erreicht – müssen die ergriffenen Maßnahmen sowie die Ziele an sich überprüft werden. Auch der Verlauf der Coaching-Sitzungen müsste an dieser Stelle kritisch hinterfragt werden. Die Gründe für einen solchen Misserfolg können sehr vielfältig sein. Wie bereits erwähnt, können sie bei den Maßnahmen liegen – die Maßnahmen trugen in den jeweiligen Situationen nicht ausreichend zum Erreichen der vereinbarten Ziele bei. Allerdings können die Gründe auch bei den Zielen selbst zu suchen sein. Diese sind mitunter unrealistisch formuliert worden und müssen dementsprechend angeglichen werden. Irritationen im Coaching-Verlauf (Ausfall von Sitzungen, mangelnder Rapport usw.) können ebenfalls die Ursache für einen Misserfolg darstellen.

Die Evaluation bezieht sich nicht nur auf die Überprüfung der objektiven Ziele. Ein kompetenter Coach erkennt vor allem auch die subjektiven Erwartungen beziehungsweise unterschwelligen Wünsche seines Coachees. Diese gilt es ebenfalls transparent zu machen und in die Evaluation mit einzubeziehen. Dies ist insofern wichtig, als dass die subjektiven Erwartungen einen großen Einfluss auf das Handeln und Erleben des Coachees haben und somit auch die Bewertung der objektiven Zielerreichung maßgeblich beeinflussen können.

Die Evaluation geschieht meist im Diskurs mit dem Coachee. Auf den Einsatz eines Fragebogens kann in der Regel verzichtet werden. Schließlich handelt es sich beim Coaching um einen transparenten und vertrauensvollen Prozess, in dem offen über alles gesprochen werden kann. Bewährt hat sich ein gemeinsames Überprüfen der Ziele. Punkt für Punkt können Coach und Coachee die einzelnen Ziele reflektieren und darüber diskutieren, ob die Maßnahmen bereits zum Erreichen der Ziele beigetragen haben. Häufig mündet diese Form der Evaluation darin, dass über etwaig notwendige weitere Maßnahmen verhandelt wird. Der Coach darf hierbei jedoch nicht außer Acht lassen, dass seine gesamte Intervention unter der Überschrift «Hilfe zur Selbsthilfe» steht. Für Unprofessionalität steht das

Herstellen einer Abhängigkeit, die gezielte Bindung eines Coachees an einen Coach. Der Geist des Coachings geht hierbei verloren. Schließlich sollte auch über die subjektiven Erwartungen ein Resümee gezogen werden.

Beendigung und Verabschiedung

Wird nach der letzten Coaching-Sitzung kein neuer Vertrag geschlossen, so muss der Coaching-Prozess beendet werden. Die Beendigung muss jedoch nicht zur Folge haben, dass sämtliche Kontakte abgebrochen werden. Ein Coach sollte auch nach einem Coaching noch als Ansprechpartner zur Verfügung stehen. Vereinbart wird meist die Möglichkeit zu einer losen fernmündlichen Kontaktaufnahme. Diese sollte jedoch in einem überschaubaren Rahmen bleiben. Ansonsten wird es notwendig sein, über einen neuen Vertrag zu verhandeln. Inhaltlich sollte zum Ende der vereinbarten Sitzungen die «Hilfe zur Selbsthilfe» deutlich gefördert werden. Ein Coaching verlief insbesondere dann erfolgreich, wenn der Coachee zukünftige Aufgaben selbstständig bewältigen kann.

1.6 Zusammenfassung

In den letzten 30 Jahren hat sich Coaching inflationär entwickelt. Der Markt an Coaching-Angeboten ist nahezu unüberschaubar geworden. Mittlerweile hat sich dieses ursprünglich aus dem Sport stammende Instrument zu einer wichtigen Personalentwicklungsmaßnahme entwickelt. Coaching zeichnet sich dabei vor allem dadurch aus, dass es eine «Hilfe zur Selbsthilfe» ist, mit der sowohl Probleme bearbeitet als auch Ziele generiert und verwirklicht werden können. Insbesondere im Gesundheitswesen gibt es unter Berücksichtigung der derzeitigen Situation ausreichend Ansatzpunkte für Coaching-Interventionen. Ein Erfolg ist vor allem immer dann zu erwarten, wenn die zahlreichen Voraussetzungen dafür berücksichtigt werden. Dies beginnt mit der Auswahl des geeigneten Coachs, an den ausgesprochen hohe persönliche und fachliche Anforderungen gestellt werden. Des Weiteren ist darauf zu achten, dass der Coach den wahren Geist des Coachings vertritt, den sein Erfinder Gallwey geprägt hat, und die «Chemie» zwischen Coach und Coachee stimmt. Coaching muss darüber hinaus gewollt werden. Nur wenn der Coachee von sich aus erkennt, dass es sich hierbei um eine geeignete Unterstützung handelt, dann sind die gewünschten Erfolge zu erwarten. Interessant erscheint auch die Entwicklung von Führungskräften. Ein coachender Führungsstil findet hier zunehmend Berücksichtigung und ergänzt bisher bekanntere Führungsstile, die allesamt situativ angewendet werden sollten. Denn erfolgreiche Führungskräfte führen heutzutage flexibel.

Ein Augenmerk sollte auch auf den markanten Ablauf von Coachings gerichtet werden, der ebenfalls maßgeblich den Erfolg beeinflusst. Bei einem auf den ersten Blick typischen Ablauf entpuppen sich auf den zweiten Blick interessante Besonderheiten. Coachings beginnen mit der Kontaktaufnahme zu einem potenziellen Coachee und einem daraus resultierenden Erstgespräch. Hierbei kann im günstigsten Fall bereits ein juristischer sowie ein psychologischer Vertrag geschlossen werden. Beide stellen die nachfolgende Intervention auf ein sicheres Fundament. Die Coaching-Sitzungen an sich sind von unterschiedlichen kleineren Interventionen geprägt, wobei hier die Grundregel gilt: «Rapport vor Intervention». Das Coaching sollte vor allem mit einer Evaluation der erreichten Ziele beendet werden. Eine kritische Überprüfung aller Faktoren, die das Ziel behindert haben könnten, darf nicht außer Acht gelassen werden. Inhaltlich markant ist vor allem die starke Passivität des Coachs während des gesamten Coaching-Prozesses, der seinen Coachee begleitet. Er unterstützt den Coachee lediglich dabei, seinen eigenen Weg zu finden und geeignete Maßnahmen zu generieren, um letztendlich ein Problem zu lösen beziehungsweise das identifizierte Ziel zu erreichen.

Coaching-Instrumente

**Jeder Zuwachs an Technik bedingt,
wenn damit ein Zuwachs und nicht
eine Schmälerung des menschlichen
Glücks verbunden sein soll, einen
entsprechenden Zuwachs an Weisheit.**

Bertrand Russel

2. Der Einsatz ausgewählter Instrumente und Techniken

Der interessierte und praxisorientierte Leser findet in diesem Kapitel eine große Auswahl an Instrumenten, Methoden und Techniken beschrieben, welche allesamt dazu dienen, den Coaching-Prozess erfolgreich zu gestalten. Die Techniken entstammen dem Neurolinguistischen Programmieren (NLP), der Moderations-Methode sowie weiteren Disziplinen, wie zum Beispiel der Themenzentrierten Interaktion (TZI). Dabei stellen die hier beschriebenen Methoden nur eine kleine Auswahl grundsätzlich geeigneter Maßnahmen dar, die ein kompetenter Coach authentisch einsetzen kann. Die Literaturhinweise laden zum Vertiefen einzelner Techniken und zum Erweitern des persönlichen Methodenrepertoirs ein. Auch der Besuch ausgewählter Seminare sollte dazu beitragen, den eigenen Pool an Coaching-Instrumenten systematisch zu erweitern. Es gilt, den eigenen Methodenkoffer weiter zu füllen, damit den Herausforderungen des Coachings kreativ begegnet werden kann. Ein gelungener Einstieg, eine erfolgreiche Durchführung und ein ebenso erfolgreicher Abschluss – dies kann durch den geschickten Einsatz entsprechender Instrumente gewährleistet werden.

Allgemeine und grundsätzliche Empfehlungen im Umgang mit den Coaching-Werkzeugen sowie spezielle Anwendungsregeln sollen den jeweiligen Einsatz wesentlich erleichtern. Die anschließende Zuordnung der Instrumente zu den einzelnen Coaching-Phasen verdeutlicht, an welcher Stelle im Coaching die Instrumente sinnvoll eingesetzt werden können. Dabei muss jedoch beachtet werden, dass sich die Anwendung einzelner Instrumente auch in jeweils anderen als den zunächst zugeordneten Phasen anbietet. Vor einem blinden Aktionismus im Sinne eines unüberlegten Einsatzes einzelner Techniken soll an dieser Stelle gewarnt werden.

2.1 Ursprung der Instrumente und Techniken

Die im Folgenden beschriebenen Übungen, die sich für einen grundsätzlichen Einsatz im Coaching empfehlen, entstammen unterschiedlichen Disziplinen und Fachrichtungen. Zum besseren Verständnis schließen sich in diesem Abschnitt eine kurze Beschreibung der Disziplinen, Informationen zur Geschichte und zur geforderten Haltung des Anwenders an, was den Geist der einzelnen Richtungen besonders deutlich macht.

Während sich die einzelnen Disziplinen, denen die im Folgenden beschriebenen Übungen entstammen, in vielen Bereichen unterscheiden, so haben sie doch zumindest eine Gemeinsamkeit: Sie entstammen allesamt der Humanistischen Psychologie. Die Begründer der Humanistischen Psychologie waren davon überzeugt, dass keine der bis zu diesem Zeitpunkt existierenden Richtungen (Psychoanalyse und Behaviorismus) dem Verständnis einer gesunden und schöpferischen Persönlichkeit gerecht würde. Sie vertraten das Bild eines Menschen, den der Aspekt der Selbstverwirklichung zum Handeln motiviert. Nimmt man Bezug auf die bereits im ersten Kapitel ausführlich beschriebenen Coaching-Grundlagen, so wird deutlich, warum gerade die Übungen, die dieser Richtung entstammen, sich für die Anwendung im Coaching empfehlen.

2.1.1 Neurolinguistisches Programmieren (NLP)

Was ist Neurolinguistisches Programmieren?
Das Neurolinguistische Programmieren ist ein «psychologisches Kommunikationsmodell», mit dem die eigene sowie die zwischenmenschliche Kommunikation beschrieben, erklärt und optimiert werden kann. Es steht für die Kunst, menschliches Erleben und Verhalten schnell und nachhaltig bei sich selbst und auch bei anderen Menschen verändern zu können. Mit den Worten von O'Connor und Seymour (1998: 24) ist NLP «... die Kunst und Wissenschaft von persönlicher Vervollkommnung, von effizienter Kommunikation und Höchstleistungen». Hierzu zählt zum Beispiel die Integration aller Bestandteile seines Selbst, was vor allem dazu beiträgt, neue Energien und ungeahnte Kreativität freizusetzen. Neue Wege können auf diese Weise durch eine richtige Kombination von bereits Vorhandenem generiert werden. Auf diese Art und Weise können ganz besonders kreative Lösungen gefunden werden. NLP kann damit zu einer wichtigen Grundlage für jedes Coaching werden. Wobei im Rahmen des Coachings von einem Coach selbstverständlich nur das bewirkt werden darf, was auch im Sinne seines Coachees ist.

Die wohl durchdachte Begriffskombination «Neurolinguistisches Programmieren» bringt die wichtigsten Grundannahmen zum Ausdruck:

- *«Neuro-linguistisch»*: Unser Verhalten beruht auf so genannten neuronalen Prozessen. Diese kommen zum Tragen, nachdem die Gesamtheit der auf Menschen einwirkenden Einflussfaktoren in der Umwelt – alles Wahrgenommene – durch unsere fünf Sinne gefiltert wurde. Sie werden verbal und nonverbal repräsentiert, was die Grundlage für zahlreiche Arbeitstechniken des NLP darstellt. Über diese Repräsentation kann der Coach notwendige Informationen für das Coaching in Erfahrung bringen und über eine direkte Verbindung zu tief verwurzelten Prozessen sogar gezielt Einfluss ausüben.
- *«Programmieren»*: Dieser Begriff bezieht sich auf unsere Fähigkeit, Gefühle und Verhaltensweisen zum Nutzen unserer Gesamtpersönlichkeit sowie der Gesamtpersönlichkeit anderer zu verändern – eine Veränderung oder Programmierung, die über einen sehr langen Zeitraum Bestand haben kann.

Zur Geschichte des Neurolinguistischen Programmierens

Die Erfindung des Neurolinguistischen Programmierens wird ohne Zweifel zurückgeführt auf den Sprachwissenschaftler John Grinder sowie den Psychologiestudenten Richard Bandler. Beide faszinierte in den 70er Jahren des 20. Jahrhunderts zunächst die Frage nach der Wirksamkeit der Psychotherapie. Dazu untersuchten sie vor allem Videoaufnahmen der Familientherapeutin Virginia Satir, des Gestalttherapiebegründers Fritz Perls sowie des Hypnosetherapeuten Milton H. Erickson. Sie analysierten deren Arbeitsweise und filterten diejenigen Elemente heraus, die diese besonders erfolgreichen Therapeuten in ihren Therapien einsetzten. Dies taten sie, um die herausgefilterten Elemente in einer übergeordneten Therapiesprache und -logik zusammenzufassen und schließlich einer breiteren Gruppe Interessierter zur Verfügung zu stellen. Bis zum heutigen Zeitpunkt haben sie ihr Ziel in beeindruckender Weise umgesetzt. Die vielfältigen Techniken des NLP kommen in unterschiedlichen Bereichen und bei unterschiedlichen Zielgruppen regelmäßig zum Einsatz. Vor allem die hohe Wirksamkeit führte in nur kurzer Zeit zu einer weltweiten Verbreitung des NLP.

Zur Haltung des Anwenders

Der kompetente NLP-Anwender hat sich intensiv mit den Grundsätzen und Techniken des NLP vertraut gemacht. Im günstigsten Fall hat er eine NLP-Qualifizierung absolviert. Dies ist die Grundlage eines nachhaltigen Anwendungserfolgs. Er ist jemand, der eine ausgeprägte Kommunikationsfähigkeit besitzt. Der NLP-Anwender kann auf andere zugehen und ist ein guter Zuhörer, der seinen Partner einen Schritt näher in Richtung Selbsterkenntnis und gelungene Kommunikation bringen kann. NLP-Anwender sind wahrnehmungsoptimiert, das heißt, sie sehen, hören, fühlen, riechen und schmecken bewusster als Menschen, die NLP nicht anwenden. Der NLP-Anwender handelt im Sinne der Humanistischen Psychologie und missbraucht das ihm geschenkte Vertrauen und seine ihm zur Verfügung stehenden Techniken niemals zu einer negativen Manipulation des Coachees. Er regt den Coachee dazu an, seinen eigenen Weg zu finden und diesen konsequent zu beschreiten. Hierzu inspiriert der Coach seinen Partner.

> Die Grundlagen des Neurolinguistischen Programmierens findet man unter anderem bei O'Connor und Seymour (1998), Ulsamer und Blickhan (1995), Andreas und Faulkner (1997) sowie bei Grochowiak und Haag (1997) beschrieben. Zahlreiche Übungen finden sich unter anderem bei Luther und Maaß (1994) sowie bei Maaß und Ritschl (1997a, b) sowie bei Schmidt-Tanger (1998).

2.1.2 ModerationsMethode

Was ist die ModerationsMethode?

Die ModerationsMethode entstand bereits zu Beginn der 70er Jahre des 20. Jahrhunderts. Sie wurde explizit als eine Methode entwickelt, mit der das Ziel verfolgt wurde, der damals stark diskutierten Forderung nach mehr Beteiligung an Entscheidungsprozessen sowie individueller Mitsprache gerecht zu werden. Die ModerationsMethode ist heute eine effiziente Mischung aus Planungs- und Visualisierungstechniken. Erkenntnisse der Gruppendynamik und Gesprächsführung kennzeichnen sie ebenfalls. Nicht zuletzt die Humanistische Psychologie und auch die Soziologie hatten einen großen Einfluss auf die Entwicklung dieser sehr praxisnahen und effizienten Methode, die heute eine weite Verbreitung in Trainings, bei Moderationen und auch im Coaching genießt.

Insbesondere in Coachings hat sich die ModerationsMethode als ein sehr interessantes und notwendiges Hilfsmittel bewährt. Mit ihrer Hilfe können Lösungen entwickelt werden, Klarheit und Transparenz geschaffen werden. Darüber hinaus kann auch mit Hilfe dieser Methode das kreative Potenzial des Coachees angeregt werden. Gerade der überlegte und geschickte Einsatz von Formen und Farben regt dazu an. Sie stellt letztendlich eine gute Ergänzung zu einzelnen Techniken des NLP sowie zu anderen Methoden dar.

Zur Geschichte der ModerationsMethode

Der Ursprung dieser Methode ist in dem so genannten «Quickborner Team» zu finden. Hierbei handelte es sich um eine Unternehmensberatung, die die ersten Techniken erfand und mit ihnen experimentierte. Bereits 1973 fanden die ersten Moderatoren-Trainings statt, zum Ende einer Zeit, die durch Studentenunruhen und Protestbewegungen gekennzeichnet war. Von vielen Seiten wurde damals eine Beteiligung an Entscheidungsprozessen, ein größeres Mitspracherecht in

Wirtschaft und Verwaltung, Hochschule und Politik gefordert. In den Moderatoren-Trainings erlernten Interessierte eine damals völlig neue und besondere Form der Moderation von Gruppen in Betriebsversammlungen, Besprechungen sowie bei Präsentationen und anderen Zusammenkünften, in denen eine Gestaltung der Meinungs- und Willensbildung der Beteiligten erwünscht war und durch Techniken der ModerationsMethode möglich gemacht wurde. Nach der Auflösung der Erfindergruppe führte das so genannte «ComTeam» die Entwicklung weiter fort. Im Jahre 1980 erschien eine erste Gesamtdarstellung der ModerationsMethode. Bis zum heutigen Zeitpunkt sind zahlreiche weitere Werke erschienen, in denen nahezu unzählige Techniken dieser kreativen Methode dargestellt sind.

Zur Haltung des Anwenders

Auch die Anwendung der ModerationsMethode macht eine Qualifizierung des Moderators notwendig. Der Besuch eines Seminars, in dem die Anwendung praxisnah erlebt und erlernt werden kann, bietet sich auch hier an. Neben der Kenntnis und Beherrschung der einzelnen Methoden ist vor allem die Haltung des Moderators in der Anwendung dieser Methode entscheidend. Klebert, Schrader und Straub (1985: 117) schreiben hierzu: «Der Moderator ist ein methodischer Helfer, ein Katalysator, eine ‹Hebamme› für ein Problem. Sein Wissen, seine Erfahrung stehen den Teilnehmern zur Verfügung. Der Moderator ist kein Leiter, Führer oder Hierarch, der ‹weiß wo's lang geht›, er ist kein Lehrer, der es besser weiß, er ist kein Experte, der das ‹Eigentliche› weiß.» Eine pragmatische Betrachtung dieser Ausführungen zeigt, dass der Moderator deutliche Ähnlichkeiten mit einem Coach hat. Es geht ihm darum, «Hilfe zur Selbsthilfe» zu leisten, er vermittelt zwischen Gesprächspartnern, er hilft anderen auf ihrem Weg, er macht Teilnehmern ihr eigenes Verhalten bewusst, er hilft Probleme zu bearbeiten und dabei fragt und hinterfragt er. Dies kennzeichnet auch das Arbeitsfeld des Coachs und gerade deshalb bietet sich die ModerationsMethode in einem Coaching an.

> Die Grundlagen der ModerationsMethode sowie zahlreiche Techniken findet man unter anderem bei Klebert, Schrader und Straub (1985) sowie bei Dauscher (1998) beschrieben.

2.1.3 Weitere Methoden

Was ist die Themenzentrierte Interaktion?

«Die Themenzentrierte Interaktion nach Ruth C. Cohn ist ein Modell der Gruppenarbeit, das aus den Erkenntnissen der Psychoanalyse und den Einflüssen der Gruppentherapie entstanden ist.» (Löhmer/Standhardt, 1992: 9). Es handelt sich

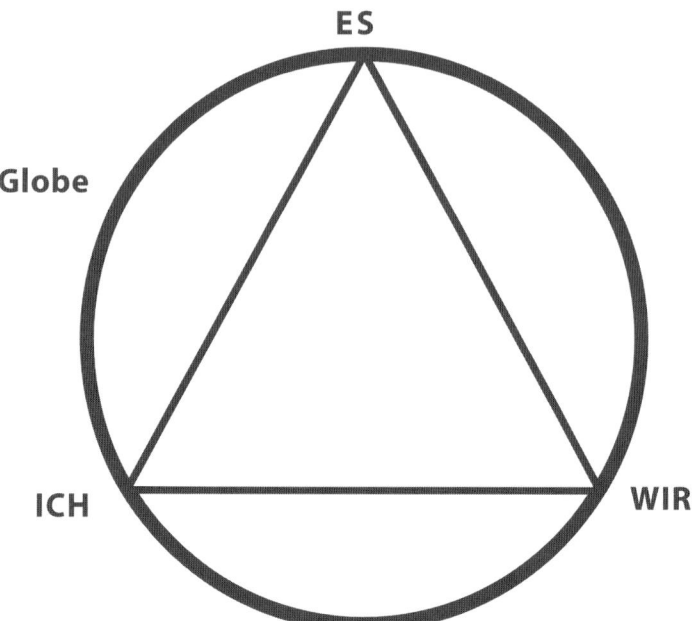

Abbildung 2-1: Das TZI-Symbol als Ausdruck des Prinzips der dynamischen Balance (Quelle: in Anlehnung an Löhmer und Standhardt, 1992)

hierbei um ein pädagogisch-therapeutisches Konzept, das ganzheitliches Lernen auf der Basis einer Hilfe zur Selbsthilfe ermöglichen will und die Zusammenarbeit mit Gruppen vereinfacht. Die Manifeste der Humanistischen Psychologie liegen auch dieser Methode zu Grunde. Die Basis der TZI bilden insgesamt vier Aspekte. Bildlich dargestellt handelt es sich hierbei um die Eckpunkte einer Pyramide, die sich in eine Kugel einfügen, welche wiederum das Umfeld darstellt **(Abb. 2-1)**. Die Eckpunkte markieren:

- das *Ich:* die Person, die sich selbst, den anderen und dem Thema zugewendet ist
- das *Wir:* die Gruppenmitglieder, die durch die Zuwendung zum Thema und ihre Interaktion zur Gruppe werden
- das *Es:* das Thema, die von der Gruppe behandelte Aufgabe.

Diese Punkte sind eingebettet in das Umfeld, das die Gruppe beeinflusst und von ihr beeinflusst wird. Dieses wird als Globe bezeichnet. Vor allem in Gruppen-Coachings bietet die Themenzentrierte Interaktion (TZI) einen interessanten Interpretations- und Handlungsrahmen.

Die Grundlagen der Themenzentrierten Interaktion findet man unter anderem bei Langmaack (1991) oder Löhmer und Standhardt (1992) beschrieben.

Was ist Mind-Mapping?

Mind-Mapping meint eine kreative Arbeitstechnik. Es geht hierbei darum, Notizen auf eine spezielle Art anzufertigen. Während man normalerweise ein Blatt von oben links bis unten rechts beschreibt, so beginnt man mit einem Mind-Map in der Mitte eines quer liegenden Blattes. Im Zentrum steht grundsätzlich das Thema, und von da aus verzweigen sich alle Gedanken. Über die Dicke der Zweige kann zwischen Hauptthemen und Unterthemen differenziert werden. Die Farbe kennzeichnet Themengebiete, die möglichst anhand von Schlüsselworten aufgeführt werden sollten. Zu einzelnen Aspekten können Bilder oder Symbole ergänzt werden. Beachtet man diese Grundregeln zum Erstellen von Mind-Maps, so kann man bedeutend besser lernen, planen und organisieren. Mittlerweile können Mind-Maps sogar schon mit einer speziellen Software angefertigt werden. Viele Grundregeln kommen hierbei automatisch zur Anwendung oder laden dazu ein. Mind-Mapping wird als gehirngerechte Lernmethode bezeichnet, da hierbei beide Gehirnhälften angesprochen werden und dadurch wiederum die Lernleistung erhöht werden kann. Auch im Coaching gibt es zahlreiche Möglichkeiten, diese Methode zur Anwendung zu bringen. Immer dann, wenn planerische Aufgaben im Coaching anstehen, kann ein Mind-Map dazu beitragen, die kreativen Potenziale des Coachees anzuregen.

Die Grundlagen des Mind-Mapping findet man unter anderem bei Hertlein (1997) oder Svantesson (1995) beschrieben.

Was versteht man unter «Entspannungspädagogik»?

Unter der Bezeichnung «Entspannungspädagogik» sollen an dieser Stelle die Instrumente subsumiert werden, in deren Mittelpunkt das Erreichen eines vertieften Entspannungszustandes steht. Sie reichen von Methoden der blitzschnellen Entspannung bis hin zu langfristig besonders wirksamen Verfahren, die entweder dem östlichen (asiatischen) Kulturraum entstammen oder dem westlichen Kulturraum entspringen. Sowohl im Rahmen der Behebung identifizierter Probleme als auch auf dem Weg zum Erreichen ausgewählter Ziele lässt sich entspannt bedeutend besser arbeiten. Nur mit einem klaren Kopf lassen sich Probleme zügig lösen und Ziele wirklich erreichen. Auch in Krisensituationen bietet sich die gezielte Durchführung vereinzelter Entspannungstechniken an. Hier dienen sie dazu, die Gemüter zu beruhigen und Emotionen zu kontrollieren. In Situationen, in denen es gar nicht weitergeht, kann Entspannung zum Motor für weitere Aktivitäten werden. Die Vielfalt der grundsätzlich geeigneten Methoden scheint dabei schier unbegrenzt.

Der Coach selbst sollte jemand sein, der entspannt und mit Ruhe und Gelassenheit ein Coaching durchführt. Er ist der neutrale Partner, der Krisen im Coaching kontrolliert und sicher aus ihnen herausführen kann. Seine Ruhe muss sich auf den Coachee auswirken und ihn zum entspannten und überlegten Handeln anregen. Die Auseinandersetzung mit wirksamen Entspannungstechniken ist damit eine unabdingbare Voraussetzung für die wirkungsvolle Coaching-Arbeit.

> Zahlreiche interessante Übungen und Anregungen aus dem Bereich der Entspannungspädagogik findet man unter anderem bei Loffing beschrieben (2001d). Dem Anhang kann darüber hinaus eine Liste mit geeigneter Entspannungsmusik entnommen werden.

Zur Vielfalt weiterer Übungen und Techniken

Weitere der in diesem Kapitel beschriebenen Übungen und Maßnahmen entstammen keiner speziellen Richtung. Dennoch können sie selbstverständlich für einzelne Situationen und Phasen im Coaching-Prozess gut geeignet sein und sollten dementsprechend auch ausreichend Berücksichtigung finden. Zahlreiche Übungs- und Trainingshandbücher liefern vielfältige Anregungen für die eigene Coaching-Praxis. Diese behandeln schwerpunktmäßig Techniken zur Förderung der Problemlösekompetenz, Kreativitätsförderung, Konfliktbewältigung, Zielorientierung und viele mehr.

> Zahlreiche weitere interessante Übungen und Anregungen findet man unter anderem bei Dießner (1997) und auch bei Rachow (2000) beschrieben.

Das Studium dieser Literatur soll zur kritischen Auseinandersetzung einladen und zu einem überlegten Einsatz anregen. Darüber hinaus sind der eigenen Kreativität des Coachs keine Grenzen gesetzt. Mit zunehmender Coaching-Erfahrung werden neue und eigene Ideen für Interventionen entwickelt, die selbstverständlich ebenfalls mit in den Coaching-Prozess aufgenommen werden können. Ein regelmäßiger Austausch mit anderen Coachs liefert weitere interessante Tipps und bereits bewährte Übungen für die eigene Coaching-Praxis.

Alle in diesem Kapitel beschriebenen Maßnahmen sind mehrfach und ausreichend in der Praxis erprobt. Bei einem authentischen Einsatz sowie einer notwendigen Passung zwischen der Situation und den Zielen der Übung tragen sie maßgeblich zum Erfolg im Coaching bei. Der interessierte Leser sei an dieser Stelle noch einmal explizit zum Transfer der Übungen in die eigene Coaching-Praxis eingeladen.

2.2 Anwendungsregeln

Die in diesem Abschnitt beschriebenen Anwendungsregeln sollen einen Beitrag dazu leisten, den Einsatz der einzelnen Methoden zu erleichtern. Eine Auseinandersetzung mit den hinter den Techniken stehenden Überzeugungen und Menschenbildern ist meist erforderlich. Nur auf diese Weise ist ein authentische und erfolgreiche Anwendung zu erwarten.

2.2.1 Grundsätzliche Anwendungsregeln

Gute Vorbereitung

Eine gute Vorbereitung sollte die Grundvoraussetzung für die Anwendung einzelner Techniken sein. Zu einer guten Vorbereitung zählt sowohl die inhaltliche Auseinandersetzung mit der Übung als auch die Erprobung eines Einsatzes in der Praxis. Ein Austausch mit erfahrenen Coachs kann hier ausgesprochen lehrreich sein. Potenzielle Schwierigkeiten in der praktischen Anwendung können auf diese Weise rechtzeitig erfahren und noch vor einem Coaching behoben werden. Übungsabläufe können neu durchdacht und auf einen Coachee «zugeschnitten» werden. Auch gestalterische Maßnahmen, hier wäre zum Beispiel das Beschriften einzelner Flipchart-Bögen zu erwähnen, machen eine gute Vorbereitung aus. Diese ist im günstigsten Fall dann abgeschlossen, wenn der Ablauf geplant ist und der Coach sich in der Umsetzung einzelner Maßnahmen sicher fühlt. Wenige, aber gut vorbereitete Übungen tragen hier eher zum Erfolg bei als viele Maßnahmen, die allesamt schlecht vorbereitet sind. Was nicht heißen soll, dass eine Improvisation nicht möglich oder sogar in zahlreichen Fällen notwendig ist. Selbstverständlich gibt es Situationen, in denen ein Chart erst noch neu erstellt werden muss. Erfahrungsgemäß ist Flexibilität sogar in vielen Situationen gefragt. Ein ausgeprägtes Improvisationstalent wird dann zum Garant für den Erfolg. Dennoch sollte man sich nicht ausschließlich auf sein Improvisationstalent verlassen. Eine gute Vorbereitung, die auch für den Coachee sichtbar ist, erzeugt Vertrauen. Und Vertrauen ist für den Coaching-Ablauf eine notwendige Voraussetzung.

Authentizität

Authentizität ist neben der guten Vorbereitung eine weitere unabdingbare Voraussetzung für einen kompetenten Coach, der einzelne der nachfolgend beschriebenen Techniken einsetzen will. Authentizität heißt, dass der Coach sich mit den Übungen identifizieren sollte. Bezweifelt ein Coach den Sinn und Nutzen einer Technik, so wird diese sicherlich nicht dazu beitragen, das erhoffte Ziel zu erreichen. Ganz im Gegenteil wird sogar die Befürchtung wahr, dass die ergriffene Maßnahme gänzlich ungeeignet erscheint. Dies wäre für das Weiterkommen im

Coaching-Prozess ausgesprochen hemmend. Der authentische Coach muss zu 100 Prozent hinter dem stehen, was er tut. Dazu gehört es mitunter auch, sich mit den einzelnen Disziplinen auseinander zu setzen, denen die jeweiligen Techniken entstammen. Nur mit diesem Verständnis ist eine überzeugte Anwendung möglich, die ebenfalls eine Voraussetzung für den Aufbau eines Vertrauensverhältnisses im Coaching ist. Mangelnde Authentizität erzeugt schnell ein ungutes beziehungsweise misstrauisches Gefühl auf Seiten des Coachees. Unter einem daraus resultierenden Gefühl, nicht ernst genommen zu werden, leidet das Vertrauensverhältnis ungemein.

Authentizität heißt aber auch, eigene Werte und Überzeugungen zu vertreten. Ein Coach muss ein Coaching-Profil haben, das ihn überdauernd auszeichnet. Es sollte dem Coachee bekannt sein, da dies in vielen Fällen über eine grundsätzliche Zusammenarbeit entscheidet. Damit steht Authentizität auch für Ehrlichkeit als Grundlage von Vertrauen, die eine Selbstverständlichkeit sein sollte.

Passung zwischen Situation und Übung

Neben den bereits erwähnten grundlegenden Anwendungsregeln darf eine Passung zwischen Situation und Übung nie unberücksichtigt bleiben. Selbst das größte Methodenrepertoire ist kein Garant für einen Coaching-Erfolg, da mit den einzelnen Techniken nur dann das gewünschte Ziel erreicht werden kann, wenn diese auch in der jeweils richtigen Situation zum Einsatz gebracht werden. Eine weitere Grundvoraussetzung für einen erfolgreichen Coach besteht damit in einer optimierten Wahrnehmung. Er muss in jeder Situation richtig beurteilen können, ob die geplante Anwendung einer Übung auch sinnvoll und damit zielführend ist. Nur dann sollte diese auch eingesetzt werden.

Transparenz

Zu guter Letzt darf es auch nie an Transparenz mangeln. Der Coachee sollte nicht nur über den Ablauf einzelner Übungen aufgeklärt werden, sondern auch über die damit einhergehende Zielsetzung. Nur in den Fällen, in denen er den Sinn erkennt, wird er den Anweisungen des Coachs ohne mentale Blockade folgen. Mit einer solchen bewussten oder unbewussten Blockade würde das Erreichen des Ziels in Frage gestellt. Auch wenn das Verhältnis zwischen Coach und Coachee auf einem tiefen Vertrauen beruht und der Einsatz einer Übung nicht zwingend transparent gemacht werden muss, so kann Transparenz sicherlich nicht schaden. Es sei denn, dass die Bekanntgabe des Ziels bereits das Ergebnis im Sinne einer «self-fullfiling prophecy» beeinflussen würde. In einem solchen Fall sollte der Coachee zumindest über diesen Sachverhalt aufgeklärt werden. Grundsätzlich sollte vor allem die Verhältnismäßigkeit zwischen Aufklärung und dem damit verbundenen Nutzen sowie der damit einhergehenden Notwendigkeit einer Übung berücksichtigt werden.

2.2.2 Spezielle Anwendungsregeln im NLP

Ein kompetenter Einsatz der Techniken des NLP wird selbstverständlich maßgeblich von deren Kenntnis sowie von der Sicherheit in der Anwendung beeinflusst. Der Einsatz erfordert jedoch vor allem auch eine besondere Überzeugung, die das daraus resultierende Verhalten des Coachs und NLP-Anwenders bestimmt. Vor allem eine mehr oder weniger authentische Anwendung ist gerade auf diesen Aspekt zurückzuführen.

Überzeugungen im NLP

Die wichtigsten Überzeugungen werden in diesem Abschnitt stichwortartig dargestellt und kurz erläutert. Dabei erhebt diese Liste keinen Anspruch auf Vollständigkeit, sondern stellt lediglich einen Auszug dar. Der interessierte Leser ist dazu eingeladen, diese Liste der Überzeugungen sukzessiv im Rahmen eines zielgerichteten Literaturstudiums oder durch die Teilnahme an entsprechenden Seminaren zu erweitern.

«Jeder Mensch hat seine eigene Landkarte von der Welt.» Hierbei handelt es sich um eine der grundlegenden Überzeugungen im NLP. Sie bringt zum Ausdruck, dass Menschen sich selbst und die Welt jeweils mit ihren eigenen Augen sehen. Was zur Folge hat, dass sich die Welt für einzelne Individuen auch unterschiedlich darstellt. Was Menschen erkennen, ist lediglich ein Modell der Welt. Was Menschen wahrnehmen, ist nur eine subjektive Wirklichkeit, die sich von der Wirklichkeit anderer in vielen Punkten unterscheiden kann. Im Rahmen des Coachings ist es dementsprechend zunächst einmal notwendig, die subjektive Wahrnehmung des Coachees kennen zu lernen, die sein Modell der Welt ausmacht. Das eigene Bild der Welt des Coachs muss dabei zwingend in den Hintergrund rücken, sodass es die Arbeit im Coaching und vor allem den Coachee nicht beeinflusst. Denn schließlich handelt es sich bei der Sichtweise der Welt des Coachs ebenfalls nur um ein subjektives und in vielen Bereichen einmaliges Abbild.

«Zwischen Körper und Geist besteht eine enge Verbindung.» Über diese Verbindung ist ein Informationsaustausch in beide Richtungen möglich. Das heißt, dass sich psychische Zustände im physischen Zustand ebenso widerspiegeln, wie dies auch umgekehrt der Fall ist. Dies liefert im Coaching interessante diagnostische Möglichkeiten sowie effiziente Möglichkeiten der Einflussnahme.

«Die Sprache ist nur eine Metapher für das wirkliche Erleben.» Unsere Sprache ist ein Spiegel, der in veränderter oder verschlüsselter Form das wiedergibt, was in uns vorgeht. Dabei wird über die Sprache nicht nur eine oberflächliche Botschaft weitergegeben, die in den einzelnen Worten steckt, sondern es kommt zum Beispiel auch zu einem Transfer des körperlichen und geistigen Befindens. Allein über die Sprache könnte der Coach demnach etwas über den Coachee und seinen aktuellen beziehungsweise überdauernden Zustand erfahren.

«Im NLP wird lösungsorientiert gearbeitet.» Damit rückt das Problem in den Hintergrund, ohne dass es allerdings unberücksichtigt bleibt. Die Interventionen sind jedoch eindeutig auf das Erreichen eines bestimmten Ziels, einer bestimmten Lösung ausgerichtet, die auf dem jeweiligen Problem aufbaut. Keine NLP-Intervention endet ohne den so genannten Ökologie-Check. Hierbei handelt es sich um eine in vielen Fällen notwendige Überprüfung, ob das Beschlossene auch in der Praxis Bestand haben wird oder ob dazu weitere Modifikationen notwendig erscheinen.

«Der Mensch verfügt bereits über das, was er benötigt, um Verhaltensprobleme zu lösen.» Damit wird der Coach in seiner Rolle als kompetenter und damit überzeugter NLP-Anwender nur noch zu einem Begleiter, der die versteckten Potenziale bei seinem Partner weckt. Im Coaching geht es damit ausschließlich um den Coachee, der durch die Aktivierung der eigenen Ressourcen seinen eigenen Zielen näher gebracht werden soll. Er muss lediglich erkennen, wo seine Potenziale versteckt sind, wie er diese wecken kann und in welchen Situationen diese adäquat zum Einsatz gebracht werden können.

«Jedes Verhalten ist eine Fähigkeit.» Hiermit wird jedes Verhalten anerkannt, das ein Mensch zeigt. In jedem Verhalten wird etwas Gutes gesehen, da es irgendetwas für die Person sicherstellt. Für jedes Verhalten gibt es außerdem eine passende Situation, in der es gezeigt werden kann oder sogar gezeigt werden sollte. Die Schwierigkeit besteht somit lediglich darin, eine Passung zwischen Situation und Verhalten herzustellen. Die Sichtweise für entsprechende Situationen kann jedoch grundsätzlich erlernt werden. Auch nicht außer Acht gelassen werden darf jedoch, dass jedes Verhalten selbstverständlich verändert werden kann.

«Wir nehmen Informationen vor allem über einen dominanten Sinneskanal auf.» Unterstellt wird damit, dass Menschen zwar grundsätzlich über alle Sinne verfügen, diese jedoch unterschiedlich aktiv sein können. Ein Ansprechen des jeweils dominanten Sinneskanals hilft im Coaching dabei, wichtige Informationen sicher zu transportieren.

«Das Unbewusste ist mächtiger als das Bewusste.» Demzufolge wird ein großer Teil des gezeigten Verhaltens durch das Unbewusste beeinflusst. Häufige Perspektivenwechsel können jedoch dazu beitragen, das Unbewusste besser kennen zu lernen und viele Situationen somit auch besser interpretieren zu können. Im

Coaching wird auch diese Bewusstseinserweiterung quasi begleitend umgesetzt. Vorausgesetzt, dass der Coachee damit einverstanden ist.

«Der Rapport ist die notwendige Basis für eine gelungene Kommunikation.»
Rapport ist der Ausdruck eines unbewussten Vertrauens, das sich schnell aufbaut und für eine respektvolle und offene Kommunikation verantwortlich ist. Einen solchen Rapport gilt es zunächst aufzubauen, bevor es im Coaching zu einzelnen, lösungsorientierten Interventionen kommt. Eine begleitende Kontrolle, in deren Mittelpunkt die Frage steht, ob der Rapport noch besteht, wird zu einer weiteren Notwendigkeit.

NLP in der Praxis – wichtige Grundlagen

Zusammenfassend geht es im Coaching unter Zuhilfenahme von NLP vor allem darum, die Sprache des Coachees zu erkennen und mit der Sprache des Coachees zu sprechen. Das wichtigste Instrument im NLP sind die Worte des Anwenders. Allein über die Macht der Worte könnte der Coachee seinem Ziel näher gebracht werden. Die bewusste Wahl der Worte durch den Coach ist damit ein entscheidender Erfolgsfaktor. Ganz konkret sollten die Worte, die der Coach wählt, von Fehlgeformtheiten frei sowie für den Coachee verständlich sein. Bei bestimmten Interventionen wird es darüber hinaus erforderlich sein, eine sehr sanfte, weiche, den Coachee in Trance versetzende Sprache zu benutzen. Dies wird vor allem anhand einiger der nachfolgend beschriebenen Interventionen deutlich.

Allen NLP-Interventionen liegt ein besonderer Ablauf zu Grunde. Ausgangspunkt jeder Intervention ist der Aufbau von «Rapport», einer tragfähigen Beziehung, einem für beide Seiten akzeptablen Kontakt und Arbeitsvertrag. Von dort ausgehend werden Ziele vereinbart. Der so genannte Ökologie-Check dient schließlich der Überprüfung der Tragfähigkeit der vereinbarten Maßnahmen in der Praxis.

Die nachfolgend ausgewählten und kurz beschriebenen Grundlagen des NLP tragen zum Aufbau von Rapport bei und stellen wichtige diagnostische Hilfsmittel dar, die von einem NLP-Anwender beherrscht werden sollten.

Repräsentationssysteme erkennen. Während im Rahmen der Diskussion um die allgemeinen Anwendungsregeln bereits betont wurde, dass eine gute Wahrnehmung eine wichtige Voraussetzung für den erfolgreichen Einsatz aller Techniken im Coaching ist, so muss dies ganz besonders für die Anwendung von NLP hervorgehoben werden. Das Studium der zuvor beschriebenen Überzeugungen dürfte bereits sehr gut verdeutlicht haben, was für eine große Rolle der optimierten Wahrnehmung des Coachs zukommt. Erst eine Offenheit auf allen Sinneskanälen – dem visuellen Kanal (sehen), dem auditiven Kanal (hören), dem kinästhetischen

Übung zur Ermittlung des bevorzugten Informationskanals

Für diese Übung benötigen Sie eine Kassettenrekorder mit einer leeren Kassette oder ein Diktiergerät sowie einen Stift und ein Blatt Papier. Die Durchführung der Übung nimmt etwa zehn Minuten Zeit in Anspruch.

Erinnern Sie sich an eine Geschichte aus Ihrer Vergangenheit und erzählen Sie diese Geschichte laut nach, damit Sie sie aufzeichnen können. Die Dauer der Nacherzählung sollte dabei etwa fünf Minuten betragen. Spielen Sie die aufgezeichnete Geschichte anschließend ab und ordnen Sie alle benutzten Worte den folgenden Kategorien zu:

- visuelle Information
- auditive Information
- kinästhetische Information
- olfaktorische Information
- gustatorische Information.

Tipp: Benutzen Sie hierzu das vorgefertigte Arbeitsblatt (7) im Anhang. Ein einfaches Auszählen der Wörter jeder Kategorie verrät schließlich etwas über Ihren dominanten Informationskanal.

Kanal (fühlen), dem olfaktorischen Kanal (riechen) und dem gustatorischen Kanal (schmecken) – ermöglicht dem Coach die effiziente Kommunikation auf der Basis eines hergestellten Rapports. Alle Informationen, die auf uns einströmen, nehmen wir mit unseren fünf Sinnen wahr und speichern sie anschließend als Bild, Geräusch, Gefühl, Geruch oder Geschmack. Im Laufe unserer Entwicklung tendieren wir mehr und mehr dazu, einen Informationskanal zu bevorzugen. Dies spiegelt sich vor allem in unserer Sprache wider. Hier benutzen wir primär die Wörter, die zu dem jeweils bevorzugten Informationskanal gehören **(Tab. 2-1)**. Nicht alle Wörter und Wortwendungen können immer eindeutig einem Informationskanal zugeordnet werden. So lassen sich bestimmte Wortwendungen oft zwei verschiedenen Kanälen zuordnen. Mit einer kleinen Übung kann dennoch der eigene bevorzugte Informationskanal sehr schnell identifiziert werden.

Im Coaching sollte unter anderem auf die Wortwahl sowie den Sprechrhythmus des Coachees geachtet werden, selbstverständlich ohne dass dabei die inhaltliche Information verloren gehen darf. Hier zeigen sich schnell bestimmte Vorlieben. Der Coach selbst sollte seine Sprache anpassen, um etwas zu vermeiden was Schmidt-Tanger und Kreische (1994: 24) mit folgenden Worten beschreiben: «…wer mit einem Schweden italienisch spricht und mit einem Italiener schwedisch, wird nicht weit kommen…». Während die hier geforderte Anpassung der Sprache zu Beginn der Auseinandersetzung mit NLP und insbesondere diesem Aspekt mitunter etwas schwierig und verkrampft erscheint, erfolgt dies mit ausreichend Übung schließlich nahezu unbewusst.

Tabelle 2-1: Zuordnung typischer Wörter zu einzelnen Informationen

Visueller Kanal	• schwarz sehen
	• grünes Licht geben
	• grau in grau
	• schlechte Aussichten
	• klar sehen
	• mir geht ein Licht auf
	• Einblick gewähren
	• etwas einsehen
	• zu Gesicht bekommen
	• in Augenschein nehmen
	• etwas vorhersehen...
Auditiver Kanal	• zuhören
	• Gehör schenken
	• das Wort ergreifen
	• etwas zur Sprache bringen
	• Missverständnis
	• tonangebend sein
	• in Abrede stellen
	• anrufen
	• sich verabreden
	• etwas verschweigen...
Kinästhetischer Kanal	• anhänglich sein
	• durch dick und dünn gehen
	• standfest sein
	• in die Luft gehen
	• jemandem beistehen
	• herunterschlucken
	• sich überwerfen
	• hart wie Stahl
	• bedrückt sein
	• gebunden sein...
Olfaktorischer Kanal	• mir stinkt's
	• in eine Sache riechen
	• Spürnase
	• das riecht nach
	• unter die Nase gerieben bekommen
	• eine feine Nase haben...
Gustatorischer Kanal	• das schmeckt nicht
	• Leckerbissen
	• zergeht auf der Zunge
	• gefundenes Fressen
	• nach meinem Geschmack
	• verbittert sein...

Tabelle 2-2: Tilgungen in der Sprache und deren Auflösung

Unspezifisches Substantiv	
Die Leute hatten sehr viel Stress. Die Mitarbeiter haben sich beschwert. Das hat mir geholfen. ... und dann ist es passiert!	«Wer oder was genau...?»
Unspezifisches Verb	
Das hat mir geholfen. Das hat mich geärgert. Sie half mir.	«Wie genau...? Inwiefern...?»
Vergleich	
Ich habe die Teambesprechung schlecht geleitet. Das ist besser. Das ist schlechter.	«Verglichen womit? ...als was?»
Bewertung	
Es war offensichtlich die richtige Entscheidung. Er hat das verdient. Ich bin egoistisch.	«Wer sagt...?»
Nominalisierung	
Er regiert mit Angst und Schrecken. Erziehung ist hier notwendig.	«Wie wird das getan?» «Wer spricht hier über was, und wie tut er dies?»

Metamodell der Sprache analysieren. Unsere Sprache liefert nahezu unzählige Informationen. Diese werden über eine Oberflächen- und eine Tiefenstruktur transportiert. Die Oberflächenstruktur liefert das, was wörtlich gesagt wird. Die Tiefenstruktur beinhaltet das, was inhaltlich vollständig kundgetan wird. Letzteres drückt die eigentliche Information aus, die in vielen Fällen hinterfragt werden muss, da sie zahlreiche Fehlgeformtheiten aufweist. Wir finden hier Tilgungen, Generalisierungen und Verzerrungen, die aufgelöst werden sollten, da sie hemmen und einschränken. Neue Erkenntnisse, neue Erfahrungshorizonte können auf diese Weise eröffnet werden.

Im Folgenden werden Fehlgeformtheiten der Sprache beschrieben, und zwar Tilgungen **(Tab. 2-2)**, Generalisierungen **(Tab. 2-3)** und Verzerrungen **(Tab. 2-4)**. Gleichzeitig werden Fragen angeboten, die die Fehlgeformtheiten auflösen helfen und in der Coaching-Praxis zum Einsatz kommen können (O'Connor/Seymour, 1998). Bei dieser Fragetechnik aus dem NLP handelt es sich um eine wichtige und grundlegende Technik, die ein Coach auch als gezielte Intervention zum Einsatz bringen

Tabelle 2-3: Generalisierungen in der Sprache und deren Auflösung

Modaloperator der Möglichkeit	
Ich kann nicht. Es ist unmöglich… Ich bin so, wie ich bin.	«Was hält Sie davon ab…?» «Was würde passieren, wenn Sie es tun?»
Modaloperator der Notwendigkeit	
Ich darf nicht… Ich sollte… Ich muss immer…	«Was würde passieren, wenn Sie/wenn Sie nicht…?»
Universelle Quantifizierung	
Das ist zu teuer. Wir haben alles versucht. Ich habe alle gefragt. Es passiert immer das Gleiche.	«Gab es jemals eine Gelegenheit, als…?» «Immer? Nie? Alle?»

Tabelle 2-4: Verzerrungen in der Sprache und deren Auflösung

Komplexe Äquivalenz	
Wenn…, dann…!	«Inwiefern bedeutet das eine das andere?»
Vorannahme	
Warum machst Du das nicht öfter? (Du machst das nicht oft genug!) Du bist so…wie…! Später werden wir das verstehen. (Sie verstehen das jetzt nicht!)	«Was veranlasst Sie dazu zu glauben, dass…?»
Ursache und Wirkung	
Ich würde Sie gerne unterstützen, aber…! Ich bin froh, dass er weg ist! Die Mitarbeiter machen mich wahnsinnig!	«Was genau müsste passieren, damit dies nicht durch jenes verursacht wird?» «Wie genau bringen Sie sich selbst dazu, dies zu tun?»
Gedankenlesen	
Er ist unzufrieden. Er wird das nicht tun. Wenn er mir wirklich hätte helfen wollen, dann hätte er…!	«Woher wissen Sie…?»

kann. Hierbei kann das so genannte Meta-Modell der Sprache laut O'Connor und Seymour (1998) vor allem für folgende Zwecke angewandt werden:

- zur Sammlung wichtiger Informationen
- zur Klärung der Bedeutung bestimmter Sachverhalte
- zur Identifikation von Einschränkungen
- zur Eröffnung von Wahlmöglichkeiten.

Augenbewegungsmuster erkennen. Beim Nachdenken neigen Menschen dazu, ihre Augen zu bewegen. Dabei lässt sich feststellen, dass die Augen nicht zufällig bewegt, sondern entsprechend der Erinnerung gezielt ausgerichtet werden. Insgesamt sechs verschiedene Bewegungen lassen sich bei einem genauen Beobachten identifizieren: links oben, rechts oben, Mitte links, Mitte rechts, unten links, unten rechts. Die Bewegung der Augen verrät dabei etwas darüber, ob beim Nachdenken Bilder oder Klänge erinnert oder konstruiert werden beziehungsweise ob Gefühle wahrgenommen werden oder aber ein innerer Dialog stattfindet **(Abb. 2-2).**

Auch die über die Betrachtung der Augenbewegungsmuster gewonnenen Erkenntnisse tragen zur Optimierung der Kommunikation zwischen Coach und Coachee bei, da sie verraten, in welchem Sinneskanal der Coachee sich gerade befindet. Benutzt man nun den gleichen Sinneskanal, so kann das Verstehen und das Herausfinden wichtiger Aspekte optimiert werden.

Physiologien deuten. Mit «Physiologien» sind im NLP bestimmte Konstellationen von Denk- und Verhaltensmustern gemeint. Der körperliche und geistige Zustand, in dem sich jemand befindet, kann sehr gut über diese äußerlich erkennbaren Physiologien abgelesen werden. Zu den deutlich wahrnehmbaren Kriterien gehören:

- der Muskelstatus (Spannungszustand der Muskulatur)
- der Atemrhythmus (schnell – langsam, tief – flach, Bauchatmung – Brustatmung)
- die Durchblutung (Rötungen der Haut usw.)
- die Körperhaltung oder -symmetrie (aufrecht – gebeugt, zur Seite geneigt usw.)
- einzelne Körperbewegungen (Gestik).

Wenn man sich zum Beispiel geärgert hat, befindet man sich in einer grundsätzlich anderen Physiologie als in einer Situation der Freude. Auch bei feineren Stimmungsschwankungen lassen sich Veränderungen erkennen. Diese werden vor allem dann sichtbar, wenn man bereits unterschiedliche Physiologien seines Gegenübers kennen gelernt hat und diese erinnern kann.

So können sich die Augen des Coachees bewegen, wenn Sie ihn zum Nachdenken anregen:

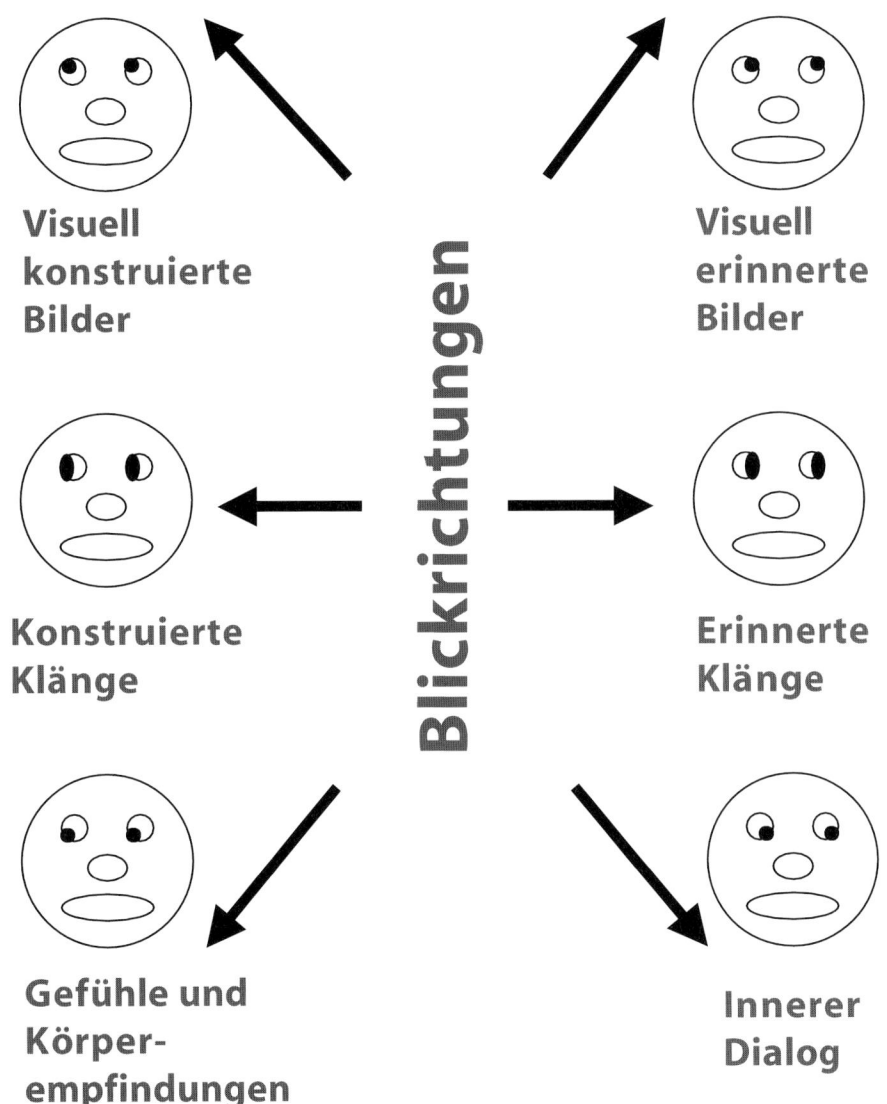

Abbildung 2-2: Zuordnung typischer Wörter zu einzelnen Informationskanälen (Quelle: Loffing, 2002)

Übung: Physiologien erkennen

Bei dieser Übung geht es zunächst darum, sich zu erinnern. Anschließend wird versucht, die Physiologie abzulesen, die durch diese Erinnerung hervorgerufen wurde. Hierfür benötigen Sie vor allem einen Spiegel. Zum Dokumentieren sollten ein Stift sowie ein Zettel vorhanden sein. Die Übung verläuft in drei Phasen und dauert etwa zehn Minuten.

Phase 1: Erinnerung an eine unangenehme Situation
Schließen Sie Ihre Augen und denken Sie für einige Minuten an eine Situation, in der Sie sich über etwas geärgert haben. Versuchen Sie diese Situation noch einmal nachzuempfinden. Das Schließen der Augen kann die Konzentration fördern und hilft dabei, ablenkende Wahrnehmungen auszuschalten. Empfinden und erleben Sie diesen Zustand für einen Augenblick. Öffnen Sie schließlich ihre Augen und betrachten Sie sich im Spiegel. Beschreiben Sie in dieser Situation:

- Ihren Muskelstatus (vor allem im Gesicht und im Schulter-Nacken-Bereich)
- Ihren Atemrhythmus
- die Durchblutung in Ihrem Gesicht
- Ihre Körperhaltung sowie
- Ihre Mimik.

Machen Sie sich ein paar Notizen zu den markanten Kennzeichen Ihrer Physiologie in diesem Zustand. Stehen Sie anschließend kurz auf, verlassen Sie den Raum und widmen Sie sich für einen Augenblick einer ablenkenden Aufgabe, bevor Sie mit der zweiten Phase beginnen.

Phase 2: Erinnerung an eine schöne Situation
Schließen Sie Ihre Augen und denken Sie für einige Minuten an eine Situation, in der Sie sich über etwas gefreut haben und sehr glücklich waren. Versuchen Sie diese Situation noch einmal nachzuempfinden. Das Schließen der Augen kann die Konzentration fördern und hilft dabei, ablenkende Wahrnehmungen auszuschalten. Empfinden und erleben Sie diesen Zustand für einen Augenblick. Öffnen Sie schließlich Ihre Augen und betrachten Sie sich im Spiegel. Beschreiben Sie in dieser Situation:

- Ihren Muskelstatus (vor allem im Gesicht und im Schulter-Nacken-Bereich)
- Ihren Atemrhythmus
- die Durchblutung in Ihrem Gesicht
- Ihre Körperhaltung sowie
- Ihre Mimik.

Machen Sie sich ein paar Notizen zu den markanten Kennzeichen Ihrer Physiologie. Stehen Sie anschließend kurz auf, verlassen Sie den Raum und widmen Sie sich für einen Augenblick einer ablenkenden Aufgabe, bevor Sie mit der dritten Phase beginnen.

Phase 3: Vergleich
Vergleichen Sie nun die unterschiedlichen Zustände anhand Ihrer Aufzeichnungen. Sie werden deutliche Unterschiede erkennen, die sich auch bei einem Coachee in unterschiedlichen körperlichen und geistigen Zuständen erkennen lassen.

Tipp: Zwei Arbeitsblätter (8, 9) zur Dokumentation Ihrer Erkenntnisse finden Sie im Anhang.

Das Erkennen feinster Veränderungen im Bereich der Physiologien nimmt einen enormen Stellenwert im Coaching ein. Vor allem in der Anfangsphase, aber auch im Verlauf einzelner Coaching-Sitzungen sollten diese erkannt werden, damit gezielt darauf Bezug genommen werden kann.

Ankern. Die Basis des Ankerns stellt das «Klassische Konditionieren» dar. Pawlow (1955) konnte mit seinen Experimenten beweisen, dass sich eine Verbindung zwischen einem neutralen Reiz und einer bestimmten Empfindung herstellen lässt. Der NLP-Anwender nutzt diese Kopplung, um mit Hilfe eines Reizes einen bestimmten inneren Zustand zu erzeugen. Ankern heißt, dass eine solche Verbindung über unsere fünf Sinne hergestellt wird. Dementsprechend gibt es visuelle Anker (Bilder, Farben usw.), auditive Anker (ein Geräusch, eine bestimmte Musik usw.), kinästhetische Anker (eine Berührung, eine Bewegung usw.), olfaktorische Anker (ein bestimmter Geruch) und gustatorische Anker (ein bestimmter Geschmack). Das Ankern läuft dabei in folgenden Schritten ab:

1. Erzeugen des gewünschten Zustands (zum Beispiel ein Gefühl der Freude)
2. Ankern (zum Beispiel mit einem kinästhetischen Anker durch eine kurze, aber spürbare Berührung am Arm).

Im Anschluss daran kann diese besondere Berührung am Arm immer wieder dazu benutzt werden, den geankerten Zustand hervorzurufen. Ein einmaliges Ankern reicht hier vielfach aus, um eine langanhaltende Verbindung herzustellen.

Die Wirksamkeit dieser Verbindung wird dem Leser vor allem bewusst, wenn er sich an einige Hör-Erlebnisse erinnert. Musik erzeugt in Menschen eine besondere Stimmung. Es gibt Lieder, die Menschen immer wieder in eine gute Stimmung versetzen. Aber auch einmalige Ereignisse, wie zum Beispiel ein gutes Essen zu Weihnachten oder der Duft von Glühwein auf dem Weihnachtsmarkt, können das damit verbundene Gefühl über eine lange Zeit wieder erzeugen, wenn der damit einhergehende Geruch wahrgenommen wird.

2.2.3 Spezielle Anwendungsregeln bei der ModerationsMethode

Wer als Coach auf den Einsatz der ModerationsMethode nicht verzichten will, sollte sich vorab mit einigen wichtigen Anwendungsregeln auseinander setzen, die den Einsatz erleichtern. Eine erfolgreiche Anwendung, die sich positiv und hilfreich auf den Verlauf des Coachings auswirkt, ist auf diese Weise zu erwarten.

Die ModerationsMethode in der Praxis
Die ModerationsMethode hat sich seit ihrer Entwicklung in den 70er-Jahren des 20. Jahrhunderts als eine sehr praxisorientierte Methode in Trainings und auch

Coachings etabliert. Der Prozess des Visualisierens ist sehr abwechslungsreich, handlungsorientiert und hilft, zahlreiche Aspekte zu sortieren, zu verstehen und zu erklären. Dabei erfordert die Anwendung jedoch ein gewisses Maß an Übung. Die Arbeit mit Moderationskarten in Kombination mit der Interaktion mit den Teilnehmern und alle weiteren Anforderungen der ModerationsMethode wollen zunächst erprobt und erlernt werden.

Vorbereitung von Plakaten
Bei vielen Plakaten und Flipchart-Bögen, die zum Einsatz kommen sollen, können zumindest einige Überschriften bereits im Vorfeld des Coachings notiert werden. Etwaig benötigte Tabellen können hier ebenfalls bereits aufgezeichnet werden. Dies zeugt von einer guten inhaltlichen und strukturellen Vorbereitung, spart im Coaching wertvolle Zeit und gewährleistet einen flüssigen Fortgang der Intervention. Die vorbereiteten Plakate sollten mit einigen freien Blättern bereits am Flipchart angebracht sein. Durch einfaches Umblättern gelangt man zu den jeweils gewünschten Seiten. Im Rahmen eines längeren Coachings könnte es sich hier durchaus um 20 oder sogar noch mehr vorbereitete Flipchart-Bögen handeln. In diesem Fall empfiehlt es sich, die einzelnen Bögen durchzunummerieren. Eine kleine Legende hilft, den jeweils benötigten Bogen schnell zu finden. Langwieriges und störendes Blättern und Suchen entfällt auf diese Weise.

Zum Umgang mit dem Flipchart
Flipcharts sind ein bewährtes Hilfsmittel im Coaching. Sie dienen der Visualisierung relevanter Aspekte. Der Einsatz eines Flipcharts bietet zahlreiche Vorteile. Hierzu zählen:

- leichte Handhabung
- sowohl Vorbereitung als auch spontane Darstellung möglich
- Rückblick auf Behandeltes ist möglich durch Aufhängen der Charts an einer großen Wand oder einfaches Umblättern
- einzelne Blätter können von den Coachees mitgenommen werden
- geringer Platzbedarf
- es existiert nur eine geringe Distanz zwischen Gruppe und Schreiber
- auch eine Gruppe ist gut einbeziehbar.

Nachteilig ist dagegen die Tatsache, dass die Flipchart-Bögen nicht sofort kopierbar sind. Für die Arbeit mit Einzelpersonen oder kleineren Gruppen kann jedoch auf Tisch-Flipcharts zurückgegriffen werden. Diese gibt es unter anderem in den Größen DIN A4 und DIN A3, hier ist ein leichter Transport sowie ein Kopieren wiederum möglich. Als weiterer Nachteil könnte angeführt werden, dass der Blickkontakt zum Zuhörer beim Anschreiben verloren geht. Bei einem erfahrenen, schnell und deutlich schreibenden Coach ist dieser Aspekt jedoch nicht relevant. Insbesondere wenn dieser es versteht, immer wieder mit den Teilnehmern und nicht mit dem Flipchart zu sprechen. Geachtet werden sollte auch darauf, dass nur die Visualisierung im Blickfeld steht, über die gesprochen wird – andere, nicht zum Punkt gehörende Darstellungen lenken den Teilnehmer nur unnötig ab. Alle Anwesenden sollten die Flipcharts gut sehen können. Wird auf einzelne Punkte des Flipcharts verwiesen, so sollte dies immer mit der zum Medium zugewandten Hand geschehen. Die beschriebenen Blätter sollten bei Bedarf aufgehängt werden. Vermieden werden sollte auf jeden Fall, dass die Flipchart-Bögen am Ende des Coachings, in Anwesenheit der Coachees, abgenommen und weggeworfen werden. Symbolisch würde dies zum Ausdruck bringen, dass die erarbeiteten Aspekte nichts wert seien. Unbewusst führt dies häufig zu negativen Emotionen bei den Coachees.

Zum Umgang mit der Pinnwand
Auch der Einsatz einer Pinnwand bietet zahlreiche Vorteile. Hierzu zählen:

- einfache Handhabung
- Entwicklungen können leicht dargestellt werden
- jederzeit korrigierbar (Karteneinsatz)
- vorbereitete und spontane Darstellung möglich
- es besteht keine Distanz zwischen Gruppe und Schreiber.

Ein Nachteil ist jedoch der meist schwere Transport. Neuere Modelle sind mittlerweile allerdings auch in Leichtbauweise und zusammenklappbar erhältlich. Darüber hinaus kann eine Pinnwand auch improvisiert werden, indem man eine freie Wand mit Packpapier versieht und die Moderationskarten nicht über Stecknadeln, sondern über Klebespray oder mit Hilfe eines Klebestifts befestigt. Für den nachteiligen Verlust des Blickkontakts zum Publikum sowie weitere wichtige Empfehlungen gilt das Gleiche, was zuvor bezüglich des Umgangs mit dem Flipchart erwähnt wurde.

Im Vergleich zu einem Flipchart bietet eine Pinnwand vor allem den Vorteil, dass Veränderungen vorgenommen werden können. Insbesondere dann, wenn mit den Teilnehmern etwas inhaltlich entwickelt werden soll, ist dementsprechend eine Pinnwand vorzuziehen.

Beschriftung von Flipchart-Bögen und Moderationskarten
Nach der Erfahrung des Autors haben sich die Produkte der Firma Neuland® besonders bewährt. Zum Schreiben eignet sich vor allem der ergonomisch geformte Moderationsmarker NoOne. Dieser sollte so gehalten werden, dass die

spitze Seite zum Daumen zeigt. Auf diese Weise erhält man das klassische, gut lesbare Schriftbild mit Charakter. Der dickere Trainermarker bietet sich für das Erstellen von Überschriften an. Auch hier sollte die Spitze jeweils zum Daumen zeigen. Grundsätzlich wird mit kleinen und großen Druckbuchstaben geschrieben. Dies ist deutlich besser lesbar als die Schreibschrift. Lange Ober- und Unterlängen sollten vermieden werden. Hervorhebungen können unter anderem dadurch vorgenommen werden, dass alle Buchstaben des betreffenden Wortes großgeschrieben werden. Auf diese Weise hebt sich das Wort deutlich von den anderen ab. Zur Erhöhung der Lesbarkeit sollte auch auf die richtige Schriftgröße geachtet werden. Diese beträgt auf einem Flipchart etwa zwischen 2,5 cm und 5 cm. Beim Beschriften einer Moderationskarte muss die Schriftgröße entsprechend angepasst werden. Der Text wird in der Regel in Schwarz oder Blau erstellt. Überschriften können mit Grün erstellt werden. Für eine weitere Abgrenzung zwischen Überschrift und Text hat sich das Notieren der Überschrift in einem Kasten oder einer Wolke bewährt **(Abb. 2-3)**. Wichtige Worte kennzeichnet man mit Rot. Hierzu können zum Teil auch Leuchtfarben benutzt werden.

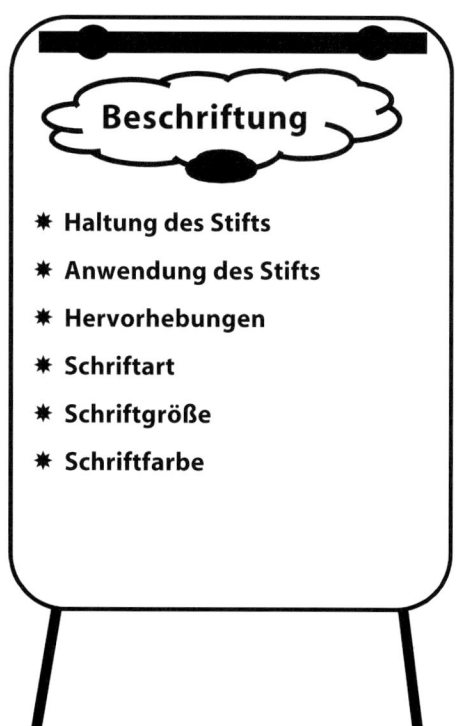

Abbildung 2-3: Beschriften des Flipchart-Bogens (Quelle: Loffing, 2002)

Arbeit mit Elementen der Visualisierung

Zu den wichtigen Elementen der Visualisierung gehören so genannte Moderationskarten. Diese gibt es in unterschiedlichen Größen und Farben als Überschriftenstreifen, Rechteck-Karten, runde Scheiben, ovale Scheiben, Rhombus-Karten, Waben-Karten und Königswaben-Karten. Für zusammengehörige Aspekte werden hierbei die gleichen Karten benutzt. Runde Scheiben werden von vielen Moderatoren zur Betonung bestimmter Aspekte benutzt, Rechtecke zur Dokumentation von Teilnehmeraussagen. Des Weiteren können Moderationswolken, Sprechblasen, Pfeile, Blitze, Moderationsfiguren, Klebepunkte und weitere Hilfsmittel zum Einsatz kommen. Diese bieten sich zu unterschiedlichen Zwecken an. So werden Überschriften häufig in Moderationswolken notiert. Pfeile verweisen auf bestimmte Aspekte. Blitze stellen konfliktträchtige Aspekte dar. Mit einzelnen Klebepunkten kann im Rahmen einer Punktabfrage ein Votum abgegeben werden, oder aber es werden bestimmte Aspekte gekennzeichnet. Damit stehen nahezu unbegrenzte Möglichkeiten der Visualisierung zur Verfügung. Auch diese sollten jedoch nicht unüberlegt, sondern gekonnt benutzt werden.

Hinsichtlich der Anordnung einzelner Elemente sollte die in unserem Kulturkreis verbreitete Leserichtung von links nach rechts und von oben nach unten beachtet werden. Genauso sollte sich die Visualisierung auf einem Plakat entwickeln. Beim Arbeiten mit Karten empfiehlt es sich, diese zunächst zu beschreiben und anschließend an der richtigen Stelle anzubringen. Hierbei ist darauf zu achten, dass ähnlich wie beim einfachen Beschreiben eines Plakats auch beim Anbringen von Moderationskarten inhaltlich sinnvolle Blöcke oder Ziele visualisiert werden.

2.3 Methoden- und Übungspool

Eine Auswahl grundsätzlich geeigneter Methoden und Übungen findet der interessierte Leser in diesem Abschnitt beschrieben. Dabei ist diese Auflistung und Beschreibung von Übungen nur als begrenzte Auswahl zu verstehen. Eine sukzessive Erweiterung des persönlichen Übungspools erscheint sinnvoll und empfehlenswert. Hierzu sollte vor allem auf die einschlägige Fachliteratur zurückgegriffen werden. Einzelne Empfehlungen wurden bereits zuvor erteilt.

2.3.1 Übungen und Maßnahmen zum «Ankommen-lassen»

Häufig kommt der Coachee von unendlich vielen Einflüssen beeinträchtigt zu einer Coaching-Sitzung. Vielleicht ärgert er sich noch über den Stau auf der Autobahn oder das Gespräch mit einem Arbeitskollegen am Nachmittag. Vielleicht plant er auch schon den nächsten Tag und die dort stattfindenden Meetings. Eine sofortige Konzentration auf die Coaching-Sitzung erscheint in diesen Situationen ausgesprochen schwierig, wenn nicht sogar vollkommen unmöglich. In Anbetracht dessen, dass diese Konzentration jedoch eine unabdingbare Voraussetzung und ein Garant für den Erfolg im Rahmen des Coachings ist, müssen zum Teil gezielte Maßnahmen ergriffen werden, die es dem Coachee leichter machen, sich auf das Bevorstehende zu freuen und der Sitzung die volle Aufmerksamkeit zu schenken. Hierbei handelt es sich um Übungen, die es dem Coachee leichter machen, im «Hier und Jetzt des Coachings» anzukommen.

Maßnahmen, um Wohlbefinden zu erzeugen
Der Coach sollte berücksichtigen, dass er selbst den größten Beitrag zum Wohlbefinden seines Coachees leisten kann. Mit der Ankunft des Coachees sollte der

Sie sind herzlich willkommen!	
Ziel der Maßnahmen:	Wohlbefinden erzeugen und Rapport aufbauen.
Maßnahmen:	Folgendes sollte berücksichtigt werden:
	• herzliche, warme und ehrliche, aber nicht überschwängliche Begrüßung
	• Mantel abnehmen und aufhängen
	• Sitzplatz wählen lassen
	• Getränke anbieten und servieren
	• kurzer einleitender Smalltalk über die Hinfahrt, den bisherigen Tagesverlauf, die Familie, aktuelle Themen usw.
	• abschließend die Frage, ob man nun bereit sei, sich auf den Coaching-Prozess zu konzentrieren.

Stimmungsbarometer (ModerationsMethode)

Ziel der Übung: Erfassen der derzeitigen Stimmung.

Teilnehmerzahl: kann mit Einzelpersonen und Gruppen durchgeführt werden.

Übungsdauer: wenige Minuten.

Übungsmaterial: vorbereitetes Flipchart, Klebepunkte.

Übungsbeschreibung:

Der Coach erläutert den Coachees zunächst das Ziel der Übung und erfragt ihre Bereitschaft zur Teilnahme. Er fordert sie anschließend dazu auf, mittels eines Klebepunktes ihre derzeitige Stimmung zu kennzeichnen. Dies erfolgt dadurch, dass der Klebepunkt auf die entsprechende Stelle an einem aufgemalten Stimmungsbarometer (**Abb. 2-4**) angebracht wird. Eine nachfolgende Diskussion des Stimmungszustandes kann durchgeführt werden. Dies ist insbesondere dann sinnvoll, wenn der geplante Prozess davon negativ beeinträchtigt werden würde.

Optional kann neben dem derzeitigen Zustand auch der gewünschte Zielzustand erfragt werden, der am Ende des Coachings erreicht sein soll (**Abb. 2-5**). Bei einem längeren Coaching kann eine Zwischenabfrage und etwaige Zielkorrektur ebenfalls sinnvoll sein. Auch die Bereitschaft der Teilnehmer, etwas an diesem Zustand zu ändern kann im Anschluss an eine Einschätzung diskutiert werden.

Coach ihm voll und ganz zur Verfügung stehen. Das Coaching beginnt mit der Begrüßung des Coachees, die herzlich und offen erfolgen sollte.

Bereits in dieser Phase kann der Coach damit beginnen, erste Informationen über den aktuellen Zustand des Coachees zu sammeln. Von diesen Erkenntnissen kann in vielen Fällen bereits abhängig gemacht werden, ob eventuell eine einleitende Entspannungsübung notwendig sein könnte.

Stimmungsabfrage

Nicht immer ist die Stimmung des Coachees zu Beginn des Coaching-Prozesses gut einzuschätzen. Hier hat sich die Abfrage über einen Stimmungsbarometer als geeignetes und einfaches diagnostisches Instrument bewährt. Häufig lässt sich die Stimmung auf diese Weise bedeutend besser ausdrücken als mit Worten. Viele Coachs führen eine solche Stimmungsabfrage grundsätzlich durch, bevor sie mit dem eigentlichen Prozess starten. Insbesondere bei einer schlechten Stimmung, die den Prozess beeinträchtigen würde, wird dieses Vorgehen gerechtfertigt. Nur mit dieser Kenntnis hat man schließlich eine Möglichkeit, dies im Rahmen des Prozesses zu berücksichtigen beziehungsweise sogar gezielt darauf Einfluss zu nehmen.

Zahlreiche weitere Formen der Stimmungsabfrage sind denkbar. So kann die Stimmung zum Beispiel auch einfach mündlich abgefragt werden. Die Angabe eines Zahlenspektrums, von zum Beispiel −3 (sehr schlechte Stimmung) bis +3

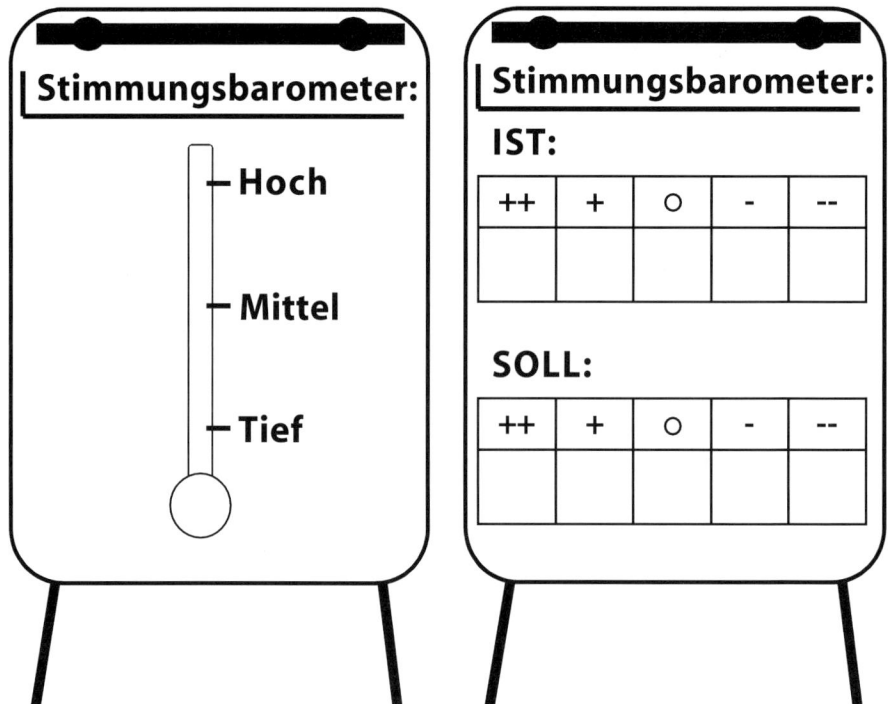

Abbildung 2-4: Flipchart – Stimmungsbarometer (Quelle: Loffing 2002)

Abbildung 2-5: Flipchart – Stimmungsbarometer-Alternative (Quelle: Loffing 2002)

(sehr gute Stimmung), kann hier ein Hilfsmittel sein, das die Einschätzung erleichtert. Bei den Ergebnissen sollte der Coach sich auf jeden Fall einige Notizen machen, um die Einschätzungen nicht zu vergessen. Dies ist insbesondere in der Zusammenarbeit mit Gruppen notwendig. Vermieden werden sollte, dass die Abfrage der Stimmung sich als Maßnahme entpuppt, die aus der Sicht der Teilnehmer für den Prozess keine Relevanz hat. Diese Gefahr besteht vor allem dann, wenn nach der Abfrage kein Bezug mehr darauf genommen werden kann, weil der Coach die Ergebnisse vergessen hat. Mit der Abfrage der Stimmung und der zusätzlichen Frage, ob im Rahmen des Gruppen-Coachings daran etwas geändert werden kann, kann auch bereits etwas über die Dynamik der Teilnehmergruppe in Erfahrung gebracht werden. Hier stellt die Stimmungsabfrage vor allem ein erstes wichtiges diagnostisches Element dar. Eine weitere sehr kreative Möglichkeit, die sich allerdings nicht für jeden Coachee anbietet, wird mit der nachfolgenden Übung beschrieben.

Meist sind die Ergebnisse bei dieser Übung sehr interessant und vor allem aufschlussreich. In der Regel wird über ein Bild bedeutend mehr ausgedrückt als nur

Stimmungsbild malen

Ziel der Übung:	Erfassen der derzeitigen Stimmung.
Teilnehmerzahl:	kann mit Einzelpersonen und Gruppen durchgeführt werden.
Übungsdauer:	5 bis 10 Minuten für das Erstellen der Bilder zuzüglich Zeit für die Beschreibung der Bilder (abhängig von der Gruppengröße).
Übungsmaterial:	Malblock, Wachsmalstifte sowie Stift und Papier zur Dokumentation der Rückmeldungen.

Übungsbeschreibung:

Der Coach erläutert den Coachees zunächst das Ziel der Übung und erfragt ihre Bereitschaft zur Teilnahme. Er fordert sie anschließend dazu auf, ihre derzeitige Stimmung in einem Bild auszudrücken. Es kann sich hierbei um ein sehr abstraktes oder aber auch ganz konkretes Bild handeln. Den Ideen der Teilnehmer sind beim Malen keine Grenzen gesetzt. Nach der Fertigstellung der Bilder wird die zum Ausdruck gebrachte Stimmung kurz beschrieben. Darüber hinaus wird ein Wunsch geäußert, inwiefern sich die Stimmung verändern soll.

Der Coach protokolliert die Angaben der Teilnehmer, um später darauf Bezug nehmen zu können. Die Bilder sollten nach der Diskussion abgehängt werden, damit sie die Coachees nicht weiter beeinflussen können. Dies ist vor allem bei negativen Stimmungsbildern notwendig. Die Bilder können im Besitz der Teilnehmer verbleiben. Auf keinen Fall dürfen die Bilder unmittelbar nach der Diskussion vom Coach weggeworfen werden. Dies würde eine mangelnde Wertschätzung der Arbeiten und auch der darüber zum Ausdruck gebrachten Stimmung bedeuten. Der weitere Verlauf des Coachings würde dadurch unnötig negativ beeinflusst.

über eine einfache Abfrage. Begutachtet werden kann hierbei zum Beispiel die Wahl der Farben und Formen. Zum Teil werden auch kleine Geschichten gezeichnet, die ebenfalls viele Informationen und Wünsche beinhalten. Mit geschickten Fragen kann der Coach über ein solches Bild sehr viele Aspekte erfahren, was für den nachfolgenden Coaching-Prozess von großer Bedeutung sein kann.

Eine abschließende Diskussion der Ursachen für diese Stimmung und die Frage nach dem Wunsch der Veränderung kann die nachfolgende Intervention bestimmen. Wichtig ist, dass nach dem intensiven Erleben einer negativen Stimmung der Prozess unterbrochen wird. Nur so kann gewährleistet werden, dass der Coachee sich auf die nachfolgenden Aspekte konzentrieren kann.

Übungen zur Entspannung und Konzentration auf den Coaching-Prozess

Diese Übungen werden meist unmittelbar nach der Ankunft und Begrüßung des Coachees durchgeführt. Sie dienen explizit dazu, die volle Konzentration auf den Coaching-Prozess richten zu können. Die Anwendung dieser Übungen erscheint

Stimmungsposition erleben (NLP-Technik)

Ziel der Übung:	Erfassen der derzeitigen Stimmung.
Teilnehmerzahl:	kann mit Einzelpersonen und Gruppen durchgeführt werden.
Übungsdauer:	10 bis 15 Minuten.
Übungsmaterial:	Anker (Papier, Gegenstand usw.) sowie Stift und Papier zur Dokumentation der Rückmeldungen.

Übungsbeschreibung:

Der Coach erläutert den Coachees zunächst das Ziel der Übung und erfragt ihre Bereitschaft zur Teilnahme. Er fordert sie anschließend dazu auf, eine farbige Karte (oder einen anderen Anker) auszuwählen, die die derzeitige Stimmung am besten ausdrückt. Der Coach lässt die Teilnehmer in dieser Übung den jeweiligen Stimmungszustand mit allen Sinnen erleben. Dazu begleitet er die Coachees mit den folgenden Fragen:

«Wenn Sie möchten, können Sie Ihre Augen schließen. … Das Schließen der Augen hilft, ablenkende Reize auszuschalten. … Versuchen Sie nun, Ihre derzeitige Stimmung mit allen Sinnen wahrzunehmen. … Wie sieht der Zustand aus, in dem Sie sich derzeit befinden? … Welche Bilder drücken Ihren Zustand besonders gut aus? … Was hören Sie in diesem Zustand? … Welche besonderen Geräusche können Sie wahrnehmen? … Wie fühlt sich dieser Zustand an? … Was fühlen Sie an einzelnen Körperstellen und in Ihrem ganzen Körper? … Nehmen Sie einen bestimmten Geruch wahr, der für diese Stimmung steht? … Welchen besonderen Geschmack hat dieser Zustand? … Empfinden und erleben Sie diesen Zustand mit allen Sinnen. … Öffnen Sie nun wieder Ihre Augen.»

Werden die Empfindungen laut vorgetragen, sollte der Coach die Angaben des Teilnehmers protokollieren, um später darauf Bezug nehmen zu können (dies bietet sich jedoch ausschließlich in Einzel-Coachings an). Am Ende der Übung kann der Coachee die Stimmungskarte an einen Ort bringen, wo sie ihn nicht mehr belastet. Dabei muss darauf geachtet werden, dass die Karte möglichst weit weg gepackt wird. Der Coachee sollte eine negativ besetzte Karte auf keinen Fall in die Hosentasche stecken, da die Stimmung sonst auch in seiner unmittelbaren Nähe bleibt. Am Ende fordert der Coach seinen Coachee dazu auf, sich kurz zu recken und zu strecken, ein paar Schritte zu laufen und kurz Luft zu schnappen. Dies trägt dazu bei, sich wieder auf den nachfolgenden Prozess konzentrieren zu können.

jedoch nur dann sinnvoll, wenn das zuvor Erlebte, das den Coachee immer noch beschäftigt, den Coaching-Prozess stören wird und nicht zu den vereinbarten Coaching-Inhalten gehört. Darüber hinaus ist selbstverständlich das Einverständnis des Coachees eine Grundvoraussetzung für den Einsatz dieser Übungen.

Im Rahmen der Anwendung aller Entspannungsübungen kommt eine besondere Form der Sprache zum Einsatz. Der Coach sollte mit einer besonders weichen, sanften und beruhigenden Stimme sprechen. Ausreichend Pausen zwischen den Sätzen tragen dazu bei, die damit verbundenen Empfindungen zu erleben

Blick nach vorne

Ziel der Übung:	Entspannung; Konzentration auf den nachfolgenden Prozess.
Teilnehmerzahl:	kann mit Einzelpersonen und Gruppen durchgeführt werden.
Übungsdauer:	5 bis 15 Minuten zzgl. Instruktionen.
Übungsmaterial:	optional mit Entspannungsmusik; hierzu wird ein CD-Player oder Kassettenrekorder benötigt.

Übungsbeschreibung:

Der Coach erläutert den Coachees zunächst den Übungsablauf und erfragt ihre Bereitschaft zur Teilnahme. Er fordert sie auf, eine möglichst bequeme Haltung im Sitzen einzunehmen. Das Schließen der Augen kann die Konzentration erleichtern und hilft, ablenkende Reize auszuschalten. Der Coach benutzt folgende Formeln, die langsam und bedächtig sowie mit ausreichenden und sinnvollen Pausen suggeriert werden und jederzeit ergänzt werden können:

«Ihre Augen sind geschlossen, ... Ihre Augenlider werden schwer, ... Sie fühlen sich wohl und geborgen, ... vollkommen ruhig, ... gelöst ... und gelockert! ... Verabschieden Sie sich von dem heute Erlebten ... indem Sie diese Erlebnisse ... in eine große Kiste packen. ... Schließen Sie die Kiste! ... In dem Wissen, dass Ihre Erlebnisse dort gespeichert sind ... schieben Sie diese Kiste in Ihren Gedanken weit von sich! ... In dem Wissen, dass Ihre Erlebnisse dort gespeichert sind ... und Sie im Moment nicht davon abhalten können, sich auf das zu freuen, was Sie heute noch erwartet, ... können Sie sich voll konzentrieren! ... Richten Sie Ihren Blick nach vorne! ... Freuen Sie sich auf die Aspekte, an denen wir heute arbeiten werden! ... Freuen Sie sich auf Ihre Ziele, denen wir heute einen Schritt näher kommen werden!»

Am Ende der Übung sollte der Coach die Teilnehmer zur Zurücknahme auffordern. Diese erfolgt in folgenden drei Schritten:

1. Hände zu Fäusten ballen, Arme fest anziehen
2. mehrmals tief durchatmen
3. Augen öffnen.

und zu genießen. Eine vertiefte Entspannung entsteht auf diese Weise. Die benutzten Worte bringen ebenfalls Entspannung zum Ausdruck. (Ausschließlich positive und aufbauende Worte kommen zum Einsatz.)

Die Dauer der Übung sollte von der Intensität des zuvor Erlebten abhängig gemacht werden, vor allem aber auch davon, inwiefern das Erlebte den Prozess stören wird. Der Coach sollte die Teilnehmer während der Übung genau beobachten. Meist kann man bereits an einer Veränderung der Gesichtszüge – von einer deutlich angespannten Mimik zu einer entspannten Gesichtsmuskulatur – den

Fantasiereise

Ziel der Übung:	Entspannung; Konzentration auf den nachfolgenden Prozess; Stärkung des Gemeinschaftsgefühls.
Teilnehmerzahl:	kann mit Einzelpersonen und Gruppen durchgeführt werden.
Übungsdauer:	5 bis 15 Minuten zzgl. Instruktionen.
Übungsmaterial:	optional mit Entspannungsmusik; hierzu wird ein CD-Player oder Kassettenrekorder benötigt.

Übungsbeschreibung:

Der Coach erläutert den Coachees zunächst den Übungsablauf und erfragt ihre Bereitschaft zur Teilnahme. Er fordert sie auf, eine möglichst bequeme Haltung im Sitzen einzunehmen. Das Schließen der Augen kann die Konzentration erleichtern und hilft, ablenkende Reize auszuschalten. Der Coach benutzt folgende Formeln, die langsam und bedächtig sowie mit ausreichenden und sinnvollen Pausen suggeriert werden und jederzeit ergänzt werden können:

«Um zu beginnen, schließen Sie Ihre Augen und spüren Sie erst einmal, wie Ihr Kontakt zum Boden ist. … Nehmen Sie den Kontakt Ihres Körpers zum Boden wahr! …Wie fest stehen Sie auf dem Boden? … Wie gut sitzen Sie auf Ihrem Stuhl? … Wie fühlen sich einzelnen Muskeln und Muskelgruppen in diesem Moment an? … Alles, was Sie bisher beschäftigt hat, können Sie beruhigt ablegen, abstreifen, vergessen. … Lassen Sie los! … Lassen Sie das zuvor Geschehene entschwinden und verdämmern. … Spüren Sie, wie sich mehr und mehr Entspannung in Ihren Muskeln einstellt. … Das, was jetzt zählt, das sind Sie (und die Gruppe) im Hier und Jetzt! … Freuen Sie sich auf eine interessante und kreative Zeit in unserem Coaching. … Hier geht es um Sie und Ihre Ressourcen, die aktiviert werden sollen. … Ein nahezu unerschöpflicher See voller Ressourcen befindet sich in Ihnen! … Alles kann hier geschehen, nichts muss hier geschehen! … Sie alleine entscheiden über den heutigen Verlauf. … Spüren Sie die Energie, die in Ihnen steckt! … Energie, die heute und immer dann, wenn Sie sie benötigen, dazu beitragen wird, den eigenen Zielen (und den Zielen der Gruppe) näher zu kommen. … Bleiben Sie noch einen Augenblick in diesem Zustand! … Genießen Sie noch einen Augenblick dieses angenehme und kraftvolle Gefühl, das in Ihnen steckt!»

Am Ende der Übung sollte der Coach die Teilnehmer zur Zurücknahme auffordern. Diese erfolgt in folgenden drei Schritten:

1. Hände zu Fäusten ballen, Arme fest anziehen
2. mehrmals tief durchatmen
3. Augen öffnen.

Optional kann die Übung mit einer Gruppe auch im Stehen durchgeführt werden. Hierbei sollten die Teilnehmer einen Kreis bilden und sich gegenseitig an die Hand nehmen. Neben den bereits zuvor beschriebenen Effekten stärkt dies auch das Gemeinschaftsgefühl der Teilnehmer untereinander.

Erfolg der Übung ablesen. Entspannungsübungen werden beendet mit der so genannten «Zurücknahme», die in insgesamt drei Schritten verläuft und für eine Aktivierung sorgt. Unmittelbar im Anschluss an die Übung und eine kurze Rückmeldung über den Erfolg sollte mit dem Coaching fortgefahren werden.

Die bisherigen Übungen sind eher für so genannte «Kopfmenschen» geeignet, die mittels Gedankenlenkung Ruhe und Gelassenheit finden können. Bei einem sehr praktisch veranlagten, pragmatischen und handlungsorientierten Coachee kann ein Erfolg jedoch eher durch den Einsatz der nachfolgenden Übung erreicht werden.

Zuvor Erlebtes abstreifen

Ziel der Übung: Konzentration auf den nachfolgenden Prozess.

Teilnehmerzahl: kann mit Einzelpersonen und Gruppen durchgeführt werden.

Übungsdauer: wenige Minuten.

Übungsmaterial: wird nicht benötigt.

Übungsbeschreibung:

Der Coach erläutert den Coachees zunächst den Übungsablauf und erfragt ihre Bereitschaft zur Teilnahme. Die Übung kann im Stehen und im Sitzen durchgeführt werden. Das Stehen ermöglicht jedoch eine etwas größere Dynamik im Rahmen der Ausführung, was durchaus hilfreich sein kann. Der Coach fordert die Teilnehmer dazu auf, all das, was die Teilnehmer heute erlebt haben und was sie derzeit noch belastet, von ihrem Körper abzustreifen. Der Coach beteiligt sich an der Übung und streift mit seinen Handinnenflächen schwungvoll seine Arme ab, von den Schultern beginnend über die Oberarme und Unterarme bis hin zu den Händen. Dies erfolgt zunächst an dem einen Arm und anschließend an dem anderen Arm. Danach wird der Oberkörper nach dem gleichen Prinzip abgestreift. Die Beine mitsamt der Ober- und Unterschenkel folgen zu guter Letzt. Die Übung wird mit einem symbolischen Händewaschen beendet, mit dem auch die letzten störenden Dinge von den Händen befreit werden.

Am Ende der Übung müssen alle Belastungen abgestreift worden seien. Durch die zusätzlich entstehende Aktivierung fühlen sich die Teilnehmer am Ende der Übung in der Regel sichtlich wohl. Einer Konzentration auf den nachfolgenden Coaching-Prozess steht somit meist nichts mehr im Wege.

Eine Auswahl an grundsätzlich geeigneter Entspannungsmusik findet der interessierte Leser im Informationsteil am Ende des Buches.

2.3.2 Maßnahmen zum Aufbau von Rapport

Mit den in diesem Abschnitt beschriebenen Maßnahmen wird vor allem das Ziel verfolgt, einen guten Kontakt zum Coachee zu bekommen. Dieser gute Kontakt ist die Basis für eine tragfähige Beziehung im Coaching-Prozess. Nur auf dieser vertrauensvollen Grundlage können die nachfolgenden Interventionen erfolgreich durchgeführt werden. Grochowiak und Haag (1997: 70) schreiben dazu: «In unseren zwischenmenschlichen Interaktionen ist das Vertrauen von grundlegender Bedeutung. Ob wir den Worten eines anderen Glauben schenken können, hängt letztendlich davon ab, wie viel Vertrauen wir dieser Person entgegenbringen. Vertrauen entscheidet ebenfalls darüber, aus welcher Haltung heraus wir ein Gespräch führen. Je vertrauter uns der andere ist, desto offener können wir ihm entgegentreten. Eine vertrauensvolle Atmosphäre ist somit die Basis jeder guten und effektiven Kommunikation.»

Vertrauen beruht auf Erfahrungen. Einen Menschen, den wir lange kennen und mit dem wir im Umgang positive Erfahrungen sammeln konnten, dem Vertrauen wir. Diese Zeit steht einem Coach nicht zur Verfügung. Sucht der Coachee ihn auf Grund einer Empfehlung auf, so genießt er sicherlich einen gewissen Vertrauensvorschuss. Letztendlich kommt es jedoch ganz besonders darauf an, ein spontanes Vertrauen herstellen zu können. Dafür, dass dies überhaupt funktionieren kann, gibt es mittlerweile viele Belege. Es gibt Menschen, die es verstehen, etwas auszustrahlen, das einem ein Gefühl der Geborgenheit, Vertrautheit und möglichen Offenheit vermittelt. Im Grunde genommen liegen keine rationalen Anhaltspunkte dafür vor, dass man diesem Menschen vertrauen kann. Aber man tut es dennoch. Hierbei handelt es sich um ein Phänomen, dass uns Menschen seit Urzeiten auszeichnet und das sich auf unsere unbewusste Wahrnehmung zurückführen lässt. Wir nehmen in sehr kurzer Zeit Kleinigkeiten wahr, die uns dazu veranlassen, ein bestimmtes Verhaltensmuster zu zeigen. Diese Verhaltensmuster sind zum Beispiel Vorsicht und Misstrauen oder Vertrauen und Zugehörigkeit. Letzteres ist im Coaching gewünscht.

Unbewusste Maßnahmen und spezielle Übungen zum Aufbau von Rapport

«Rapport» meint im Fachkontext von NLP eben dieses zuvor beschriebene spontane Vertrauen. Ob sich zwei Personen in einem Rapport befinden oder nicht, kann sehr gut an ihrem Ausdrucksverhalten beobachtet werden. Je tiefer sich nämlich zwei Personen im Rapport befinden, desto mehr gleicht sich ihr Ausdrucksverhalten an. Unbewusst geschieht dies zum Beispiel in einem vertieften und unterhaltsamen Gespräch in gemütlicher Atmosphäre in einem Restaurant. Hier kann man sogar erkennen, wie die beiden Gesprächspartner nahezu gleichzeitig zu ihrem Glas greifen und einen Schluck zu sich nehmen. Auch die Sitzpositionen werden nahezu gleichzeitig geändert. Während die beiden Personen gerade noch nach vorne gebeugt am Tisch saßen, so kann man als Außenstehender gut erkennen, wie sich beide simultan zurücklehnen. Die Verhaltensweisen haben sich sichtlich angeglichen.

Mit diesem Wissen kann der Coach im Coaching nun bewusst einen Rapport aufbauen, indem er sein Ausdrucksverhalten dem seines Gegenübers anpasst. Dabei kann er folgende Elemente anpassen: Körperhaltung, Sprache, Atemrhythmus, Gestik und Mimik sowie seinen emotionalen Gefühlszustand.

Der Aufbau einer vertrauensvollen Beziehung in Gruppen-Coachings gestaltet sich bedeutend schwieriger als in Einzel-Coachings. Die Aufmerksamkeit des Coachs wird hierbei bedeutend mehr in Anspruch genommen. Schließlich geht es nicht nur darum, eine vertrauensvolle Beziehung zwischen Coach und Coachee aufzubauen, sondern auch darum, eine ähnliche Beziehung unter den Coachees selbst zu erzeugen. Geeignete Übungen stehen jedoch auch hierfür zur Verfügung. Diese vermögen einen Beitrag dazu zu leisten, um diese Herausforderung zu meistern.

Pacing (NLP-Technik)

Ziel der Maßnahmen: Aufbau einer vertrauensvollen Beziehung.

Teilnehmerzahl: Einzelpersonen.

Übungsdauer: wenige Minuten.

Übungsmaterial: wird nicht benötigt.

Übungsbeschreibung:

Diese Maßnahme erfordert keine besondere Einleitung. Sie kann beiläufig während des ersten Gesprächs zur Anwendung kommen. Der Coach beobachtet hierbei seinen Coachee und passt sein eigenes Verhalten dem seines Coaching-Partners an. Hierbei achtet er bereits während der ersten Gespräche auf folgende Elemente:

- Körperhaltung
- Sprache
- Atemrhythmus
- Gestik und Mimik.

Eine Anpassung des Verhaltens geschieht bei allen aufgeführten Elementen, bis Coach und Coachee sich in ihrem Verhalten völlig angenähert haben. Zu diesem Zeitpunkt werden die Bewegungen beider von dem jeweiligen anderen unbewusst und unmerklich nachgeahmt. Beide befinden sich nun in einem so genannten Rapport.

In den Schuhen der Anderen gehen (NLP-Technik)

Ziel der Übung: Aufbau einer vertrauensvollen Beziehung.

Teilnehmerzahl: Gruppen unterschiedlicher Größe.

Übungsdauer: 5 bis 15 Minuten zzgl. 5 bis 10 Minuten Diskussion.

Übungsmaterial: wird nicht benötigt.

Übungsbeschreibung:

Der Coach erläutert den Coachees zunächst den Übungsablauf und erfragt ihre Bereitschaft zur Teilnahme. Anschließend wird ausreichend Raum geschaffen, um sich frei bewegen zu können (das heißt, dass Tische und Stühle zur Seite geräumt werden sollten). Jeweils zwei, drei oder vier Personen stellen eine Gruppe dar. In jeder Gruppe beginnt einer der Teilnehmer damit, sich durch den Raum zu bewegen und umzuschauen. Dabei verhält er sich ganz normal. Die Aufgabe der anderen Teilnehmer besteht darin, dieser Person zu folgen und sämtliche Bewegungen bereits im Ansatz zu erkennen und möglichst zeitnah nachzuahmen. Es sollte darauf geachtet werden, dass die Teilnehmer jeweils in die gleichen Fußstapfen treten. Nach zwei bis drei Minuten stellt sich der Teilnehmer hinten an, und der nächste Teilnehmer bewegt sich in seinem Stil durch den Raum. Die Übung endet, nachdem jeder jedem für ein paar Minuten gefolgt ist. Anschließend sollten sich die Teilnehmer über ihre Erfahrungen während der Übung kurz austauschen.

Gemeinsam atmen (NLP-Technik)

Ziel der Übung: Aufbau einer vertrauensvollen Beziehung.

Teilnehmerzahl: Gruppen unterschiedlicher Größe.

Übungsdauer: 5 bis 10 Minuten zzgl. 5 Minuten Diskussion.

Übungsmaterial: wird nicht benötigt.

Übungsbeschreibung:

Der Coach erläutert den Coachees zunächst den Übungsablauf und erfragt ihre Bereitschaft zur Teilnahme. Die Übung wird in der Regel im Sitzen durchgeführt. Jeweils zwei oder drei Personen finden sich zu einer Gruppe zusammen. In jeder Gruppe schließt einer der Teilnehmer die Augen und erinnert sich an ein in der Vergangenheit liegendes schönes Ereignis. Diesem Ereignis folgt er einige Minuten lang in seinen Gedanken. Die anderen Teilnehmer passen ihren eigenen Atemrhythmus währenddessen an. Sie achten dabei auf die Bewegungen von Brust und Bauch, der Schultern und der Nasenflügel. Die Übung endet nach einigen Minuten, in denen die Teilnehmer gemeinsam geatmet haben. Danach findet ein Wechsel statt.

Anschließend sollten sich die Teilnehmer über ihre Erfahrungen während der Übung kurz austauschen.

Mit den zuletzt beschriebenen Übungen kann ein Gespür für die Bewegungen der anderen Gruppenteilnehmer entwickelt werden – man lernt sich auf eine neue Art und Weise kennen. Eine erste Vertrauensbasis kann hier in nur wenigen Minuten geschaffen werden. Häufig ist der Einsatz einer weiteren Übung jedoch notwendig, die sich insbesondere auch für die Arbeit mit Kleingruppen anbietet.

Aus bereits beschriebenen Gründen muss dem Aufbau von Rapport ausreichend Aufmerksamkeit geschenkt werden. Ohne Rapport wird jede Intervention sinnlos. Dabei muss Rapport nicht immer durch eine besondere Übung hergestellt werden. Ein geübter Coach sorgt quasi «nebenbei» für eine vertrauensvolle Beziehung. Bereits die Phase des Ankommens hat einen bedeutenden Einfluss auf das Entstehen eines Rapports. Das Pacen – anpassen der eigenen Bewegungen, Stimme usw. – kann bereits während des einleitenden Smalltalks erfolgen. Nach Erreichen eines Rapports wird zu den Interventionen übergeleitet.

2.3.3 Instrumente und Übungen im Rahmen der Intervention

Die hier beschriebenen Instrumente und Übungen sind wesentliche Bestandteile und Hilfsmittel der einzelnen Interventionen im Coaching-Prozess. Im Mittelpunkt sind sie entweder problemorientiert, handlungsorientiert oder ergebnisorientiert. Auch diese Übungen entstammen unterschiedlichen Disziplinen und haben sich im Coaching-Prozess vielfach bewährt. Die Anwendung vereinzelter Übungen ist dem Einzel-Coaching vorbehalten. Andere können wiederum in Gruppen-Coachings zur Anwendung kommen.

Problemorientierung

Die frühzeitige Festlegung ausgewählter Probleme und Themen, die bearbeitet werden sollen, erscheint im Rahmen des Coaching-Prozesses sinnvoll. Auf diese Weise kann ein ausgeprägtes Bewusstsein für die am dringlichsten zu lösenden Probleme erzeugt werden. Darüber hinaus handelt es sich um eine sehr effiziente Vorgehensweise, die insbesondere bei Coachings wichtig ist, die einen Umfang von nur 90 Minuten oder weniger haben. Eine weitere kreative Form der Themensammlung und Priorisierung liefert das so genannte Mind-Mapping.

Mit diesen einfachen und strukturierten Techniken können die wichtigsten Themen sehr leicht visualisiert werden. Eine Abstimmung der Prioritäten kann mit diesem Hilfsmittel und im Rahmen einer Punktabfrage demokratisch erfolgen. Ein weiterer Vorteil der Visualisierung besteht darin, dass auch zu einem späteren Zeitpunkt gezielt auf die Sammlung Bezug genommen werden kann. Auch weniger wichtige Themen gehen nicht verloren, sondern bleiben auf diese Weise im Blickfeld der Coachees.

Themensammlung und Priorisierung (ModerationsMethode)

Ziel der Übung:	Sammlung der zu bearbeitenden Themen und Bestimmung einer Bearbeitungsreihenfolge.
Teilnehmerzahl:	kann mit Einzelpersonen und Gruppen durchgeführt werden.
Übungsdauer:	5 bis 20 Minuten (in Abhängigkeit von der Anzahl der Themen oder Probleme).
Übungsmaterial:	Flipchart, Moderationsmarker, Klebepunkte bei Gruppen.

Übungsbeschreibung:

Der Coach erläutert den Coachees zunächst den Übungsablauf und erfragt ihre Bereitschaft zur Teilnahme. Er bereitet einen Flipchart-Bogen mit drei Spalten und mehreren Zeilen vor. Der Bogen trägt die Hauptüberschrift «Themensammlung» (**Abb. 2-6**). Die Spalten werden mit den Bezeichnungen «Themen», «Priorität» und «Zeit» beschriftet. Durch Befragung des Coachees werden einzelne Themen für die heutige Coaching-Sitzung oder in der ersten Sitzung für den gesamten Prozess gesammelt. Durch eine weitere Befragung werden die Prioritäten dieser Themen ermittelt. In der Zusammenarbeit mit einer Gruppe kann dies sehr effizient durch eine Punktabfrage erfolgen. Hierbei werden die Coachees dazu aufgefordert, jeweils einen Punkt an das Thema zu kleben, das ihrer Meinung nach als Erstes behandelt werden sollte. Auch eine Vergabe von mehreren Punkten, die entsprechend der Gewichtung verteilt werden können, ist denkbar. Bei einem etwaigen Gleichstand kann eine weitere Abfrage unter den favorisierten Themen erfolgen.

Anschließend kann im Rahmen einer weiteren Diskussion geklärt werden, wie viel Zeit für die Bearbeitung der einzelnen Themen aufgewendet werden soll. Die Kontrolle des festgelegten Zeitrahmens liegt im Anschluss daran im Aufgabengebiet des Coachs.

Auch hier bietet sich das Mind-Mapping als kreative Methode an. Das zuvor im Rahmen der Themensammlung erstellte Mind-Map kann hierzu entweder weiterbenutzt werden, oder aber es wird ein neues Mind-Map erstellt, in dessen Mitte das zu bearbeitende Thema notiert wird. Von hier ausgehend werden wiederum Zweige gezeichnet, die das Thema nun näher beschreiben.

Nicht immer fällt es Coachees leicht, ein Problem mit Worten zu beschreiben. Vielleicht ist es einem Coachee auch noch gar nicht bewusst. Er weiß zwar, dass ihn etwas belastet, er findet jedoch nicht die passenden Worte, um die Problematik auszudrücken. In einer solchen Situation kann eine weitere Maßnahme der kreativen Problemumschreibung benutzt werden.

Mittels dieser kreativen Form der Problembeschreibung erfährt man sehr viel über die Intensität der Probleme, welche den Coachee belasten. Formen und Farben bieten hier gute Ausdrucksmöglichkeiten. Für Gruppen ist diese Form der Problembeschreibung in den meisten Fällen eher nicht geeignet. Schwierig kann

Themensammlung und Priorisierung (Mind-Mapping)

Ziel der Übung: Sammlung der zu bearbeitenden Themen und Bestimmung einer Bearbeitungsreihenfolge.

Teilnehmerzahl: kann mit Einzelpersonen und Gruppen durchgeführt werden.

Übungsdauer: 5 bis 20 Minuten (in Abhängigkeit von der Anzahl der Themen oder Probleme).

Übungsmaterial: Papier, Moderationsmarker, Klebepunkte bei Gruppen.

Übungsbeschreibung:

Der Coach erläutert den Coachees zunächst den Übungsablauf und erfragt ihre Bereitschaft zur Teilnahme. Der Coach legt schließlich einen großen Bogen Papier auf die Mitte des Arbeitstisches. In der Mitte des quer liegenden Blattes notiert er den Begriff «Themensammlung», der zum Beispiel mit einer Wolke umrandet werden kann. Von diesem zentralen Punkt aus können nun Zweige zu einzelnen Themen gezogen werden. Die Priorität und die Zeit können hier nach der Sammlung aller relevanten Themen festgelegt werden. Die Verwendung von Symbolen kann hierbei unterstützen und zu neuen Gedanken anregen. Auch der sinnvolle Einsatz von Farben regt die Kreativität an.

Beschreibung der Themen und Probleme (ModerationsMethode)

Ziel der Übung: detaillierte Beschreibung der zu bearbeitenden Themen.

Teilnehmerzahl: kann mit Einzelpersonen und Gruppen durchgeführt werden.

Übungsdauer: etwa 5 bis 10 Minuten pro Thema oder Problem.

Übungsmaterial: Flipchart, Moderationsmarker.

Übungsbeschreibung:

Der Coach erläutert den Coachees zunächst den Übungsablauf und erfragt ihre Bereitschaft zur Teilnahme. Für die detaillierte Beschreibung der Themen oder Probleme sollte der Coach einen Flipchart-Bogen mit zwei Spalten versehen. Die Hauptüberschrift lautet «Themenbeschreibung» (**Abb. 2-7**). Die erste Spalte erhält die Bezeichnung «Themen», die zweite Spalte erhält die Bezeich-nung «Beschreibung». In der zuvor festgelegten Reihenfolge notiert der Coach die Themen in der dafür vorgesehenen ersten Spalte. Die zweite Spalte kann mit kurzen Beschreibungen der Coachees gefüllt werden, die sie entweder selbstständig notieren oder aber durch den Coach erfassen lassen.

Im Rahmen einer abschließenden Diskussion sollte geklärt werden, ob die Beschreibungen vollständig sind. Nicht außer Acht gelassen werden darf schließlich die Frage, ob die Ziele mit Hilfe der identifizierten und beschlossenen Maßnahmen wirklich erreicht werden können.

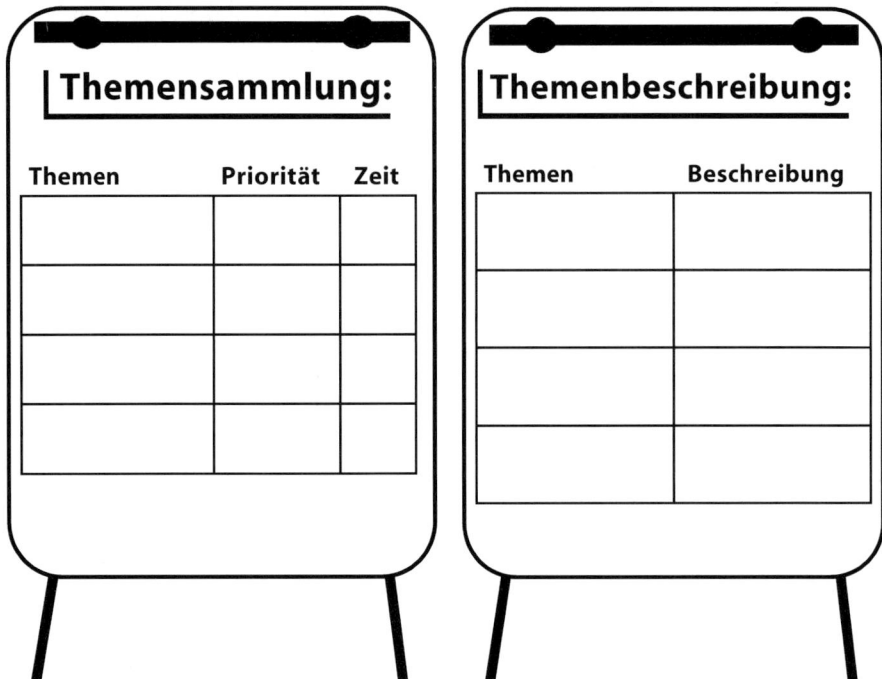

Abbildung 2-6: Flipchart – Themensammlung (Quelle: Loffing 2002)

Abbildung 2-7: Flipchart – Themenbeschreibung (Quelle: Loffing 2002)

sich eine nachfolgende Diskussion der identifizierten Probleme gestalten. Darüber hinaus stellt sich in einer solchen Situation die Frage, an welchem der Probleme nun gearbeitet wird und an welchem nicht. Denkbar wäre jedoch, die Phase der Problembeschreibung schon ausschließlich auf Gruppenprobleme einzugrenzen, für die nachher demokratisch eine Reihenfolge der Bearbeitung festgelegt wird.

Um die Belastung, die von einem Problem ausgeht, zu verdeutlichen, bietet sich die Durchführung einer weiteren, sehr eindrucksvollen Übung an. Insbesondere in Gruppen kann auf diese Weise die gegenseitige Unterstützung und das Bewusstsein für eine gemeinsame Lösung eines Problems gefördert werden. Dies ist insbesondere dann der Fall, wenn es Teilnehmer mit sehr schweren Steinen gibt, die offensichtlich ganz besonders unter dem Problem in der Gruppe zu leiden haben.

Für einen kompetenten Coach ist es keine zwingende Voraussetzung, das Problem namentlich zu kennen. Die Tatsache, dass es etwas gibt, was den Coachee belastet, reicht vollkommen aus, um sich mit einer Intervention der Lösung zu nähern.

Das Problem ins Bild bringen

Ziel der Übung:	Umschreibung des zu bearbeitenden Problems.
Teilnehmerzahl:	Einzelpersonen.
Übungsdauer:	etwa 5 bis 15 Minuten zzgl. Zeit für eine abschließende Diskussion.
Übungsmaterial:	Zeichenblock, Wachsmalstifte oder Bunt- beziehungsweise Filzstifte.

Übungsbeschreibung:

Der Coach erläutert dem Coachee zunächst den Übungsablauf und erfragt seine Bereitschaft zur Teilnahme. Anschließend beginnt der Coachee damit, sein Problem in einem Bild auszudrükken. Die Übung endet nach Fertigstellung des Bildes und einer abschließenden Diskussion. Die weitere Vorgehensweise wird von dem Ergebnis der Diskussion und der Dringlichkeit abhängig gemacht, mit der an dem visualisierten Problem gearbeitet werden sollte.

Der Stein, den ich trage

Ziel der Übung:	Belastung eines Problems spüren.
Teilnehmerzahl:	Einzelpersonen und Gruppen.
Übungsdauer:	wenige Minuten im Rahmen der Instruktion; nebenbei während der gesamten Coaching-Sitzung.
Übungsmaterial:	Steine unterschiedlicher Größe.

Übungsbeschreibung:

Der Coach erläutert den Coachees zunächst den Übungsablauf und erfragt ihre Bereitschaft zur Teilnahme. Anschließend wählen die Teilnehmer einen Stein aus, der die Belastung, die sie bei dem zuvor identifizierten Problem ertragen müssen, mit seiner Größe, seinem Aussehen oder seinem Gewicht zum Ausdruck bringt. Diesen Stein müssen die Teilnehmer während des Coachings bei sich tragen. Es kann die Zielvereinbarung getroffen werden, das Problem während des Coachings zu lösen oder zumindest zu lindern. Nur wenn das erreicht wird, kann der Coachee von seinem Stein befreit werden.

Handlungsorientierung

Im Anschluss an eine in der Regel zunächst notwendige Problemorientierung widmet man sich im Coaching der intensiven Bearbeitung der identifizierten Probleme. Das heißt, dass über konkrete Möglichkeiten zur Lösung der ermittelten Probleme oder zur Erreichung der vereinbarten Ziele nachgedacht werden sollte. Handlungsorientierung ist somit in dieser Situation gefragt.

Erstellen eines Tätigkeitskatalogs (ModerationsMethode)

Ziel der Übung:	Verteilung der Maßnahmen, um die Themen/Probleme zu bearbeiten.
Teilnehmerzahl:	kann mit Einzelpersonen und Gruppen durchgeführt werden.
Übungsdauer:	5 bis 10 Minuten pro Thema.
Übungsmaterial:	Flipchart, Moderationsmarker.

Übungsbeschreibung:

Der Coach erläutert den Coachees zunächst den Übungsablauf und erfragt ihre Bereitschaft zur Teilnahme. Der Coach bereitet einen Flipchart-Bogen mit fünf Spalten und mehreren Zeilen vor. Das Flipchart trägt die Überschrift des Themas oder Problems. Die Spalten werden mit den Bezeichnungen «Tätigkeit», «Wer?», «Mit wem?», «Bis wann?» und «An wen?» beschriftet (**Abb. 2-8**). Durch gezielte Befragung des Coachees werden Antworten gesammelt und in den jeweiligen Spalten notiert.

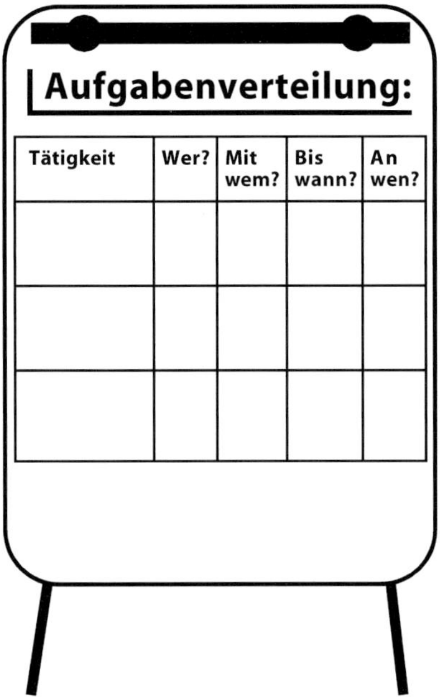

Aufgabenverteilung:

Tätigkeit	Wer?	Mit wem?	Bis wann?	An wen?

Abbildung 2-8: Flipchart – Aufgabenverteilung (Quelle: Loffing, 2002)

Wichtig ist, dass gerade hierbei die Übersichtlichkeit gewahrt bleibt. Mitunter ist es sinnvoll, einen großen Metaplan zu erstellen, um alle Maßnahmen konkret zu erfassen. Denkbar wäre es jedoch auch, das Flipchart als eine kurze und prägnante Übersicht zu betrachten. Von dieser Übersicht ausgehend, können die einzelnen

Maßnahmen auf einem weiteren Chart detaillierter beschrieben werden. Hierzu bietet sich auch das Mind-Mapping als weitere kreative Arbeitstechnik an. Auch mit Hilfe von NLP kann eine Suche nach Lösungen effizient durchgeführt werden. Dies verdeutlicht die nachfolgend beschriebene Übung.

Step by Step (NLP-Technik)

Ziel der Übung:	Entwicklung von Maßnahmen zur Lösung eines Problems.
Teilnehmerzahl:	Einzelpersonen.
Übungsdauer:	15 bis 25 Minuten.
Übungsmaterial:	Anker (Papier, Gegenstände usw.).

Übungsbeschreibung:

Der Coach erläutert dem Coachee zunächst den Übungsablauf und erfragt seine Bereitschaft zur Teilnahme. Die Übung verläuft in drei Teilen, die auch unabhängig voneinander zum Einsatz kommen können.

Teil 1: Problemorientierung

Der Coach lässt den Coachee entscheiden, mit wie vielen Schritten er sich von dem Problem weg in Richtung Ziel bewegen möchte. Voraussetzung dafür ist selbstverständlich eine vorausgehende intensive Problemorientierung. Anschließend lässt der Coach seinen Coachee zwei Raumanker verteilen – einen für das Problem und einen weiteren für das Ziel. Ausgangspunkt der Übung ist das Problem. Der Coachee stellt sich aus diesem Grund in die unmittelbare Nähe des Problemankers und versucht es mit Hilfe der Worte des Coachs noch einmal nachzuempfinden. Der Coach kann hierzu folgende Sätze benutzen, um den Coachee in den Problemzustand zu begleiten:

«Schließen Sie Ihre Augen und versuchen Sie noch einmal, das Problem deutlich wahrzunehmen… Wie sieht das Problem in diesem Moment aus? … Gibt es Geräusche, die Sie zusätzlich wahrnehmen können? … Wie fühlen Sie sich in dieser Problemsituation? … Können Sie vielleicht einen Geruch wahrnehmen? … Gibt es einen Geschmack, der damit einhergeht? … Nehmen Sie das Problem noch einmal mit allen Sinnen wahr.»

Wenn der Coachee das Problem noch einmal bewusst wahrgenommen hat, dann muss er sich anschließend wieder aus dieser Situation herausbewegen. Dazu öffnet er seine Augen und tritt aus dem Problemfeld heraus. Von außen betrachtet er nun noch einmal das Problem und den Weg zum Ziel. Anschließend versucht er den Zielzustand mit allen Sinnen wahrzunehmen.

Teil 2: Zielorientierung

Hierzu stellt der Coachee sich in die unmittelbare Nähe seines Zielankers. Der Coach kann ihn dabei mit folgenden Worten unterstützen:

«Schließen Sie Ihre Augen und versuchen Sie, das Ziel deutlich wahrzunehmen! … Vielleicht sehen Sie etwas? … Gibt es Geräusche, die Sie zusätzlich wahrnehmen können? … Wie fühlen Sie sich in dieser Situation? … Können Sie vielleicht einen Geruch wahrnehmen? … Gibt es einen Geschmack, der damit einhergeht? … Versuchen Sie, das Ziel mit allen Ihren Sinnen wahrzunehmen und zu erleben.»

Auch aus diesem Zustand bewegt der Coachee sich schließlich heraus und betrachtet das Ziel noch einmal von außen. Wenn er das Ziel immer noch erreichen will, dann kann mit den ersten Schritten auf dem Weg zum Ziel begonnen werden.

Teil 3: Handlungsorientierung
Der Coachee sollte nun seinen ersten Maßnahmenanker legen. Dieser liegt vielleicht schon einen Schritt von dem Problemanker entfernt und damit einen Schritt näher am Ziel. Nun begibt sich der Coachee in dieses Maßnahmenfeld und versucht, die ersten Maßnahmen zu entwickeln. Der Coach kann ihn dabei mit folgenden Worten unterstützen:

«Schließen Sie Ihre Augen und versuchen Sie, die ersten notwendigen Maßnahmen deutlich wahrzunehmen! … Sehen Sie etwas? … Gibt es Geräusche, die Sie zusätzlich wahrnehmen können? … Wie fühlen Sie sich in dieser Situation? … Können Sie vielleicht einen Geruch wahrnehmen? … Gibt es einen Geschmack, der damit einhergeht? … Versuchen Sie die ersten Maßnahmen mit allen Ihren Sinnen wahrzunehmen und beschreiben Sie sie …»

Wenn der Coachee die ersten Maßnahmen detailliert beschrieben hat, dann bewegt er sich aus diesem Maßnahmenfeld heraus und betrachtet die Aufzeichnungen des Coachs. Dieser hat sich Notizen zu den Gedanken des Coachees gemacht und diese auf einer Karte notiert, die er in dieses erste Maßnahmenfeld legt. Je nach Schwierigkeitsgrad des zu lösenden Problems kann das Coaching bereits hier ein Ende finden. Es können jedoch auch weitere Maßnahmen generiert werden. Anschließend folgt eine Zielvereinbarung, aus der hervorgeht, welche der entwickelten Maßnahmen bis wann ergriffen werden sollen. Das Coaching wird in der kommenden Coaching-Sitzung mit einer Überprüfung der Maßnahmen und weiteren Schritten zum Ziel fortgesetzt.

Das Erleben der Zielsituation und das gezielte Verstärken der Vision kann die Motivation zum Ergreifen der notwendigen Maßnahmen zusätzlich fördern. Etwaige Zielkorrekturen werden jedoch ebenfalls deutlich und können rechtzeitig ergriffen werden.

Vision entwickeln (NLP-Technik)

Ziel der Übung:	langfristige Ziele/Wünsche konkretisieren und verstärken.
Teilnehmerzahl:	Einzelpersonen.
Übungsdauer:	15 bis 25 Minuten.
Übungsmaterial:	wird nicht benötigt.

Übungsbeschreibung:

Der Coach erläutert dem Coachee zunächst den Übungsablauf und erfragt seine Bereitschaft zur Teilnahme. Die Übung besteht aus zwei Teilen, die auch unabhängig voneinander zum Einsatz kommen können.

Teil 1: Vision entwickeln
Der Coach fordert den Coachee zunächst dazu auf, sein langfristiges Ziel kurz und prägnant zu formulieren. Er bittet ihn dann, die Augen zu schließen und sich vorzustellen, wie es ist, wenn er sein Ziel erreicht hat. Auch hier geht es wieder darum, das Ziel mit allen Sinnen wahrzunehmen. Es soll gesehen, gehört, gespürt, gerochen und/oder geschmeckt werden. Wenn der Coachee eine ganz klare Vorstellung davon entwickelt hat, wie es ist, wenn er sein Ziel erreicht hat, dann bewegt er sich wieder aus diesem Zustand heraus. Eine anschließende Diskussion mit dem Coach trägt dazu bei, die Vorstellung noch etwas klarer zu machen.

Teil 2: Vision verstärken, Vision checken
Der Coach fordert seinen Coachee noch einmal dazu auf, sich in den Zielzustand zu begeben. Von dort aus soll er sich nun in Richtung Zukunft bewegen und mit allen Sinnen wahrnehmen, wie es ein Jahr nach dem Erreichen des Ziels ist. Wenn der Coachee voller positiver Erlebnisse aus der Zukunft ist, dann kann die Übung beendet werden. Es geht hierbei vor allem darum, das Ziel so schmackhaft zu machen, dass die Schritte zum Ziel motiviert ergriffen werden.

In einer sehr bekannten NLP-Übung geht es um das Erleben des so genannten «Moment of Excellence» (siehe nächste Seite). Diese Übung weckt Kraft für alle zukünftige Aufgaben. Ein Vorteil dieser Übung besteht darin, dass über das Abspeichern der Gefühle, die man in einem Moment erlebt hat, in dem einem alle Fähigkeiten zur Verfügung standen, auch langfristig ein solcher Zustand immer wieder bei Bedarf mit nur einer kleinen Bewegung hervorgerufen werden kann. Im Coaching bietet sich diese Intervention vor allem in Situationen an, in denen das Bewusstsein für die eigene Kraft des Guten betont werden muss. Dies ist zum Beispiel vor dem Ergreifen wichtiger Maßnahmen auf dem Weg zum Ziel notwendig.

Eine ähnliche Übung ist in Bezug auf die Kreativität denkbar. Hier führt der Coach seinen Coachee in eine Situation der Vergangenheit zurück, in der er besonders kreativ wahr. Wurde der «Moment of Excellence» bereits geankert, so muss hier jedoch zunächst ein anderer Anker benutzt werden. Zum Beispiel können hierbei Zeigefinger und Daumen der linken Hand zusammengeführt werden. Eine Integration der beiden Zustände kann schließlich in einer besonderen Intervention geschehen.

Moment of Excellence (NLP-Technik)

Ziel der Übung:	exzellenten Moment erleben; Kraft für zukünftige Aufgaben schöpfen.
Teilnehmerzahl:	Einzelpersonen oder Gruppen.
Übungsdauer:	ca. 15 Minuten.
Übungsmaterial:	optional mit Entspannungsmusik; hierzu wird ein CD-Player oder Kassettenrekorder benötigt.

Übungsbeschreibung:

Der Coach erläutert den Coachees zunächst den Übungsablauf und erfragt ihre Bereitschaft zur Teilnahme. Anschließend fordert er die Teilnehmer dazu auf, sich möglichst bequem hinzusetzen oder hinzulegen, die Augen zu schließen und seinen Worten für ein paar Minuten zu folgen:

«Sie sitzen oder liegen bequem und locker, ... die Augen sind geschlossen, ... die Augenlider werden schwer... Sitzen oder liegen Sie wirklich bequem... oder wollen Sie es sich noch ein bisschen bequemer machen? ... Lassen Sie sich einfach von den Worten und der Musik tragen, ... einfach treiben lassen, ... geschehen lassen, ... wirken lassen... Wenn Sie sich nun auf Ihre Atmung konzentrieren, dann spüren Sie, wie Sie langsam einatmen, ... mit jedem Ausatmen versinken Sie immer tiefer in einen wunderbaren Ruhezustand. ... Seien Sie gespannt, welche neuen Assoziationen in diesem Zustand in den kommenden Minuten in Ihnen geweckt werden. ... Assoziationen, die neue Kräfte wecken, die Ihnen für zukünftige Aufgaben zur Verfügung stehen. ... Versuchen Sie sich nun in diesem Zustand der inneren Ruhe an eine Zeit zu erinnern, in denen Ihnen alle Ihre Fähigkeiten zur Verfügung standen, ... in der Sie das Gefühl hatten, kompetent zu sein, ... wo Ihre Fähigkeiten gebraucht wurden ... und wo Sie Ihr ganzes Talent einsetzen konnten. ... Nehmen Sie diese Situation ganz deutlich wahr. ... Sehen Sie, wie glücklich Sie in diesem Moment waren. ... Hören Sie das Lob der anderen. ... Nehmen Sie noch einmal das besondere Gefühl wahr, das mit dieser Situation einherging. ... Vielleicht riechen oder schmecken Sie sogar auch noch etwas. ... Bleiben Sie für einige Minuten in dieser wunderbaren Situation in Ihrer Vergangenheit, in der Sie alle Ihre Ressourcen spüren konnten. ... Warten Sie noch einen Augenblick, bis das Gefühl ganz intensiv wahrgenommen werden kann. ... Wenn Sie diesen Punkt der absoluten Vervollkommnung nun erreicht haben, dann berühren Sie bitte mit der Kuppe des Zeigefingers der rechten Hand die Kuppe Ihres rechten Daumens. ... Üben Sie ein wenig Druck aus und halten Sie Zeigefinger und Daumen für einen Augenblick zusammengedrückt. ... Die Berührung dieser beiden Finger wird Sie zukünftig an diese wunderbare Situation erinnern können. ... Sie werden einfach Zeigefinger und Daumen der rechten Hand zusammenführen müssen, um sich wieder in einem Zustand zu befinden, in dem Ihnen alle Ihre Kräfte zur Verfügung stehen und in dem Sie sich einfach nur gut fühlen. ... Empfinden und erleben Sie noch einen Augenblick diesen Zustand und verabschieden Sie sich dann langsam von dieser Situation. ... Lösen Sie die Berührung Ihrer Finger. ... Öffnen Sie langsam Ihre Augen. ... Recken und strecken Sie noch einmal Ihre Arme und Beine!»

Auch nach dieser Übung ist eine kurze Diskussion der Erlebnisse sinnvoll. Ein Verweis auf das «Klassische Konditionieren» hilft, die Wirksamkeit dieser Übung zu verstehen.

Total Empowerment (NLP-Technik)

Ziel der Übung:	Kraft und Kreativität schöpfen.
Teilnehmerzahl:	Einzelpersonen oder Gruppen.
Übungsdauer:	ca. 15 Minuten.
Übungsmaterial:	optional mit Entspannungsmusik; hierzu wird ein CD-Player oder Kassettenrekorder benötigt.

Übungsbeschreibung:

Der Coach erläutert den Coachees zunächst den Übungsablauf und erfragt ihre Bereitschaft zur Teilnahme. Zu Beginn der Übung wird der «Moment of Excellence» erlebt. Noch vor dem Ende erfolgt jedoch ein weiterer Übungsabschnitt zum «Moment of Creativity». Anschließend kann der Coach mit den folgenden Worten in den Zustand des «Total Empowerment» führen:

«… Wenn Sie nun den Daumen und Zeigefinger der rechten Hand zusammenführen («Moment of Excellence») und gleichzeitig den Daumen und Zeigefinger der linken Hand («Moment of Creativity»), dann ergibt sich ein vollkommen neuer und besonders kraftvoller Zustand! … Erleben und empfinden Sie diesen neuen, wunderbaren Zustand. … Erleben und empfinden Sie diesen Zustand mit allen Sinnen … und genießen Sie, wie sich diese neue Kraft und Energie in Ihnen ausbreitet! … Total Empowerment! … Spüren Sie, wie Sie alles Erdenkliche mit dieser Energie bewegen können. … In dem Wissen, dass Sie diesen Zustand einzig und allein durch die Berührung Ihrer Finger wieder erreichen können, verabschieden Sie sich langsam von diesem Erlebnis. … Lösen Sie langsam den Druck Ihrer Finger. … Öffnen Sie Ihre Augen. … Recken und strecken Sie noch einmal Ihre Arme und Beine.»

In der Regel kann man zu diesem Zeitpunkt in ein sehr glückliches und entspanntes Gesicht voller Zuversicht schauen. Eine anschließende Diskussion wird diesen Eindruck bestätigen.

Weitere Übungen im Coaching-Ablauf können sich zum Beispiel der Schwierigkeit widmen, Prioritäten zu setzen. Die nachfolgende Übung beruht auf dem sehr eindrucksvollen und leicht verständlichen Eisenhower-Prinzip.

Prioritäten setzen

Ziel der Übung:	Unwichtiges von Wichtigem unterscheiden.
Teilnehmerzahl:	Einzelpersonen.
Übungsdauer:	15 Minuten.
Übungsmaterial:	Flipchart, Moderationsmarker.

Übungsbeschreibung:

Der Coach erläutert dem Coachee den Übungsablauf. Auf einem Flipchart-Bogen oder einem Blatt Papier erstellt er eine Matrix aus vier gleich großen Quadraten **(Abb. 2-9)**. In vertikaler Richtung wird die Wichtigkeit abgetragen, in horizontaler Richtung die Dringlichkeit. Das Quadrat oben rechts in der Ecke ist das Quadrat mit der höchsten Priorität. Die wichtigsten und am dringlichsten zu lösenden Aufgaben befinden sich dort. Links daneben befindet sich das Quadrat mit den wichtigsten, aber nicht so dringend zu erledigenden Aufgaben. Unten rechts befinden sich dringend zu lösende Aufgaben, die aber nicht so wichtig sind. Unwichtige und nicht dringende Aufgaben befinden sich in dem Quadrat unten links. Nach einer Erklärung wird der Wochenplan des Coachees analysiert. Dessen Aufgabe besteht darin, alle Aktivitäten der vergangen Woche in die Quadrate einzutragen. Leitend sind hierbei die Fragen, wer wann welche Aktivität ausgeführt hat, wie viel Zeit die Bearbeitung in Anspruch genommen hat und wie groß der Beitrag der einzelnen Aufgaben zum Gesamtergebnis der vergangenen Woche war.

In der Regel zeigt sich bei dieser Übung, dass zahlreiche Aufgaben ausgeführt wurden, die durchaus auch später hätten erledigt werden können. Einige Aufgaben hätten besser delegiert werden müssen. Für einige der wichtigsten Aufgaben

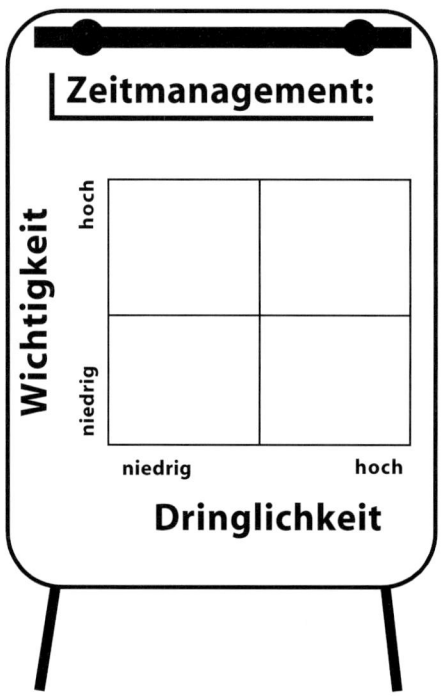

Abbildung 2-9: Flipchart – Prioritäten-Matrix (Quelle: Loffing, 2002)

Perspektivenwechsel

Ziel der Übung:	neue Perspektiven generieren.
Teilnehmerzahl:	Einzelpersonen oder Gruppen.
Übungsdauer:	ca. 5 bis 10 Minuten pro Perspektive.
Übungsmaterial:	wird nicht benötigt; optional: Anker.

Übungsbeschreibung:

Der Coach erläutert den Coachees zunächst den Übungsablauf und erfragt ihre Bereitschaft zur Teilnahme. Anschließend werden Raumanker bestimmt. Mit einem ersten Raumanker wird das Problem lokalisiert. Mit weiteren Raumankern werden die unterschiedlichen Perspektiven kenntlich gemacht. Die Coachees bewegen sich durch den Raum und um das Problem herum, um es jeweils aus einer anderen Blickrichtung, einer anderen Perspektive zu betrachten. Die hierbei auftauchenden Erkenntnisse werden jeweils diskutiert, bis ein tieferes Verständnis für das Problem erzeugt wurde. Die Übung schließt mit einem Wechsel in die eigene Perspektive und einer Überprüfung, ob sich diese mittlerweile geändert hat.

fehlte dagegen ausreichend Zeit. Diese hätte man durch eine bessere Planung und Priorisierung sowie Delegation durchaus haben können. Im Rahmen einer Fortsetzung der Übung kann eine geschicktere Planung der Aufgaben in der kommenden Woche vorgenommen werden. Zahlreiche weitere Übungen aus dem Bereich Zeitmanagement können sinnvoll zur Anwendung kommen, wenn die Ziele des Coachings in diesem Bereich liegen.

Eine weitere Übung, die erfahrungsgemäß relativ häufig in Coachings zum Einsatz kommt, widmet sich dem Wechsel von Perspektiven. Dadurch kann zum Beispiel ein Problem unter unterschiedlichen Gesichtspunkten betrachtet und somit besser verstanden werden. Auch über einen Wechsel in die Position einer anderen Person können vielfach neue Erkenntnisse generiert werden.

Der abschließende Wechsel in die eigene ursprüngliche Perspektive würdigt diese noch einmal und dient vor allem dazu, etwaige Veränderungen zu erkennen. Meist hat sich die eigene Sichtweise zu diesem Zeitpunkt bereits gravierend geändert. Der Problemlösung oder zumindest der Bereitschaft hierzu kommt der Coachee auf diese Weise einen großen Schritt näher.

Bestimmte Probleme können jedoch keine Lösung erfahren. In diesem Fall bleibt nichts anderes übrig, als zu lernen, die Einstellung gegenüber diesem Problem zu ändern und es zu akzeptieren. Eine weiter gehende Suche nach der positiven Seite der Problematik kann darüber hinaus sogar neue Horizonte eröffnen.

Positive Absicht erkennen

Ziel der Übung:	positive Seite eines Problems erkennen; Problem anerkennen.
Teilnehmerzahl:	Einzelpersonen.
Übungsdauer:	15 bis 30 Minuten (je nach Problem).
Übungsmaterial:	wird nicht benötigt.

Übungsbeschreibung:

Der Coach erläutert dem Coachee zunächst den Übungsablauf und erfragt seine Bereitschaft zur Teilnahme. Anschließend fordert er den Coachee dazu auf, das Problem zu beschreiben. Durch geschickte Fragen beleuchtet er das gesamte Problemfeld, das bei Bedarf an einem Flipchart oder auf einem einfachen Blatt Papier visualisiert werden kann. Wenn das Problem beschrieben ist, werden die Beteiligten des Problems mit aufgenommen. Die Beiträge einzelner Personen zum Problem werden ebenso diskutiert wie die dahinter stehenden Absichten. Eine erste Einsicht in bestimmte Vorgehensweisen kann auf diese Weise meist schon nach kurzer Zeit erzeugt werden. Es muss darauf geachtet werden, dass der Coachee sich nicht zu sehr in die Problematik hineinsteigert, sondern eher als neutrale Person die Situation analysiert. Der Coach kann dies dadurch erreichen, dass er mit dem Coachee bewusst einen Perspektivenwechsel vornimmt. Beide betrachten den Prozess ganz bewusst unvoreingenommen und von außen. An einzelnen Stellen fordert der Coach seinen Coachee dazu auf, sich in die Position einzelner Beteiligter zu versetzen. Ist das Problemfeld schließlich vollständig dargestellt, wird intensiv nach positiven Schlüssen aus dem Erfahrenen gesucht. Die Übung endet mit der Erkenntnis, dass das Problem nicht mehr zu ändern sei, die Analyse jedoch auch einige positive Erkenntnisse mit sich gebracht hat.

Der Perspektivenwechsel führt in vielen Fällen auch zu einer gerechteren Bewertung. Es wird nicht mehr nur die eigene Sichtweise betrachtet und in den Vordergrund gerückt. Auch die Belange der anderen Beteiligten werden auf diese Weise deutlich. Somit kann Verständnis für die gezeigten Verhaltensweisen erzeugt werden.

Ergebnisorientierung

Im Anschluss an eine intensive Handlungsorientierung darf eine Orientierung an Ergebnissen nicht außer Acht gelassen werden. Im Einzelnen geht es hierbei darum, bisherige Ergebnisse zu überprüfen und einen neuen Standort zu bestimmen. Von dort ausgehend, können schließlich neue Maßnahmen in Angriff genommen werden. Damit entwickelt sich die Vorgehensweise – ein Wechselspiel aus Handlungs- und Ergebnisorientierung. Diese sollte der Coachee nach Ende aller Coaching-Sitzung auch für sein weiteres Handeln benutzen.

Eine sehr anschauliche Möglichkeit, den eigenen Standort zu bestimmen, bieten vor allem auch unterschiedliche Techniken aus dem NLP. Hierzu dient zum Bei-

Ergebnis-Check (ModerationsMethode)

Ziel der Übung:	Überprüfung der erzielten Ergebnisse.
Teilnehmerzahl:	kann mit Einzelpersonen und Gruppen durchgeführt werden.
Übungsdauer:	5 bis 10 Minuten pro Thema.
Übungsmaterial:	Flipchart, Moderationsmarker.

Übungsbeschreibung:

Der Coach erläutert den Coachees zunächst den Übungsablauf und erfragt ihre Bereitschaft zur Teilnahme. Der Coach bereitet anschließend einen Flipchart-Bogen mit etwa vier Spalten und mehreren Zeilen vor. Das Flipchart trägt die Überschrift des Themas. Die Spalten werden mit den Bezeichnungen «Thema», «Ergebnisse», «Zielerreichungsgrad» und «Weitere Maßnahmen?» beschriftet. Durch Befragung der Coachees werden die einzelnen Fragen beantwortet. Die Antworten werden wiederum in den jeweiligen Spalten notiert. Der Zielerreichungsgrad kann zum Beispiel anhand einer Skala von 1 bis 5 beurteilt werden. Sollten die Ziele noch nicht erreicht worden sein, so können etwaig weitere notwendige Maßnahmen anhand eines neuen Tätigkeitskatalogs vereinbart werden.

spiel die zuvor schon beschriebene Technik, in der der Ist-Zustand als derzeitiger Zustand mit allen Sinnen erfahren wird. Von dort ausgehend kann das Ziel definiert und erlebt werden. Regelmäßig kann im Rahmen eines abschließenden Gesprächs überprüft werden, ob das Ziel noch erreichbar erscheint. Eventuell müssen Korrekturen an den geplanten Maßnahmen oder sogar an dem Ziel vorgenommen werden. Durch das mehrfache Wahrnehmen des Zielzustandes zu verschiedenen Zeitpunkten kann sich das Ziel durchaus in einem jeweils anderen Licht darstellen. Dies sollte im weiteren Verlauf des Coaching-Prozesses auf keinen Fall unberücksichtigt bleiben.

2.3.4 Vereinbarung von Maßnahmen

In dieser Phase des Coachings geht es vor allem darum, Maßnahmen und Ziele zu vereinbaren, um so eine Verbindlichkeit des Ergreifens ausgewählter Tätigkeiten herzustellen. In einem Vereinbarungsgespräch kann die notwendige Motivation des Coachees geweckt beziehungsweise gefördert werden. Dabei sollte besonders darauf geachtet werden, dass der Coachee die Ziele sowie die dazugehörigen Maßnahmen selbstständig entwickelt. Zu keinem Zeitpunkt darf der Coach Ziele oder Maßnahmen vorgeben. Bringt der Coach Vorschläge mit ein, dann muss dies ohne Bewertung erfolgen. Des Weiteren muss er den Coachee zu einer kritischen Überprüfung anregen und ein Abwägen initiieren.

Führen von Vereinbarungsgesprächen

Ziel:	Motivation wecken beziehungsweise fördern.
Teilnehmerzahl:	Einzelpersonen.
Dauer:	ca. 30 Minuten.
Material:	wird nicht benötigt.
Vorbereitung:	Nicht immer ist eine Vorbereitung von Vereinbarungsgesprächen möglich. Bewusst machen sollte sich der Coach vor der Durchführung jedoch, welche Fertigkeiten und Kenntnisse, Einstellungen, Interessen sowie Stärken und Schwächen der Coachee besitzt. Auch die Ergebnisse bisheriger Maßnahmen sollten nicht außer Acht gelassen werden, bevor neue Maßnahmen vereinbart werden. Das Bewusstsein für diese Aspekte liegt vor allem beim Coach.
Durchführung:	Der Coach erläutert dem Coachee zunächst den Übungsablauf und erfragt seine Bereitschaft zur Teilnahme. «Offenheit, Klarheit, Sachlichkeit und Sensitivität sind für den Verlauf des Gesprächs von wesentlicher Bedeutung.» schreibt Kirchner (1998: 131). Des Weiteren erscheint es wichtig, darauf zu achten, dass auf dem Weg zu einem Ziel immer genügend Zwischenziele formuliert werden. Die zu ergreifenden Maßnahmen müssen konkret beschrieben und terminiert werden. Die Ziele sollten schwierig, aber erreichbar sein, realistisch und positiv formuliert werden. Nur so können sie eine motivierende Wirkung entfalten. Unrealistische und zu schwierige Ziele frustrieren vor allem dann, wenn abzusehen ist, dass sie nicht erreicht werden können. Die vielleicht letzte Motivation zur Zielerreichung wird dadurch geraubt. Geachtet werden muss schließlich auch darauf, dass nicht zu viele Ziele auf einmal vereinbart werden. Auch dies würde das Erreichen einiger Ziele eher in Frage stellen.
Nachbereitung:	Im Rahmen der Nachbereitung sollte der Coach die wichtigen Maßnahmen und Ziele dokumentieren, um zu einem späteren Zeitpunkt darauf Bezug nehmen zu können. Etwaige Notizen des Coachees tragen ebenfalls dazu bei, dass dieser mit Nachhaltigkeit die vereinbarten Maßnahmen ergreift.

Um die Umsetzung einzelner Maßnahmen zu gewährleisten, kann auch über die Vereinbarung von Sanktionen diskutiert werden. Hierbei ist es die Aufgabe des Coachs, darauf zu achten, dass die Sanktionen den Prozess nicht hemmen. Coachees neigen mitunter dazu, ausgesprochen harte und negative Sanktionen zu verhängen. Dies gilt es zu vermeiden. Es darf sich zwar um negative Sanktionen handeln, deren Härtegrad von dem Coachee abhängig gemacht werden muss, sie sollen jedoch lediglich ein Anreiz darstellen, die vereinbarten Maßnahmen wirklich zu ergreifen. Sie sollen jedoch auf keinen Fall Angst verbreiten.

2.3.5 Übungen im Rahmen der Reflexion

Mit den Übungen im Rahmen der Reflexion soll vor allem das Ziel verfolgt werden, den Prozess der Coaching-Sitzung sowie die gewonnenen Erkenntnisse noch einmal kritisch zu überprüfen. Dies hat sich in vielen Coaching-Sitzungen bewährt. Der Fokus wird hierbei häufig auf unbewusst vernachlässigte Aspekte gelenkt. Ist dies der Fall, so kann darüber nachgedacht werden ob dieser Aspekt noch einmal aufgegriffen werden muss oder ob er mittlerweile irrelevant geworden ist. Ein Beitrag zur Steigerung der Problemlösekompetenz kann dadurch ebenfalls erreicht werden. Höhen und Tiefen der Coaching-Sitzungen werden bewusst und können in eine abschließende Diskussion mit einfließen. Die Reflexion stellt aus dieser Perspektive eine wichtige Maßnahme der langfristigen Erfolgssicherung dar.

Im Rahmen dieser Übung ist es wichtig, dass der Coach seinen Coachee auch während der Übung beobachtet. Veränderungen des Atemrhythmus', der Gestik und Mimik liefern wichtige Erkenntnisse in Bezug auf die Stimmung, mit der der Coachee bestimmte Erinnerungen erlebt. Auf diese Weise kann die abschließende Diskussion bedeutend gezielter geführt werden. Auch die bereits beschriebenen Formen der Stimmungsabfrage stellen geeignete Maßnahmen im Rahmen der Evaluation des Coaching-Prozesses dar. Zumindest kann hierüber geprüft werden, ob der angestrebte Stimmungszustand erreicht wurde.

2.3.6 Übungen im Rahmen der Verabschiedung

Mit ausgewählten Übungen im Rahmen der Verabschiedung soll gewährleistet werden, dass sich der Coachee nach der Coaching-Sitzung wieder auf andere wichtige Dinge konzentrieren kann. Sie können aktivieren sowie entspannen oder weitere gewünschte Empfindungen erzeugen. Die Auswahl der Übung sollte von den jeweiligen Bedürfnissen des Coachees abhängig gemacht werden. Eine Auswahl der Übung kann selbstverständlich in Abstimmung mit dem Coachee selbst geschehen.

Übungen zur Aktivierung
Nach einer bewegenden und anstrengenden Coaching-Sitzung kann es durchaus sinnvoll sein, neue Energien zu aktivieren. So kann man sich mit neuer Kraft den

noch bevorstehenden Aufgaben widmen und lässt die Coaching-Inhalte zunächst hinter sich. Zum Teil bieten sich diese Übungen auch zu einer Anwendung zu anderen Zeitpunkten an. So können Aktivierungsübungen auch nach einer Mittagspause zum Einsatz kommen, um die sich einstellende Verdauungsträgheit zu überwinden. Auch zwischen einzelnen Themenschwerpunkten im Coaching wäre ein Einsatz von Aktivierungsübungen denkbar. Es sollte jedoch grundsätzlich auf die Passung zwischen Situation und Übung geachtet werden. Nur wenn diese wirklich vorliegt, kann ein Einsatz begrüßt werden. Blinder Aktionismus und Übungen, die nicht zu den Coachees passen, sollten grundsätzlich vermieden werden.

Den Prozess Revue passieren lassen

Ziel der Übung:	Evaluation des Coaching-Prozesses.
Teilnehmerzahl:	Einzelpersonen oder Gruppen.
Übungsdauer:	wahlweise 5 bis 15 Minuten.
Übungsmaterial:	optional mit Entspannungsmusik; hierzu wird ein CD-Player oder Kassettenrekorder benötigt.

Übungsbeschreibung:

Der Coach erläutert dem Coachee zunächst den Übungsablauf und erfragt seine Bereitschaft zur Teilnahme. Anschließend lässt er seinen Coachee die gerade vergangene Coaching-Sitzung nachempfinden. In der letzten Coaching-Sitzung kann der gesamte Coaching-Prozess noch einmal durchgegangen werden. Hierfür kann der Coach zum Beispiel folgende Worte benutzen:

«Wenn Sie wollen, können Sie Ihre Augen schließen, um die Konzentration im Rahmen der Reflexion zu erhöhen. ... Setzen Sie sich möglichst bequem hin und lassen Sie sich von Ihren Gedanken tragen. ... Wandern Sie in Ihren Gedanken noch einmal zurück bis zum Beginn der heutigen Coaching-Sitzung. ... In welcher Stimmung und mit welchen Zielen sind Sie heute angekommen? ... Was wollten Sie heute unbedingt erreichen? ... Wenn Sie sich darüber im Klaren sind, dann verfolgen Sie noch einmal den Prozess dieser Coaching-Sitzung. ... Gehen Sie noch einmal die einzelnen Elemente durch, die heute bearbeitet wurden. ... Denken Sie auch an einzelne Übungen und die daraus gewonnenen Erkenntnisse. ... Bewegen Sie sich langsam bis zum Ende der heutigen Sitzung. ... Haben Sie das erreicht, was Sie erreichen wollten? ... Fehlt noch irgendetwas? ... Blicken Sie schließlich noch etwas weiter nach vorne, in die Zukunft. ... Was wünschen Sie sich noch? ... Was kann im Rahmen des Coachings noch Berücksichtigung erfahren? ... Verabschieden Sie sich langsam in Ihrem Tempo von dieser Reflexion und kehren Sie zum Hier und Jetzt zurück.»

Im Rahmen einer abschließenden Diskussion, für die ausreichend Zeit eingeplant werden sollte, diskutiert der Coach mit dem Coachee über dessen gewonnene Erkenntnisse. Auch für etwaige weitere Maßnahmen sollte noch Zeit zur Verfügung stehen.

Der Einsatz der TOP-Fit-Übung bietet sich zum Beispiel im Rahmen der Verabschiedung an. Auf Grund ihrer stark aktivierenden Wirkung kann sie jedoch auch immer dann zur Anwendung kommen, wenn neue Energien benötigt werden.

TOP-Fit

Ziel der Übung:	Aktivierung.
Teilnehmerzahl:	kann mit Einzelpersonen und Gruppen durchgeführt werden.
Übungsdauer:	wenige Minuten inkl. Instruktionen.
Übungsmaterial:	wird nicht benötigt.

Übungsbeschreibung:

Der Coach erläutert den Coachees zunächst den Übungsablauf und erfragt ihre Bereitschaft zur Teilnahme. An der Übung sollte der Coach sich beteiligen. Auf diese Weise kann er das notwendige Tempo und die Lautstärke gut vorgeben. Alle Teilnehmer stellen sich abschließend hin und achten darauf, dass sie ausreichend Platz um sich herum haben. Die Übung wird fünf Mal hintereinander durchgeführt. Sowohl hinsichtlich der Geschwindigkeit in der Bewegung als auch der Lautstärke beim Aussprechen der Worte steigert man sich. Die Übung verläuft in jeweils vier Schritten:

1. mit den Handinnenflächen klopft man auf seine Schienbeine und ruft dabei: «Ich …»
2. mit den Handinnenflächen klopft man auf seine Oberschenkel und ruft dabei: «… bin …»
3. mit den Handinnenflächen klopft man auf seine Brust und ruft dabei: «… TOP …»
4. man streckt die Arme in die Höhe und ruft dabei «… fit!»

Diese Übung wird, wie bereits zuvor erwähnt, insgesamt fünf Mal durchgeführt.

Die Fahrt durch die Waschstraße weckt bei allen Teilnehmern neue Energien und bringt eine Menge Spaß. Berührungsängste können in der Regel schnell abgebaut werden oder entstehen erst gar nicht, da jeder Teilnehmer selbst über sein Waschprogramm sowie die Geschwindigkeit, mit der er durch die Waschstraße fährt, bestimmen kann.

Waschstraße

Ziel der Übung:	Aktivierung.
Teilnehmerzahl:	kann mit Gruppen ab sechs Personen durchgeführt werden.
Übungsdauer:	etwa zehn Minuten (abhängig von der Gruppengröße).
Übungsmaterial:	wird nicht benötigt.

Übungsbeschreibung:

Der Coach erläutert den Coachees zunächst den Übungsablauf und erfragt ihre Bereitschaft zur Teilnahme. An der Übung sollte der Coach sich beteiligen. Auf diese Weise können Berührungsängste genommen werden. Die Übung verläuft wie folgt:

- Alle Teilnehmer stellen sich in zwei Reihen jeweils gegenüber, sodass in der Mitte ein kleiner Gang entsteht; dies stellt eine Waschstraße dar.
- Jeder Teilnehmer hat die Aufgabe, durch diese Waschstraße zu fahren.
- Bevor durch die Waschstraße gefahren wird, muss das jeweilige Fahrzeug von dem betreffenden Teilnehmer beschrieben werden.
- Anschließend wird das Waschprogramm gewählt (zum Beispiel ein Luxus-Waschprogramm inkl. Politur, eine sanfte Schaumwäsche oder ein Sparwaschprogramm sowie weitere Programme, die frei gewählt werden können).
- Die anderen Teilnehmer simulieren die Wäsche durch Geräusche und Berührung mit ihren Händen.
- Am Ende stellt sich der Teilnehmer wieder an einer Seite an und mimt ebenfalls ein Element der Waschstraße.
- Ein neuer Teilnehmer begibt sich nun auf die Fahrt durch die Waschstraße. Die Übung endet, nachdem alle Teilnehmer durch die lebendige Waschstraße gefahren sind.

Das Rückenbeschenken ist eine sehr schöne Übung, die je nach Ausführung sowohl zur Aktivierung als auch zur Entspannung beitragen kann. Auf jeden Fall wird jedoch ein Wohlbefinden erzeugt. Zur Durchführung der Übung sind keinerlei professionelle Massagekenntnisse erforderlich.

Rückenbeschenken

Ziel der Übung:	Aktivierung, Entspannung, Wohlbefinden erzeugen.
Teilnehmerzahl:	kann mit Einzelpersonen führt werden.
Übungsdauer:	wahlweise 2×5 oder 2×10 Minuten für die Massage zzgl. 10 Minuten für einen abschließenden Erfahrungsaustausch.
Übungsmaterial:	optional mit Entspannungsmusik; hierzu wird ein CD-Player oder Kassettenrekorder benötigt.

Übungsbeschreibung:

Der Coach erläutert den Coachees zunächst den Übungsablauf und erfragt ihre Bereitschaft zur Teilnahme. An der Übung sollte der Coach sich beteiligen, wenn eine ungerade Gruppengröße vorliegt. Auf diese Weise kann immer ein Paar zusammenarbeiten. Der Coach sollte die Zeit während der Übung kontrollieren und mit seinen Worten Impulse und Ideen für neue Griffe geben. Die Übung läuft wie nachfolgend charakterisiert ab:

- Alle Teilnehmer suchen sich einen Partner, mit dem sie einen psychologischen Vertrag schließen, der das abwechselnde Beschenken des Rückens regelt.

- Anschließend platziert man sich so, dass der zu beschenkende Partner bequem sitzt oder liegt und derjenige, der den Rücken nun beschenkt, diesen mit seinen Händen gut erreichen kann.
- Die Übung beginnt mit der Kontaktaufnahme der Hände zu dem Rücken des Partners.
- In der Regel beginnt man mit sehr sanften Streichungen, die im Verlauf der Übung intensiviert werden können.
- Während der Übung achtet man darauf, welche Massagegriffe in welchen Regionen besonders angenehm sind; diesen kann man sich dementsprechend lange widmen.
- Zum Ende der Übung verabschiedet man sich langsam von dem beschenkten Rücken und nimmt einen Partnerwechsel vor.
- Abschließend tauschen sich die Partner noch einige Minuten über die Massage aus.

Übungen zur Entspannung

Neben einer Aktivierung kann auch eine Entspannung im Rahmen der Verabschiedung sinnvoll sein. Nach einer anstrengenden Coaching-Sitzung besteht mit diesen Übungen die Möglichkeit, Ruhe und Gelassenheit zu gewinnen. In dieser Stimmung kann man dem entspannt entgegenblicken, was an diesem Tag noch geschehen wird.

Musik hören

Ziel der Übung:	Entspannung, Wohlbefinden erzeugen.
Teilnehmerzahl:	kann mit Einzelpersonen und Gruppen durchgeführt werden.
Übungsdauer:	wahlweise 5, 10 oder 15 Minuten je nach Anspannungszustand.
Übungsmaterial:	optional mit Entspannungsmusik; hierzu wird ein CD-Player oder Kassettenrekorder benötigt.

Übungsbeschreibung:

Der Coach erläutert den Coachees zunächst den Übungsablauf und erfragt ihre Bereitschaft zur Teilnahme. Der Coach sollte die Teilnehmer zunächst dazu auffordern, es sich möglichst bequem zu machen. Das Schließen der Augen kann die Entspannung erleichtern und vertiefen. Anschließend reguliert der Coach die Lautstärke der Musik, sodass sie im Hintergrund noch wahrgenommen wird. Entweder lässt er die Teilnehmer ausschließlich die Musik genießen oder er versucht, mit ruhiger Stimme die Entspannungsmusik zu begleiten. Dazu kann zum Beispiel der folgende Text beitragen, der langsam und bedächtig vorgetragen werden sollte:

«Ihre Augen sind geschlossen. … Die Augenlider werden schwer. … Nichts mehr wollen jetzt. … Völlig passiv sein. … Einfach treiben lassen, … geschehen lassen, … wirken lassen. … Sie fühlen sich wohl und geborgen, … vollkommen ruhig, … gelöst … und gelockert. … Empfinden und erleben Sie Ruhe … und Gelassenheit, … die durch Ihren ganzen Körper fließt. … Der ganze Körper ist entspannt … und schlaff. … Den gesamten Stress … und die gesamte Anspannung des Tages … einfach hinter sich lassen, … liegen lassen, … vergessen. … Freuen

Sie sich, ... genießen Sie die Ruhe und Gelassenheit. ... Vielleicht entsteht in Ihnen ein Bild, das für Entspannung steht. ... Betrachten Sie einen Augenblick dieses Bild, ... spüren und empfinden Sie diese angenehme Wirkung, die das Bild auf Sie ausübt, ... genießen Sie noch einen Augenblick dieses wunderbare Gefühl von Ruhe und Entspannung!»

Am Ende der Entspannungsübung sollte der Coach die Teilnehmer zur Zurücknahme auffordern. Diese erfolgt in folgenden drei Schritten:

1. Hände zu Fäusten ballen, Arme fest anziehen
2. mehrmals tief durchatmen
3. Augen öffnen.

Besonders wichtig ist bei dieser Übung die abschließende Zurücknahme. In Anbetracht dessen, dass sich unser Kreislauf im Rahmen der Übung verändert, sollte der intensiven Aktivierung am Ende ausreichend Aufmerksamkeit geschenkt werden.

Notfall-Entspannung

Ziel der Übung:	Entspannung, Wohlbefinden erzeugen.
Teilnehmerzahl:	kann mit Einzelpersonen und Gruppen durchgeführt werden.
Übungsdauer:	wenige Augenblicke.
Übungsmaterial:	wird nicht benötigt.
Übungsbeschreibung:	

Der Coach erläutert den Coachees, dass es in unserem Körper einen Punkt gibt, der uns zeigt, wann wir übermäßig gestresst sind. Dieser Punkt befindet sich genau in der Mitte der Handinnenfläche, zwischen dem Kleinfingerballen, dem Daumenballen und den Fingergrundgelenken. In Situationen, in denen wir stark gestresst sind, schmerzt dieser Punkt, wenn wir Druck auf ihn ausüben. Interessanterweise verschwindet die Anspannung jedoch auch genau dann, wenn wir einige Augenblicke Druck ausüben.

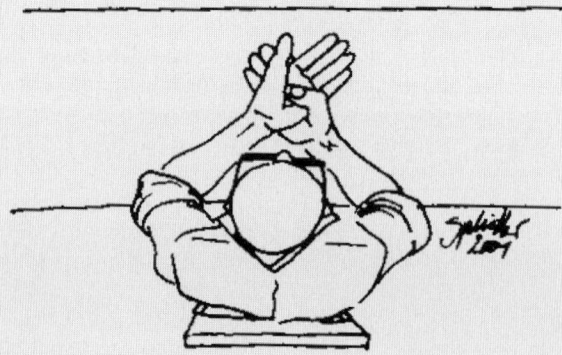

Abbildung 2-10: Notfall-Entspannung (Quelle: Loffing, 2001d)

> Der Coach sollte mit seinem Coachee diese Übung vor allem dann durchführen, wenn wenig Zeit für eine andere Entspannungsübung zur Verfügung steht. Eine nachträgliche Aktivierung ist bei dieser nur wenige Augenblicke dauernden Übung nicht erforderlich.

Diese Übung zeichnet sich vor allem durch eine hohe Wirksamkeit bei nur ausgesprochen geringem Zeitaufwand aus. Deshalb bietet sich die Anwendung gerade im Rahmen der Verabschiedung an, wenn nicht viel Zeit zur Verfügung steht. Es handelt sich hierbei um eine Übung, die der Coachee nicht lange erlernen muss und die er auch in anderen Situationen sehr gut zum Einsatz bringen kann.

Schnelle Atementspannung

Ziel der Übung: Entspannung, Wohlbefinden erzeugen.

Teilnehmerzahl: kann mit Einzelpersonen und Gruppen durchgeführt werden.

Übungsdauer: wenige Minuten.

Übungsmaterial: wird nicht benötigt.

Übungsbeschreibung:

Der Coach erläutert den Coachees zunächst den Übungsablauf und erfragt ihre Bereitschaft zur Teilnahme. Der Coach sollte die Teilnehmer dazu auffordern, die Augen zu schließen. So können sie sich besser auf ihre Atmung konzentrieren. Die Übung kann wahlweise im Sitzen oder im Stehen, im Raum oder auch im Freien beziehungsweise vor einem geöffneten Fenster durchgeführt werden. Dabei läuft die Übung in folgenden Schritten ab:

1. tief einatmen und die Luft für einen Augenblick anhalten
2. die gesamt Luft ausströmen lassen und auch die letzte Luft herauspressen, bevor die Luft wieder für einen Augenblick angehalten wird
3. Wiederholung.

Nach etwa fünf bis zehn Atemzügen ist die Übung beendet.

Entspannung stellt sich auch nach dieser Übung sichtbar ein.

2.3.7 Übungen für besondere Situationen

Im Verlauf eines Coachings können besondere Situationen auftreten, die außerhalb des in Abbildung 1-6 dargestellten geplanten Ablaufs liegen. Zu diesen Situationen gehören vor allem Konflikte, die unterschiedliche Ursachen haben können und auf unterschiedliche Art und Weise ablaufen. Denkbar wäre zum Beispiel ein persönlicher Konflikt, der zwischen Teilnehmern eines Gruppen-Coachings entsteht.

Maßnahmen zur Bearbeitung von Konflikten

Konfliktsituationen gehören sicherlich zu den schwierigsten Situationen, die es im Rahmen eines Coachings zu bewältigen gilt. Das aktive Eingreifen des Coachs ist hier in der Regel erforderlich. In Anbetracht dessen, dass ein solcher Konflikt im Rahmen des Coachings entstanden ist, oder zumindest ausgelöst wurde, kann dieses Geschehen auch zu einem Thema einer aktuellen Coaching-Sitzung werden – zumindest dann, wenn das Thema die gesamte Gruppe betrifft und/oder das Fortkommen im Coaching massiv behindert. Dann ist eine unmittelbare Konfliktbearbeitung notwendig. Ohne eine solche Vorgehensweise würde der Erfolg im weiteren Verlauf der Coaching-Sitzung fragwürdig.

Konflikterkennung

Voraussetzung für eine effiziente Konfliktbearbeitung ist, dass ein Konflikt erkannt wird. So genannte «heiße Konflikte» zwischen mehreren Beteiligten lassen sich relativ leicht erkennen. Kennzeichen hierfür sind vor allem in der Kommunikation zu finden, die einer besonderen Veränderung unterliegt. So ist in vielen Fällen eine Veränderung der Lautstärke zu erkennen; die Konfliktpersonen schreien sich mitunter sogar an. Auch die Wortwahl erlebt in der Regel eine Veränderung in der Art, dass weniger wohl geformte Begriffe benutzt werden. Schließlich ist ganz deutlich zu erkennen, dass die Beteiligten sich nicht mehr zuhören und dementsprechend auch nicht aufeinander eingehen. Sie reden in einem Konflikt aneinander vorbei. Spätestens in dieser Situation sollten die Konfliktparteien unterbrochen werden, da eine Lösung aus dem eigenen Bemühen der sich streitenden Personen nicht mehr erwartet werden kann.

Konfliktbearbeitung

«Konflikt erkannt, Konflikt gebannt!» Nachdem der Konflikt erkannt wurde, ist es zunächst notwendig, den Parteien zu verdeutlichen, dass sie sich in einem Konflikt befinden, der mit den bisherigen Handlungen keine Lösung erfahren wird. Im nächsten Schritt gilt es, unter den Beteiligten eine Konfliktlösungsbereitschaft zu erzeugen. Dies kann in einem Gespräch mit den Beteiligten erfolgen.

Ich bin bereit!

Ziel der Maßnahme: Konfliktlösungsbereitschaft erzeugen.

Teilnehmerzahl: kann mit Einzelpersonen und Gruppen durchgeführt werden.

Maßnahmedauer: je nach Problem.

Material: wird nicht benötigt.

Kurzbeschreibung:

Bei einem eskalierenden Konfliktgeschehen unterbricht der Coach die an dem Konflikt beteiligten Parteien und appelliert an die Beteiligten, sich zunächst einmal zu beruhigen. Er schildert sein Empfinden in Bezug auf den ausgebrochenen Konflikt, der meist durch verhärtete Fronten gekennzeichnet ist. Die Konfliktbeteiligten schaffen es nicht mehr, aufeinander einzugehen, sondern beschuldigen sich nur noch gegenseitig. Das sinnlose Vergeuden von Energie muss an dieser Stelle thematisiert werden. Einsicht in die Konfliktsituation muss erzeugt werden. Von hier ausgehend sollte der Coach schließlich eine Bereitschaft zur Konfliktlösung erzeugen. Hierzu kann er zum Beispiel den Beitrag ermitteln, den jeder der Beteiligten bereit ist, in die Lösung zu investieren.

Nicht immer sind die Beteiligten sofort dazu bereit, nach einer Konfliktlösung zu suchen. Mitunter wird verlangt, dass der Konflikt außerhalb des Coachings behandelt wird. Der Coach sollte in diesem Fall kritisch hinterfragen, ob ein Weiterführen des Coachings unter diesen Voraussetzung noch sinnvoll sei. In den meisten Fällen sehen die Beteiligten in der gerade stattfindenden Coaching-Sitzung jedoch eine willkommene Gelegenheit, um einen ausgebrochenen Konflikt aufzuarbeiten. Nach einer ersten Schlichtung und einer vorliegenden Bereitschaft der Teilnehmer für eine Krisenintervention kann schließlich mit der eigentlichen Konfliktbearbeitung begonnen werden. Die Vereinbarung von speziellen Spielregeln im Rahmen der Lösung von Konflikten kann hilfreich sein. Dies läuft genauso ab, wie zuvor bereits schon ausführlich beschrieben. Auch Zielvereinbarungen können einen Beitrag zur Konfliktlösung leisten. Hier liegt die Idee zu Grunde, dass die vereinbarten Ziele die Teilnehmer zur Lösung des Konflikts motivieren.

Eine wichtige Erkenntnis aus einer Konfliktbearbeitung muss die frühzeitige Ansprache von entstehenden Konflikten sein. Hierbei handelt es sich um eine der wichtigsten Maßnahmen, um langfristig die Eskalation von Konflikten zu vermeiden. «Rechtzeitig darüber sprechen!» heißt hier die Devise, die durch das Bewahren von «Ruhe und Gelassenheit» ergänzt werden kann. Dies ist vor allem wichtig, um auch so genannte «kalte Konflikte» ausfindig zu machen. Diese sind meist bedeutend schwerer zu identifizieren, da sie sich unterhalb der inhaltlichen

Metakommunikation

Ziel der Übung:	Konfliktlösung.
Teilnehmerzahl:	kann mit Einzelpersonen und Gruppen durchgeführt werden.
Übungsdauer:	je nach Problem.
Übungsmaterial:	wird nicht benötigt.

Übungsbeschreibung:

Metakommunikation ist die so genannte «Kommunikation über die Kommunikation». Voraussetzung dafür ist ein Perspektivenwechsel – heraus aus der Rolle des Konfliktträgers und hinein in die Rolle eines neutralen Beobachters. Haben die Teilnehmer während des Streits gesessen, so sollten sie nun aufstehen und einige Meter vor ihren Sitzplätzen zusammentreffen. Sie sollten sich umdrehen, sodass die Blicke in Richtung ihrer Stühle gelenkt werden. Von hier aus betrachten sie das gerade Geschehene noch einmal von außen. Zu einem späteren Zeitpunkt kann ein weiterer Perspektivenwechsel in die Rolle des jeweiligen Konfliktpartners erfolgen. Der Coach leitet dabei zu einer Analyse der Konfliktgenese an und moderiert den gesamten Prozess. Ausgehend von dieser Analyse und aufbauend auf den daraus gewonnenen Erkenntnissen sollte schließlich zur Konfliktbearbeitung übergegangen werden. Gezielt kann mit den Teilnehmern aus der Metaposition eine Lösung gesucht werden. Dabei können einige der bereits vorgestellten kreativen Maßnahmen zum Einsatz kommen. Für eine langfristige Konfliktprävention sollten schließlich Ideen gesammelt und konkrete Maßnahmen beschlossen werden, an die sich alle Beteiligten sowie der Coach zukünftig halten sollten.

Oberfläche der Sprache abspielen. Hier sind es kleinere verbale Hiebe sowie nonverbale Hinweise, die von einem Coach erkannt werden müssen. In diesem Fall sollte der Coach möglichst noch vor einer Eskalation intervenieren und das beobachtete Konfliktgeschehen zur Diskussion stellen. Dies erfordert ein besonders gutes Gespür des Coachs.

Eine kreative und effektive Möglichkeit der Konfliktlösung stellt die so genannte Mediation dar. Im Mittelpunkt stehen hier Vermittlung, Ausgleich und Versöhnung. Altmann, Fiebiger und Müller (1999: 12) schreiben hierzu: «In dem Begriff der Vermittlung steckt die zentrale Leistung des Mediators. Er ist ein Mittler, der zwischen zwei oder mehreren Parteien hin und her pendelt, ein Übersetzer und ein Katalysator. Das versandete Gespräch wird mit seiner Hilfe wieder aufgenommen, die verzerrten Bilder der streitenden Parteien werden korrigiert, die eigenen Ansprüche an den realen Möglichkeiten gemessen.»

Der Mediator entspricht nach dieser Beschreibung einem Coach in einer Konfliktsituation zwischen zwei Coachees. Er leitet die beiden zu einem Interessenausgleich an und bewirkt eine Versöhnung, die die beteiligten Personen wieder in die Zukunft blicken lässt.

Blitzlicht

Ziel der Maßnahme:	Konfliktlösung durch Diskussion.
Teilnehmerzahl:	kann mit Einzelpersonen und Gruppen durchgeführt werden.
Maßnahmedauer:	je nach Problem und ergriffenen Maßnahmen.
Material:	wird nicht benötigt.
Kurzbeschreibung:	

Im Rahmen eines Blitzlichts versucht der Coach zu ermitteln, was die Gruppe derzeit beeinträchtigt. Hierzu unterbricht er das Gruppengeschehen und führt ein «Blitzlicht» durch. Er schildert den Teilnehmern, was er wahrgenommen hat, und befragt jeden Einzelnen nach seinem persönlichen Eindruck. Dies kann mündlich oder schriftlich erfolgen. Bei Letzterem sollten die Rückmeldungen auf Metaplan-Karten notiert und an einer Pinnwand gesammelt werden. Anschließend werden die Aspekte diskutiert und es wird die weitere Vorgehensweise beschlossen.

Weiterführende Informationen zur Konfliktbewältigung sowie zahlreiche Übungsbeispiele findet man unter anderem bei Fehlau (2000), Altmann, Fiebiger und Müller (1999) sowie bei Wittschier (1998).

Deutlich geworden sein wird an dieser Stelle sicherlich noch einmal, wie vielfältig die Kenntnisse des Coachs sein müssen, damit er einen Coaching-Prozess erfolgreich durchführen und schließlich beenden kann.

2.4 Zusammenfassung

Coachings leben von der Kreativität des Coachs. Dies macht sich vor allem auch beim Einsatz einzelner Übungen bemerkbar. Die hier kurz charakterisierten Übungen stellen nur eine kleine Auswahl des gesamten Spektrums potenziell geeigneter Übungen dar. Schritt für Schritt sollte ein Coach seinen Methoden- und Übungspool erweitern. Dies kann zum einen durch eine systematische Recherche bereits entwickelter Techniken geschehen. Zum anderen können Übungen jedoch auch selbst kreiert werden. Vermieden werden sollte jedoch ein blinder Aktionismus, der aus der Kenntnis unzähliger Übungen resultiert. Der Einsatz einzelner Übungen und Techniken muss grundsätzlich wohl überlegt erfolgen. Nur so kann das gewünschte Ergebnis herbeigeführt werden. *Darüber hinaus besteht ein Coaching auch nicht ausschließlich aus einzelnen Übungen.* In sehr vielen Gesprächen können ebenfalls wichtige Aspekte herausgearbeitet werden, die den Coachee seinem Ziel einen Schritt näher bringen. Der Coach muss vor allem ein guter Kommunikator sein; die Sprache ist sein wichtigstes Werkzeug.

Coachings leben von ihrer Anwendung. Nach einer guten Vorbereitung sollten einzelne Techniken unter Berücksichtigung der allgemeinen und speziellen Anwendungsregeln auch zum Einsatz kommen. Dem Erfolg im Coaching steht damit nichts mehr im Weg.

Coaching in der Praxis

Es ist nicht genug zu wissen,
man muss auch anwenden.

Johann Wolfgang von Goethe

3. Zum erfolgreichen Einsatz von Coaching in der Pflege

Coaching erfreut sich als Intervention im Gesundheitswesen einer zunehmenden Beliebtheit. Eine steigende Anzahl von Einrichtungen in privater, freigemeinnütziger oder kirchlicher Trägerschaft nutzen bereits derartige Personalentwicklungsangebote. Gerade in der Pflege wird damit größtenteils der Bereich der klassischen, meist ausschließlich problemorientierten Supervision abgelöst und durch ein zeitgemäßeres problem- und zielorientiertes Coaching ersetzt. In einer Zeit steigenden Kostendrucks erfordert der Verkauf dieser Dienstleistung dennoch ein großes Maß an Überzeugungsarbeit. Die Erkenntnis, dass es sich bei den Mitarbeitern um das wichtigste Potenzial der Unternehmen im Gesundheitswesen handelt, sorgt jedoch mittlerweile auch für eine hohe Sensibilität gegenüber der Einführung von Mitarbeiter-Coachings. Erfolgsberichte aus der Praxis lassen hoffen, dass Coaching sich zukünftig zu einer überdauernden und regelmäßigen Intervention in vielen Unternehmen entwickeln wird, denn letztendlich gewinnen nicht nur die Mitarbeiter, sondern auch die Unternehmensführung und natürlich der Patient oder Bewohner.

In den folgenden Abschnitten werden zwei Praxisprojekte mit unterschiedlichen Zielsetzungen ausführlich diskutiert. Dies verdeutlicht die bereits beschriebene Anwendungsbreite des Coachings und macht den systematischen Einsatz der zuvor dargestellten theoretischen Grundlagen transparent und verständlich (vgl. Kap. 1). Beide Einrichtungen haben sich explizit für Coachings entschieden, von denen sie sich erhofften, dass die angestrebten Ziele damit erreicht beziehungsweise die bestehenden Probleme gelöst werden können. Die Interventionen stammen sowohl aus dem Bereich der stationären Pflege als auch aus dem Bereich der ambulanten Pflege. Sie richteten sich zum Teil an die Mitarbeiter, zum Teil an die mittlere Führungsebene und zum Teil an die Unternehmensleitung. Die Projekte werden detailliert von den ersten Akquisitionsbemühungen über die Auftragsvergabe bis hin zur Durchführung und Evaluation beschrieben. Etwaige Schwierigkeiten und deren Lösung werden an den entsprechenden Stellen thematisiert. Im Rahmen der Projektbeschreibungen werden auch die vorliegenden Ergebnisse ausführlich diskutiert. Selbstverständlich ist der interessierte Leser dazu eingeladen, aus den dargestellten Praxisprojekten Anleihen für das eigene Coaching-Angebot zu nehmen.

3.1 Beschreibung ausgewählter Coaching-Projekte

In der ambulanten und stationären Altenhilfe ergeben sich vielfältige Ansatzpunkte. Coaching kann sich hier einzelnen Mitarbeitern oder dem gesamten Team widmen und auch eine Intervention für die Führungskräfte sowie die Unternehmensleitung darstellen. In Abhängigkeit von der speziellen Thematik hat sich ein paralleles Coaching-Angebot auf unterschiedlichen Ebenen – auf der Ebene der Mitarbeiter sowie auf der Führungskräfte-Ebene – in vielen Coaching-Projekten bewährt. Insbesondere dort, wo die zu lösenden Probleme Mitarbeiter und Führungskräfte betreffen, erscheint dies sinnvoll und sogar notwendig. In einem der nachfolgend beschriebenen Praxisprojekte kam diese Kombination aus unterschiedlichen Gründen zum Einsatz (vgl. Kap. 3.1.2). Weitere denkbare Kombinationen betreffen unterschiedliche Interventionsformen, wie zum Beispiel die Kombination aus einem Führungskräfte-Coaching und einem nachfolgenden Teamtraining für die Mitarbeiter. Auch hinsichtlich dieser Form der Intervention findet der interessierte Leser in den nachfolgenden Abschnitten ein Praxisprojekt kurz charakterisiert (vgl. Kap. 3.1.1).

Die dargestellten Praxisprojekte zeichnen sich durch einen insgesamt erfolgreichen Verlauf aus. Dies lässt sich vor allem darauf zurückführen, dass die Entscheidung für Coaching als sinnvollste Intervention in allen Fällen wohl überlegt erfolgte und sowohl der Vorbereitung als auch der Durchführung große Aufmerksamkeit geschenkt wurde. Darüber hinaus wurden hohe Anforderungen an den Coach gestellt (vgl. Kap. 1.2). Neben einem Abschluss als Diplom-Psychologe wurde eine erfolgreich absolvierte Coaching-Qualifizierung gefordert, ausgeprägte Branchenkenntnisse sowie Coaching-Erfahrungen waren ein weiteres Auswahlkriterium. Nicht außer Acht gelassen wurde eine fortlaufende Prozessevaluation, die aus Gründen der Qualitätssicherung Berücksichtigung fand.

3.1.1 Coaching-Projekt Marianne Weiß GmbH – Remscheid

Zum Unternehmen
Die Häusliche Kranken- und Fachpflege Marianne Weiß GmbH wurde 1989 mit dem Ziel gegründet, kranke und pflegebedürftige Menschen in ihrer häuslichen Umgebung professionell ambulant zu versorgen. Auf der Grundlage der geleisteten Qualität wurde das Unternehmen in nur wenigen Jahren zu einem der größten ambulanten Pflegedienste in Remscheid (Nordrhein-Westfalen). Der Einstieg der Geschäftsführer Ralf Mantei und Peter Köhler stand vor allem für eine deutliche Weiterentwicklung des Unternehmens. Nur einige Kennzeichen dieser Weiterentwicklung waren die Einführung und der systematische Ausbau einer Intensiv-

fachpflege, Heimbeatmung und Schmerztherapie. Getreu dem Firmenmotto «Qualität hat einen Namen...» fiel Anfang 1997 der Startschuss zu dem ehrgeizigen Projekt, ein Qualitätsmanagementsystem im Unternehmen einzuführen. Dieses Projekt wurde von der Initiative Qualitätssicherung Nordrhein-Westfalen als einziges in Remscheid unterstützt und gefördert. Heute ist das gesamte Unternehmen nach DIN ISO 9002 zertifiziert. Auch zukünftig soll die Qualität der Erfolgsfaktor und Garant für die Wettbewerbsfähigkeit sein und der Zukunftssicherung dieses Unternehmens langfristig dienen.

Ziel und Sinn des Unternehmens ist es, eine qualifizierte Pflege und medizinische Versorgung im häuslichen Bereich aufrechtzuerhalten. Die häusliche Krankenpflege umfasst die im Einzelfall erforderliche Grund- und Behandlungspflege sowie Teilbereiche der hauswirtschaftlichen Versorgung. Darüber hinaus wird eine Pflege von Patienten unter intensivmedizinischen Gesichtspunkten angeboten. Die ambulante Intensivfachpflege bezeichnet die mit erhöhtem Aufwand betriebene Behandlung von schwer erkrankten Patienten, meist mit Störungen der Atmung, der Herz-Kreislauffunktion, des Sauerstoffwechsel, des zentralen Nervensystems, des Wasser-Elektrolyt- und Säure-Basen-Gleichgewichts, der Nierenfunktion oder Temperaturregulierung. Die Versorgung eines beatmungspflichtigen Patienten zu Hause erfordert nicht nur ein hohe Professionalität sowie ein hohes Maß an intensivmedizinischer Erfahrung des Pflegepersonals, sondern auch eine optimale Organisation des Patientenumfeldes. Bereits vor der Entlassung aus der Klinik ist die häusliche Umgebung optimal an die Erfordernisse des Patienten anzupassen. In dieser Zeit führen Mitarbeiter des Unternehmens Gespräche mit den behandelnden Ärzten sowie die erforderlichen Beratungsgespräche mit den Angehörigen, um sie in die Krankheit und Bedürfnisse ihres Familienangehörigen einzuweisen. Hierzu gehören natürlich auch der Einkauf und die Bevorratung von Verbrauchsartikeln. Außerdem werden Absprachen mit den Kostenträgern getroffen. Im Zuge des Ausbaus des intensivpflegerischen Angebots hat das Unternehmen diesen Bereich um einen weiteren ausgewiesenen Schwerpunkt erweitert – die Infusions- und Ernährungstherapie bei unterschiedlichen Erkrankungsbildern. Einen liegenden Port oder andere intravenöse Zugänge vorausgesetzt, setzen die Mitarbeiter des Unternehmens in enger partnerschaftlicher Zusammenarbeit mit dem betreuenden Arzt oder der Klinik infusions- und ernährungstherapeutische Konzepte aller Art medizinisch-pflegerisch zum Wohl des jeweiligen Patienten um. Auch nach ambulanten diagnostischen und chirurgischen Eingriffen steht das Unternehmen mit einer postoperativen Versorgung zur Verfügung. Neben den medizinischen Leistungen rundet das Unternehmen die Patientenbetreuung auch durch weitere Hilfeleistungen ab, um ein angenehmes Wohnen «zu Hause» zu ermöglichen. Diese ergänzenden Dienstleistungen erbringen die Mitarbeiter des Unternehmens selbst oder vermitteln diese, sodass eine komplette Versorgung aus einer Hand erfolgt. Angeboten oder vermittelt werden Essen auf Rädern, Friseur, Fußpflege, Krankengymnastik, Begleitdienst, Hausnotruf, Hilfe bei der Haushaltsführung, Reinigungsarbeiten, Einkaufshilfe usw.

Die Fachpflege wird von Pflegepersonal mit langjähriger Erfahrung im Intensiv- und Anästhesiebereich geleistet. Die Qualität der Arbeit und der Mitarbeiter sichern die Geschäftsführer durch:

● begleitende Aus- und Weiterbildung im Rahmen einer strategieorientierten Personalentwicklung
● tägliche Mitarbeiterbesprechungen, regelmäßige Dienstbesprechungen
● regelmäßige Pflegevisiten (hier können Probleme der medizinischen Versorgung usw. mit einer leitenden Pflegekraft besprochen werden)
● Überwachung und Anpassung des Pflegeprozesses anhand der Pflegeplanung
● eine direkte Zusammenarbeit mit den behandelnden Ärzten

sowie durch weitere gezielte Maßnahmen.

Von der Akquisition bis zur Auftragsvergabe
Zwischen dem Coach und Herrn Peter Köhler konnte ein enger Kontakt während einer einjährigen berufsbegleitenden Qualifizierung zur Pflegedienstleitung nach § 80 SGB XI aufgebaut werden. In seiner Rolle als Dozent für das Fach Personalwirtschaft konnte der Coach in einzelnen Unterrichtseinheiten und zahlreichen Pausengesprächen eine Basis der gegenseitigen Wertschätzung erzeugen. In Einzelgesprächen wurde die grundsätzlich sinnvolle und in vielen Bereichen sogar notwendige Durchführung von Coachings in Pflegeunternehmen eruiert. Nach Abschluss der Qualifizierung blieb zunächst ein vereinbarter loser Kontakt bestehen. Aus aktuellem Anlass richtete Herr Köhler schließlich fernmündlich eine konkrete Anfrage an den zukünftigen Coach. In diesem Gespräch ging es um die Frage, ob es möglich sei, eine spezielle Intervention zu gestalten und durchzuführen, mit der die Kommunikation zwischen Mitarbeitern und Unternehmensführung optimiert werden könnte. Darüber hinaus ging es um die Frage, wie die Mitarbeiter der beiden Unternehmen – die häusliche Kranken- und Fachpflege auf der einen Seite sowie die Tages- und Kurzzeitpflege auf der anderen Seite – zu einem großen Team zusammengeführt werden können. Dies wurde notwendig, da die Bereiche «häusliche Pflege» und «Tages- und Kurzzeitpflege» bisher als zwei Unternehmen betrachtet wurden und sich somit implizite Hierarchien entwickelt hatten. Nach Aussage des Geschäftsführers bestand wenig Akzeptanz für die jeweils andere Abteilung. Der hauswirtschaftliche Bereich wurde von keiner der anderen Abteilung weder akzeptiert noch respektiert, was zu einem hohen Konfliktpotenzial zwischen den Teams, aber auch innerhalb des jeweiligen Teams führte. Eine Erweiterung der persönlichen Managementkompetenz stellte ein

weiteres Anliegen dar, das das Handlungsfeld einer Intervention komplettieren sollte. Geklärt werden konnte im Rahmen dieses etwa einstündigen Telefonats, dass die genannten Probleme vermutlich miteinander zusammenhängen und sich gegenseitig bedingen. Danach ging es um die Frage, ob es überhaupt möglich sei, ein Projekt zu entwickeln und durchzuführen, mit dem alle genannten Ziele verwirklicht werden könnten. Diese Frage konnte unter Einschränkungen mit «Ja» beantwortet werden. Notwendig war die Sammlung weiterer Informationen sowie eine Prüfung der Bereitschaft zu einer umfassenden Intervention. Aus diesem Grund wurde ein persönliches Gespräch mit beiden Geschäftsführern vereinbart. Dieses Gespräch fand nur einige Tage nach dem Telefonat statt, und zwar noch im Oktober 2001. Hierbei sollte eine grundsätzliche Entscheidung für oder gegen eine Zusammenarbeit gefällt werden. Im Falle einer positiven Entscheidung sollte direkt mit der Planung des Projekts begonnen werden. Das Gespräch verlief sehr positiv, und es wurde eine Zusammenarbeit beschlossen. Ein Grundgerüst der Intervention konnte bereits bei diesem Termin generiert werden. Der Coach entwickelte darauf aufbauend ein detailliertes Konzept für eine mehrmonatige Intervention in der häuslichen Kranken- und Fachpflege Marianne Weiß GmbH. Das Konzept sowie ein konkretes Angebot wurde den Geschäftsführern des Unternehmens zugeschickt. Unmittelbar nach Eingang dieser Unterlagen und einer Prüfung der beiden Geschäftsführer wurde eine Zusage erteilt und ein erstes Telefon-Coaching terminiert. Hinsichtlich der Zahlungsmodalitäten wurde eine Staffelregelung vereinbart. Der Start war somit beschlossen, der Durchführung des Projekts stand nun nichts mehr im Wege.

Zur Planung des Coachings

Nach Rücksprache mit den beiden Geschäftsführern wurde die gesamte Intervention unter das Motto «Kompetenzerweiterung und Teamentwicklung» gestellt (**Abb. 3-1**). Dieser Titel erfasste nach Meinung der Initiatoren die angestrebten Ziele besonders treffend.

Die grafische Darstellung in der Mitte des Deckblatts aus dem Originalkonzept visualisiert die angestrebte Zusammenführung der Mitarbeiter aus der Tages- und Kurzzeitpflege sowie der häuslichen Kranken- und Fachpflege zu einem großen Unternehmensteam. Beide Einrichtungen werden in dieser Abbildung unter einem gemeinsamen Dach dargestellt. Die Spirale in der Mitte entstammt den beiden Unternehmenslogos und führt eine dynamische Verbindung zwischen beiden Unternehmen herbei. Dabei ist zu berücksichtigen, dass diese Darstellung nicht nur einen symbolischen Charakter hat, sondern nach einem Umzug auch der Realität entspricht. Beide Unternehmen haben ihren Firmensitz mittlerweile in einem großen gemeinsamen Gebäudekomplex. Auch hier existiert zwar noch eine räumliche Trennung – die Tages- und Kurzzeitpflege befindet sich im Erdgeschoss, die häusliche Kranken- und Fachpflege befindet sich im zweiten Stock-

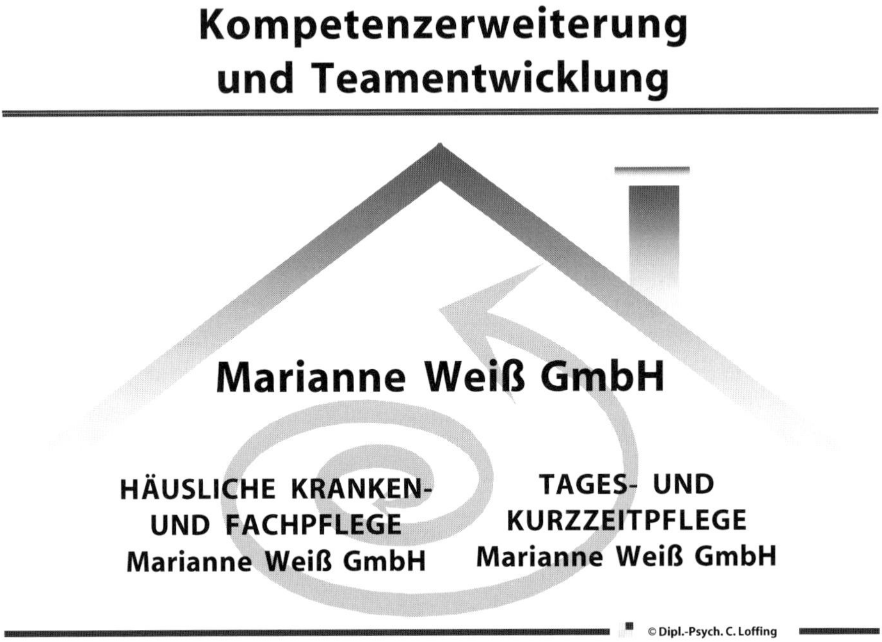

Kompetenzerweiterung und Teamentwicklung

Marianne Weiß GmbH

HÄUSLICHE KRANKEN- UND FACHPFLEGE
Marianne Weiß GmbH

TAGES- UND KURZZEITPFLEGE
Marianne Weiß GmbH

© Dipl.-Psych. C. Loffing

Abbildung 3-1: Deckblatt der Angebotsbeschreibung zur Intervention in der Marianne Weiß GmbH (Quelle: Loffing, 2001e)

werk – eine grundsätzliche Nähe und damit auch Verbundenheit wird jedoch durch den gemeinsamen Sitz in der Taubenstraße 4 zum Ausdruck gebracht. Hierbei handelt es sich um eine unternehmensstrategische Entwicklung, die sich grundsätzlich vorteilhaft auf den Teamentwicklungsprozess ausgewirkt hat. Weitaus problematischer gestalten sich Teaminterventionen in der Regel bei räumlich weit voneinander getrennt liegenden Unternehmen.

Einen guten Überblick über die gesamte Intervention, die aus drei zentralen miteinander verbundenen und aufeinander abgestimmten Phasen besteht, gibt **Abbildung 3-2.**

Phase 1: Geschäftsführungs-Coaching. Ein Coaching der beiden Mitglieder der Geschäftsführung sollte im Vordergrund der Anfangsphase der gesamten Intervention stehen. Im Rahmen von zwei Live-Coachings in den Räumlichkeiten der häuslichen Kranken- und Fachpflege Marianne Weiß GmbH und vier weiteren Telefon-Coachings war vorgesehen, die Unternehmensführungs- und Personalführungskompetenz der beiden Geschäftsführer systematisch zu fördern. Die einzelnen Termine sollten ausreichend Raum für die Entwicklung konkreter Pro-

Kurzbeschreibung des Ablaufs

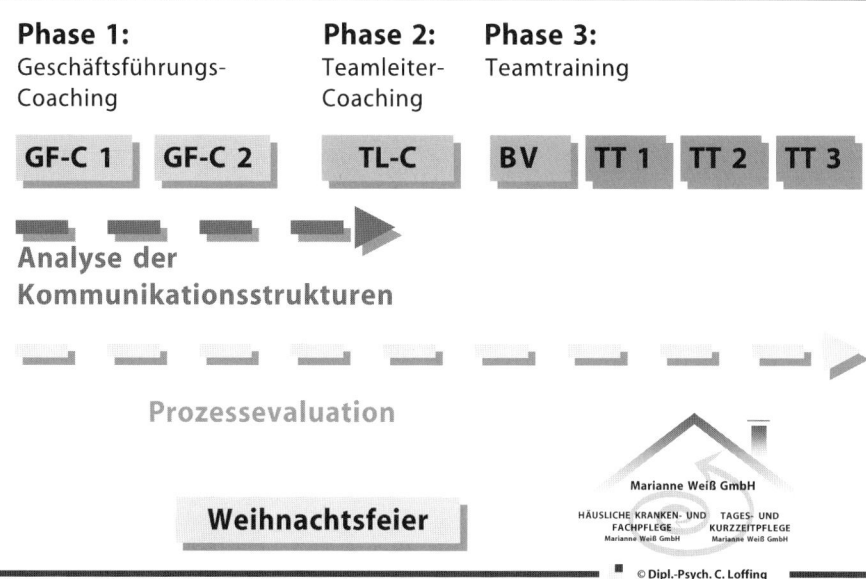

Abbildung 3-2: Schematische Übersicht über die gesamte Intervention in der Marianne Weiß GmbH (Quelle: Loffing, 2001)

jekte zur Zukunftssicherung des Unternehmens bieten sowie Zeit für eine Erweiterung der Managementkompetenz beinhalten. Dementsprechend wurden die Live-Coachings so konzipiert, dass sie jeweils einen zeitlichen Umfang von einem halben Tag einnehmen konnten. Als günstiger Wochentag wurde der Mittwoch ab jeweils 15.00 Uhr ausgewählt. Der Abstand zwischen den beiden Live-Coachings sollte etwa einen Monat betragen. Bei Bedarf hätte der Abstand verringert werden können. Der Umfang der geplanten vier Telefon-Coachings wurde nicht festgelegt. Eine Aufteilung auf zum Beispiel acht kurze Telefon-Coachings war möglich. Den Geschäftsführern sollte die Möglichkeit gegeben werden, die Rufnummer der «Coaching-Hotline» bei allen akuten Fragen zu nutzen. Für längere Gespräche sollte jeweils ein separater Termin in den Abendstunden vereinbart werden. Eine systematische Analyse der Kommunikationsstrukturen und -wege zwischen Mitarbeitern, Führungskräften und der Unternehmensleitung sollte abschließend ebenfalls erfolgen. Für diesen Teilaspekt einer Organisationsanalyse wurde ein erfahrener Doktorand der Ruhr-Universität in Bochum verpflichtet. Dieser sollte in engem inhaltlichen Austausch mit dem Coach stehen und einen Fragebogen entwickeln, den alle Mitarbeiter und die Führungskräfte des Unternehmens bis Anfang Januar schriftlich und anonym beantworten sollten.

Phase 2: Teamleiter-Coaching. Auch das Teamleiter-Coaching sollte möglichst an einem Mittwoch ab 15.00 Uhr stattfinden, etwa vier bis sechs Wochen nach dem zweiten Geschäftsführungs-Coaching. Als Beteiligte wurden die Pflegedienstleitungen und Stellvertreter sowie die beiden Geschäftsführer und die Marketing-Assisstentin vorgesehen. Die Rückmeldung der Analyse der Kommunikationsstrukturen und -wege sollte zu Beginn des Teamleiter-Coachings erfolgen. Nach einer Diskussion der Ergebnisse und etwaiger Entwicklung von geeigneten Lösungen sollte sich der zweite Teil des Teamleiter-Coachings dem Aufbau von notwendigen Kompetenzen für Teamleiter widmen. Ein Ausblick auf die nachfolgenden Teamtrainings sollte ebenfalls gegeben werden, damit die Führungskräfte die Mitarbeiter rechtzeitig für eine Teilnahme begeistern können.

Phase 3: Teamtraining. Die dritte Phase der Intervention sollte sich schließlich direkt an die Mitarbeiter wenden. Im Vordergrund stand hierbei das Ziel, aus den einzelnen Mitarbeitern der beiden Unternehmen ein großes Unternehmensteam zu formen. Als flankierende und einleitende Maßnahme sollte – nach einem Ausfall im Jahr zuvor – wieder eine gemeinsame Weihnachtsfeier durchgeführt werden. Hierzu war geplant, eigens eine Projektgruppe zu initiieren, die sich um alle organisatorischen Aspekte der Veranstaltung bemühen sollte. Eine gezielte Zusammensetzung der Projektgruppe aus Mitarbeitern des stationären und ambulanten Bereichs war geplant. Als weitere unterstützende Maßnahme sollten neue Sweat-Shirts, T-Shirts und Westen mit beiden Unternehmenslogos versehen werden. Weitere Utensilien sollten einen ähnlichen Aufdruck bekommen, und auch die Website sollte angepasst werden. Ziel war es auch, durch solche Maßnahmen die Identifikation mit dem Gesamtunternehmen zu fördern. Als Auftaktveranstaltung der Teamtrainings wurde eine große Betriebsversammlung mit allen Mitarbeitern geplant. Neben einer Rückmeldung der Ergebnisse der Fragebogenerhebung sowie der daraus resultierenden Projekte und Maßnahmen sollte das Finden einer gemeinsamen Vision hauptsächliches Ziel dieser Veranstaltung sein. In insgesamt drei anschließenden Trainings sollte jedem Mitarbeiter die Chance gegeben werden, die Vision weiter auszumalen und vollständig in das Team integriert zu werden. Handlungsleitend sollte hierbei der so genannte «Teamidentitätsprozess» sein (Schmidt-Tanger, 1998). Der Abstand zwischen der Betriebsversammlung und den einzelnen Trainings sollte ebenfalls etwa einen Monat betragen. Geplant wurde unter anderem das Erstellen einer großen Unternehmenscollage, auf der sich alle Mitarbeiter wiederfinden sollten. In Anbetracht dessen, dass es sich hierbei um einzelne Trainings und keine Coachings handelt, bleibt dieser Teil der Intervention im Rahmen der detaillierten Beschreibung jedoch unberücksichtigt.

Zum Ablauf des Coachings

Im Folgenden werden die wesentlichen Ergebnisse der einzelnen Coachings jeweils kurz charakterisiert. Die Coachings fanden in der unten aufgeführten Reihenfolge und in den angegebenen Monaten statt. Exemplarisch ist in **Abbildung 3-3** der Coaching-Ablaufplan des ersten Geschäftsführer-Coachings dargestellt, das der Vorbereitung auf die einzelnen Coachings diente. Solche Pläne existierten auch für alle nachfolgenden Veranstaltungen.

Tipp: Den Vordruck eines Coaching-Ablaufplans (2) kann der interessierte Leser dem Anhang entnehmen.

Vorbesprechung. Zur Erhöhung der Effizienz des ersten Geschäftsführungs-Coachings gab es eine persönliche Vorbesprechung zwischen einem der beiden Geschäftsführer und dem Coach. Diese Besprechung fand in den Räumlichkeiten des Coachs statt. Auf Grund des positiven Verhältnisses gegenseitiger Wertschätzung fiel es nicht schwer, einen Rapport aufzubauen. In angenehmer und ruhiger Atmosphäre konnte der Coach seinen Coachee dazu anregen, erste Ideen zu generieren, welche Maßnahmen zum Erreichen der zukünftigen Unternehmensziele notwendig seien. In Anbetracht dessen, dass das Unternehmen auch zukünftig expandieren wird, rückte die Frage in den Mittelpunkt, wie qualifiziertes Personal gefunden und langfristig an das Unternehmen gebunden werden könne. Ausgehend von einer Analyse der Situation rund um Remscheid, die der Coachee ausführlich skizzierte, konnte herausgearbeitet werden, dass herkömmliche interne und externe Beschaffungswege nicht zielführend seien. Unter Berücksichtigung von kreativen Arbeitstechniken konnten jedoch neue interessante Möglichkeiten identifiziert werden.

Der Fokus wurde unter anderem auf Maßnahmen gerichtet, die die Familienfreundlichkeit des Unternehmens erhöhen. Der Coachee entwickelte hierbei die Vorstellung, Mitarbeiterinnen durch maßgeschneiderte Arbeitsbedingungen zu halten und auch neue Mitarbeiterinnen zu gewinnen, die zum Beispiel auf Grund einer besonderen familiären Situation Schwierigkeiten haben, einen geeigneten Arbeitsplatz zu finden. Eine weitere Idee stellte der Aufbau beziehungsweise Ausbau des Kontakts zu Pflegeschulen dar. Auch hier entwickelte der Coachee gleich zahlreiche Ideen. Der Coach selbst hatte in dieser Situation lediglich die Aufgabe, die Gedanken des Coachees zu erfassen, zu sortieren und jeweils zu einem Ökologie-Check anzuregen. Im Rahmen des Ökologie-Checks wurde die Frage gestellt, ob die Umsetzung der Maßnahmen realistisch sei und ob mit ihrer Hilfe wirklich die angestrebten Ziele erreicht werden könnten. Die Vorbesprechung endete schließlich nach etwa drei Stunden gegen 20.00 Uhr und fand einen gemütlichen Ausklang. Abschließend wurde vereinbart, dass der anwesende Geschäftsführer die Ideen bereits seinem Partner vorstellen würde. Zur Unterstützung bekam er am darauf folgenden Tag die in Form eines Strategiepapiers zusammengefassten Ergebnisse des Vorgesprächs vom Coach per E-Mail zugesandt.

Geschäftsführungs-Coaching 1 (November 2001). Das erste Geschäftsführungs-Coaching fand in einem Besprechungsraum der häuslichen Kranken- und Fachpflege Marianne Weiß GmbH statt. Der Raum war mit einem Tisch ausgestattet, an dem die beiden Geschäftsführer und der Coach ausreichend Platz fanden. Auch für Flipchart und weitere Materialien stand ausreichend Raum zur Verfügung. Die Tür zum Vorzimmer, in dem eine Verwaltungsmitarbeiterin ihren Arbeitsplatz hat, wurde während des Coachings geschlossen gehalten. Es wurde vereinbart, dass nur wichtige Anrufe durchgestellt werden sollten. Etwaige Störungen konnten auf diese Weise minimiert werden. Vor Beginn des Coachings wurden alle Teilnehmer mit den gewünschten Getränken versorgt. Dieses erste Live-Coaching war zunächst durch den Aufbau eines Vertrauensverhältnisses gekennzeichnet, das als Basis für weitere Interventionen benötigt wurde. Die Vereinbarung von Spielregeln für die einzelnen Coachings trug dazu bei, eine Basis des Vertrauens aufzubauen. Absolutes Stillschweigen über alle diskutierten Inhalte wurde ausdrücklich gewünscht und als wichtige Spielregel gespeichert. Ein Verweis auf § 203 Abs. 1 Nr. 2 StGB wurde an dieser Stelle vorgenommen. Diplom-Psychologen sind auf Grund dieses Paragraphen verpflichtet, über alle ihnen in Ausübung ihrer Berufstätigkeit anvertrauten und bekannt gewordenen Tatsachen zu schweigen, soweit nicht das Gesetz Ausnahmen vorsieht oder ein bedrohtes Rechtsgut überwiegt. Diese Schweigepflicht besteht auch gegenüber Familienangehörigen der ihnen anvertrauten Personen. Des Weiteren erklärten sich beide Geschäftsführer bereit, an allen Übungen unvoreingenommen teilzunehmen und alle Gedanken offen anzusprechen. Etwaige Unstimmigkeiten zwischen den Beteiligten des Coachings sollten sofort zur Diskussion gestellt werden. Nach Lösungen sollte in einem solchen Fall, der jedoch zu keinem Zeitpunkt eintrat, gemeinsam gesucht werden.

Der Hauptteil der Coaching-Sitzung war durch eine Dreiteilung gekennzeichnet **(Abb. 3-3)**. Zum einen ging es zunächst darum, das Strategiepapier zu diskutieren, das zuvor entwickelt wurde. Im zweiten Teil konnte eine Bestimmung des Ist-Zustandes vorgenommen werden, bevor die Coachees eine Zukunftsvision für das Unternehmen und ihre eigene Tätigkeit entwickelten. Im dritten Teil wurde schließlich ein Ist-Soll-Vergleich durchgeführt und mit den zuvor diskutierten Maßnahmen in Verbindung gebracht.

Auf der Grundlage der Ergebnisse der Vorbesprechung sowie einer weiteren Diskussion unter den Geschäftsführern entschied man sich dafür, insgesamt drei Projekte im Rahmen des Coachings weiter auszuarbeiten. Im Einzelnen handelte es sich hierbei um die Einrichtung einer Beratungsstelle inklusive einer Gesundheits-Hotline, die Umsetzung von gezielten Maßnahmen auf dem Weg zum «fa-

milienfreundlichen Betrieb» und den Kontaktaufbau und -ausbau zu den Pflegeschulen der Region. Während hinter dem ersten Projekt die bessere Betreuung
der eigenen Kunden sowie die Akquisition weiterer Kunden stand, so wurde mit
den beiden anderen Projekten die langfristige Sicherung einer ausreichenden Anzahl qualifizierter Mitarbeiter angestrebt. Im zweiten Projekt sollte es vor allem
darum gehen, etwas für die Mitarbeiter zu tun, die durch Familie und Beruf einer
Doppelbelastung ausgesetzt sind. Man erhoffte sich durch individuelle Maßnahmen vor allem eine Erhöhung der Zufriedenheit dieser Mitarbeiter. Eine Gewinnung weiterer Mitarbeiter sollte ebenfalls damit einhergehen. Hier richtete man
sein Augenmerk primär auf allein stehende Frauen mit Kindern, die eine Alten-
oder Krankenpflegeausbildung erfolgreich absolviert hatten und häufig Schwierigkeiten haben, eine geeignete Anstellung zu finden. Weitere positive Effekte erhoffte man sich von einer gezielten Presse- und Öffentlichkeitsarbeit in Bezug auf
alle drei Projekte. Die einzelnen Projektbeschreibungen, die im Rahmen des ersten Geschäftsführungs-Coachings erarbeitet wurden, können den **Abbildungen
3-4, 3-5** und **3-6** entnommen werden.

Im zweiten Teil des Coachings bestand die Aufgabe der beiden Geschäftsführer
darin, den Zustand, in dem sie sich selbst und in dem sich das Unternehmen derzeit befindet, zu malen. Dazu standen Wachsmalstifte und Malblöcke zur Verfügung. Ziel war es, ein Stimmungsbild einzufangen, das meist schwierig in Worte
zu fassen ist. Über den kreativen Umweg der Malerei werden jedoch häufig
wichtige Gefühle transparent. Beide Geschäftsführer beteiligten sich an der etwa
15-minütigen Malarbeit und beschrieben anschließend ihre Bilder. Hierbei zeigte
sich, dass beide unter einem enormen Belastungsdruck stehen. Große Erweite-
rungsprojekte waren geplant und standen vor der unmittelbaren Realisierung.
Dies zerrte bereits in der Vorbereitung an den Kräften. Beiden Geschäftsführern
wurde jedoch auch zunehmend deutlich, dass sie sich gerade unter den derzeitigen Belastungen selbst nicht vergessen dürfen. Nach einer Diskussion zahlreicher
Aspekte wurde eine Zukunftsvision entwickelt. Einer der beiden Geschäftsführer
begab sich hierzu mit geschlossenen Augen auf eine Reise in die Zukunft. Dabei
ging es darum, zu ermitteln, wo das Unternehmen in fünf Jahren stehen soll und
ob sich die Zielsetzungen der beiden Geschäftsführer decken. Letzteres wurde
besonders deutlich. Darüber hinaus zeigte sich, dass sich das Unternehmen auf
dem richtigen Weg befindet. Es wurde auch deutlich, dass die eröffnete Vision
ausreichend Energie lieferte, um mit aller Kraft danach zu streben. Im dritten Teil
des Hauptteils wurde diskutiert, inwiefern die erarbeiteten neuen Projekte sowie
die bereits ergriffenen Maßnahmen ausreichen würden, um die entwickelte Vision
zu verwirklichen. In Übereinstimmung konnte festgestellt werden, dass dies
durchaus der Fall sei. Wichtig schien jedoch die Erkenntnis, dass die entwickelten
neuen Strategien möglichst zügig umgesetzt werden müssen.

Geschäftsführungs-Coaching 1 (GF-C1)
Marianne Weiß GmbH, Remscheid – 14.11.2001, 15.00 Uhr bis 20.00 Uhr

Vorab	Inhalte	Maßnahmen/Übungen	Zeit	Material	✓
Vorbereitung 14.45–15.00 Uhr	Ankommen	Begrüßung und Gespräch mit der Pflegedienstleitung, Gespräche mit weiteren Anwesenden, Räumlichkeiten zeigen lassen	5 min.		
	Raum einrichten	Flipchart aufstellen, Tisch und Stühle ausrichten evtl. Getränke besorgen	5 min.		
	Materialcheck	Unterlagen sortieren Material überprüfen und bereitlegen	5 min.	Kopien, Moderationsmarker, Moderationskarten, Entspannungs-CD, CD-Player, Mailblock, Wachsmalstifte	
Ziele	Coaching-Raum kennen lernen, Vorbereitungen für pünktlichen Beginn treffen				

Start	Inhalte	Maßnahmen/Übungen	Zeit	Material	✓
Ankommen und Organisation 15.00–16.00 Uhr	Begrüßung Einleitung	Bedanken für die Einladung kurzer Smalltalk	10 min.		
	Organisatorisches	Zeit für das Coaching erfragen, sonstige organisatorische Fragen klären	5 min.		
	Erlebtes abstreifen	Übung zum Ankommen und zur Konzentration auf den Prozess durchführen	15 min.	CD-Player, Entspannungs-CD	
	Spielregeln	Spielregeln vereinbaren	10 min.	Flipchart Moderationsmarker	
	Ablauf	geplanten Ablauf vorstellen: 1. Strategiepapier diskutieren 2. IST-Zustand und Zukunftsvision erleben 3. IST-Soll-Vergleich Wünsche ermitteln	10 min.	Flipchart Moderationsmarker	
	Zielvereinbarung	konkrete Ziele für die heutige Coaching-Sitzung vereinbaren	10 min.	Flipchart, Marker	
Ziele	Konzentration auf die Coaching-Sitzung fördern, Rapport aufbauen, Transparenz schaffen, Spielregeln und Ziele vereinbaren				

Intervention	Inhalte	Maßnahmen/Übungen	Zeit	Material	✓
1. Strategiepapier 16.00–19.30 Uhr	Projekte	geplante Projekte diskutieren / Maßnahmen zur Umsetzung der Projekte entwickeln / Aufgaben verteilen (Wer? Was? Bis wann?)	120 min.	Projektpläne / Flipchart / Moderationsmarker	
Ist und Soll	Ist-Zustand	Ablauf und Ziele der Übung erklären / – derzeitige Situation malen / – Überprüfung des IST-Zustandes	30 min.	Malblock / Wachsmalstifte	
	Soll-Zustand	Ablauf und Ziele der Übung erklären / – Zukunftsvision beschreiben / – Überprüfung des Soll-Zustandes	30 min.		
Ist-Soll-Vergleich	Ist-Soll-Vergleich	Diskussion / Ökologie-Check: / – Tragen die Maßnahmen zur Erreichung des Zielzustandes bei? / – Werden weitere Maßnahmen benötigt?	30 min.		
Ziele		unternehmensstrategisch wichtige und sinnvolle Maßnahmen entwickeln / Zielvereinbarungen treffen			

Abschluss	Inhalte	Maßnahmen/Übungen	Zeit	Material	✓
Verabschiedung / Organisatorisches / 19.30 Uhr bis Ende	Organisatorisches	offene Fragen klären / nächsten Termin vereinbaren	10 min.		
	Feedback	Rückmelderunde durchführen / Wünsche für das nächste Coaching ermitteln	10 min.		
	Motivation	TOP-fit durchführen			
	Small-talk	abschließende offene Gesprächsrunde			
Ziele	runder Ausstieg / Motivation				

Abbildung 3-3: Coaching-Ablaufplan GF-C1 der ersten Geschäftsführungs-Coaching-Sitzung in der Häuslichen Kranken- und Fachpflege Marianne Weiß GmbH (Quelle: Loffing, 2001e)

Projekt: Einrichtung einer Beratungsstelle

Was?	Wer?	(Bis) wann?
Projektplanung	Herr Köhler	✓
– erste Ideen sammeln	Herr Mantei	
– Projektablauf planen	Herr Loffing	
Projektordner anlegen	Frau.........	Mitte 11/01
Rufnummer einrichten	Herr Köhler	Ende 11/01
	Herr Mantei	
Maßnahmen planen	Frau.........	Mitte 12/01
– Herrn .... aktivieren	Herr Köhler	
Quelle: Internet, Infobroschüre der Beratungsstelle der Stadt	Herr Mantei	
Informationsbroschüre erstellen	Frau.........	Mitte 12/01
– Ziele der Hotline	Herr Köhler	
– Angabe der Rufnummer	Herr Mantei	
– Ansprechpartner		
– Leistungen		
– usw.		
Quellen: Internet, Infobroschüre der Beratungsstelle der Stadt usw.		
Kontaktaufnahme zur Beratungsstelle der Stadt	Frau.........	Mitte 12/01
– Gründe darlegen (häufige Anfragen der eigenen Kunden und deren Angehörige; AOK usw.)	Herr Köhler	
– Ziel: Hilfestellungen geben (über Edukationsmaterial und mündliche Beratung)	Herr Mantei	
– klare Abgrenzung darlegen		

Was?	Wer?	(Bis) wann?
– Notwendigkeit der Weiterleitung von Anfragen betonen, die in das Aufgabengebiet der Beratungsstelle gehören		
– Zusammenarbeit wünschen		
Quelle: Internet, Infobroschüre der Beratungsstelle der Stadt (zwecks Abgrenzung)		
Pressearbeit (Regionalpresse)	Frau.......... Herr Köhler Herr Mantei	Ende 12/01
Quelle: Beschreibung der Leistungen der Gesundheits-Hotline		

Abbildung 3-4: Projektplan: Einrichtung einer Beratungsstelle inklusive einer Gesundheitshotline (Quelle: Loffing, 2001e)

Projekt: Teilnahme zum Bundeswettbewerb «Der familienfreundliche Betrieb»

Was?	Wer?	(Bis) wann?
Erste Informationen zum Bundeswettbewerb besorgen Quelle: Internet	Herr Loffing	✓
Beschreibung bestellen Quelle: Bundesministerium für Familien, Senioren, Frauen und Jugend	Frau………	✓
Publikation in der «Häuslichen Pflege» anstreben – Ansprechpartner: Herr……… – Artikel nach Fertigstellung einreichen (ca. 20 000 Zeichen)	Herr Loffing	✓
Projektplanung – erste Informationen weitergeben – Projektablauf planen	Frau……… Herr Köhler Herr Loffing	✓
Projektordner anlegen	Frau………	Mitte 11/01
Aktuelle Maßnahmen erfassen Neue Ideen generieren Quelle: Arbeitszeitregelung, Sonderleistungen für Mütter	Herr Köhler Herr Mantei	Ende 11/01
Ergänzung und Prüfung der Maßnahmen durch Ideen der Mütter im Unternehmen Quelle: Mütter	Frau………	Mitte 12/01
Zusammenfassung der Maßnahmen zu einer Kurzpräsentation Quelle: erfasste Maßnahmen	Frau………	Ende 12/01

Was?	Wer?	(Bis) wann?
Erste fernmündliche **Kontaktaufnahme zur Regionalstelle «Frau und Beruf»**	Frau.........	Ende 12/01
Inhalt: Vorstellung, Idee, Wunsch nach Gesprächstermin und Präsentation zwecks Ergänzung	N.N.	
Präsentation des Projekts bei der Regionalstelle «Frau und Beruf»	Frau.........	Ende 01/02
Überlegungen zur Zusammenarbeit: Weitergabe von Stellenanzeigen, Aushang «Familienfreundlicher Betrieb», unverbindliche Besuche usw.	N.N.	
Inhalt: Maßnahmen, Erfolge, zukünftige Entwicklung, Zusammenarbeit/Unterstützung	N.N.	Ende 01/02
Präsentation des Projekts im Internet	N.N.	
Quelle: Präsentation bei der Regionalstelle «Frau und Beruf»		
Bewerbung für den Bundeswettbewerb erstellen	Frau......... Herr Köhler Herr Mantei Herr Loffing	N.N.
Quelle: Ausschreibung des Bundesministeriums		
Pressearbeit (Regionalpresse)	Frau.........	N.N.
– Herrn.........aktivieren	Herr Köhler	
Quelle: Präsentation bei der Regionalstelle «Frau und Beruf»	Herr Mantei	
Artikel fertig stellen	Herr Köhler Herr Mantei	N.N.
Quelle: Bewerbung, Präsentation	Herr Loffing	

Abbildung 3-5: Projektplan: Umsetzung von Maßnahmen zum «familienfreundlichen Betrieb» (Quelle: Loffing, 2001e)

Projekt: Kontaktaufbau/-ausbau zu Pflegeschulen

Was?	Wer?	(Bis) wann?
Erste Planung	Herr Loffing Herr Köhler Herr Mantei	✔
Projektordner anlegen	Frau	Mitte 11/01
Zusammenstellen einer Liste sämtlicher Pflegeschulen in – Remscheid – Solingen – Radevormwald – weitere umliegende Städte Wichtige Quellen: Internet, Order der ehemaligen Praktikanten	Frau	Ende 11/01
Identifikation der Ansprechpartner in den Pflegeschulen – Schulleitung – Kursleitung – Praxisbetreuer Wichtige Quellen: Internet, oben genannter Ordner, Anrufe	Frau	Ende 11/01
Weihnachtskarte an Ansprechpartner in den Pflegeschulen Text: Weihnachtsgrüße, weitere Zusammenarbeit, neue Ansprechpartnerin für Praktikumsfragen: Frau ...., Vorstellung im Januar Inhalte: Anschreiben, Werbematerial	Frau	Mitte 12/01

Was?	Wer?	(Bis) wann?
Erstellen einer Informationsmappe für Pflegeschulen – Werbematerial der Marianne Weiß GmbH – standardisierter Ablauf der Betreuung von Schülern – Vorteile für Schüler im Rahmen des Praktikums bei der Marianne Weiß GmbH – Bestätigung der Landesregierung (Ausbildung) – Qualifikationen der Praktikumsbetreuer Mappe sollte keine Loseblattsammlung sein! Quellen: Abschlussarbeit von Frau	Frau	Ende 12/01
Zusenden der Informationsmappe an Pflegeschulen Text: wie angekündigt . . ., Ansprechpartnerin, Schüler sind herzlich willkommen	Frau	Mitte 01/02
Fernmündliche Kontaktaufnahme zu Pflegeschulen Inhalte: Vorstellung von Frau . . . . (Praktikumsbeauftragte), Einladung zu Besuch, Frage nach Aushang, Vorschlag für praxisnahe Kurzvorträge	Frau	Ende 01/02
Erstellen eines Aushangs und Zusendung an Einrichtungen DIN A3 Text: Kurzbeschreibung der Einrichtung, Mitarbeiter gesucht, Anforderungen, Leistungen	Frau	Mitte 02/02
Erstellen einer Liste mit interessanten Kurzvorträgen und Zusendung an Einrichtungen – Titel – kurze Beschreibung zum Inhalt – Dauer: 90 Minuten Text: mögliche Kurzvorträge in Pflegeschule	Frau	Mitte 02/02

Abbildung 3-6: Projektplan: Aufbau/Ausbau des Kontakts zu Pflegeschulen der Region (Quelle: Loffing, 2001e)

Abschließend wurde eine Motivationsübung durchgeführt, mit der das Coaching gegen 20.00 Uhr endete. Es wurde vereinbart, dass die Rückmeldungen zu dem ersten Geschäftsführungs-Coaching nach einer Selbstreflexion erst am nächsten Tag erfolgen sollte. Diese fernmündliche Rückmeldung war ausgesprochen positiv und bestätigte den Eindruck, den auch der Coach von dieser ersten sehr anspruchsvollen Sitzung gewonnen hatte.

Teil 1 der begleitenden Telefon-Coachings. Die Telefon-Coachings hatten einen sehr unterschiedlichen Umfang. Zum Teil waren die Telefonate bereits nach einigen Minuten beendet. Bei schwierigeren Fragestellungen dauerten die Telefon-Coachings bis zu einer Stunde. In den ersten begleitenden Telefon-Coachings wurden die einzelnen Projekte weiter ausgearbeitet. Darüber hinaus konnten jeweils aktuelle Fragestellungen diskutiert werden. Dringende Fragen wurden meist sofort bearbeitet. Für weniger dringende Fragen wurden Gesprächstermine in den Abendstunden vereinbart. Alle Projekte konnten auf diese Weise zügig vorangebracht werden. Im Verlauf des Telefon-Coachings wurden jedoch auch Hilfestellungen zu konkreten Personalproblemen gegeben. Eine maßgebliche Steigerung der Managementkompetenz und gesteigerte Identifikation mit der Rolle als Geschäftsführer ließ sich im Verlauf der einzelnen Telefon-Coachings ebenfalls feststellen. Die beiden Geschäftsführer zeigten sich zunehmend sicherer im Projektmanagement und geschickter in ihrer Arbeitsorganisation. Die jeweiligen Rückmeldungen auf das Telefon-Coaching waren insgesamt positiv. Der Vorteil der Telefon-Coachings bestand vor allem darin, in akuten Situationen schnell mit seinem Coach in Kontakt treten zu können.

Geschäftsführungs-Coaching 2 (Dezember 2001). Zu Beginn des zweiten Geschäftsführungs-Coachings wurden die Pflegedienstleitung sowie die Marketing-Assisstentin in den derzeitigen Stand der Projekte eingeweiht. Weitere Details konnten in dieser Phase ausgearbeitet werden. Der zweite Teil des Geschäftsführungs-Coachings diente wiederum der Erweiterung der Managementkompetenz. Hier wurde vor allem an konkreten kritischen Geschehnissen aus der Praxis gearbeitet, die aus unterschiedlichen Perspektiven betrachtet wurden. Eine intensive Reflexion des eigenen Verhaltens stand hierbei im Mittelpunkt. Einsicht in Bezug auf bestimmte fehlerhafte Verhaltensweisen konnte erzeugt werden. Verhaltensänderungen für die Zukunft konnten generiert werden. Die hohe Bereitschaft der beiden Geschäftsführer, an den eigenen Defiziten zu arbeiten, erleichterte die Zusammenarbeit im Coaching ungemein und sicherte eine größtmögliche Effizienz. Das Coaching endete nach mehr als vier Stunden gegen 19.30 Uhr. Die Rückmeldungen zu diesem Coaching waren ebenfalls positiv.

Teil 2 der begleitenden Telefon-Coachings. In den weiteren begleitenden Telefon-Coachings wurden wiederum aktuelle Fragen bearbeitet. Konkrete Geschehnisse unter den Mitarbeitern konnten hier diskutiert werden, die Managementkompetenz konnte systematisch weiterentwickelt werden.

Begleitende Analyse der Kommunikationsstruktur. Im Mittelpunkt der qualitativen und quantitativen Datenerhebung stand die Ermittlung von Kommunikationsqualität und -inhalten sowie der Umgang mit Informationen in dem Unternehmen. Im Rahmen der qualitativen Datenerhebung wurden Interviews mit den beiden Geschäftsführern und der Marketing-Assistentin geführt; im Rahmen der quantitativen Datenerhebung fand eine anonyme schriftliche Befragung der Mitarbeiter statt. Hierzu wurden verschiedene Fragebogenversionen an das Unternehmen angepasst. Zum einen wurde eine Geschäftsführerversion entwickelt, in der an manchen Stellen die eigene Leistung gegenüber den Mitarbeitern eingeschätzt werden sollte (zum Beispiel die Weitergabe von Informationen über Ziele und Perspektiven des Unternehmens). Zum anderen gab es eine Version für die Pflegedienstleitungen und eine dritte Version für die Mitarbeiter. Der Unterschied zwischen der Version für die Pflegedienstleitungen und den Mitarbeiterversionen bestand lediglich darin, dass in der Version für die Pflegedienstleitungen mehrere Gesprächspartner eingeschätzt werden sollten (Kommunikation zur Geschäftsführung, untereinander und zu den Mitarbeitern in den einzelnen Bereichen). Die Mitarbeiterversion war an den jeweiligen Arbeitsbereich angepasst. Der Fragebogen bestand aus insgesamt vier Modulen. Der erste Themenbereich befasste sich mit den Inhalten, die kommuniziert wurden *(Modul Inhalte)*. Hier zeigte sich im Rahmen der Auswertung, dass der Informationsbedarf der Pflegedienstleitungen optimal gedeckt wurde. Sie fühlten sich von der Geschäftsführung gut mit Informationen versorgt und erhielten auch die notwendigen Daten der Patienten von den Mitarbeitern. Jedoch schien die Kommunikation über alle drei Ebenen (Geschäftsführung – Pflegedienstleitung – Mitarbeiter) nicht gut zu funktionieren. Die Geschäftsführung erhielt kaum Daten über Patienten, die Mitarbeiter kaum über Unternehmensziele und die Entwicklungen des Unternehmens. Der nächste Themenbereich behandelte die Kanäle, über die hauptsächlich und die wichtigsten Informationen kommuniziert wurden *(Modul Kanäle)*. Die hauptsächlichen Kommunikationskanäle waren die Dienstbesprechungen sowie die Übergabegespräche. Die Qualität der Dienstbesprechung wurde von der Geschäftsführung und den Mitarbeitern insgesamt als positiv erlebt. Jedoch sahen die Pflegedienstleitungen großen Verbesserungsbedarf in den Aspekten «Planung und Organisation» und «Zeitaufwand». Beim Übergabegespräch sahen sie ebenfalls maximalen Verbesserungsbedarf in den zuvor genannten Aspekten. Hier spiegelte sich auch die Meinung von insgesamt 40 Prozent der Mitarbeiter wider. Trotzdem wurde die Effektivität dieser Form der Informationsweitergabe als sehr hoch eingestuft. Im nächsten Abschnitt des Fragebogens wurden die verschiedenen Kommunikationsnetzwerke im Unternehmen berücksichtigt und auf Häufigkeit, Effektivität, Erreichbarkeit, Klarheit, Vertrauen und Konfliktbereitschaft abgefragt *(Modul Kommunikation)*. Jeder Befragte sollte die Quantität und Qualität innerhalb seines Arbeitsbereiches und zwischen den verschiedenen Arbeitsbereichen beurteilen. Die Kommunikationseffektivität wurde von allen Gruppen relativ hoch eingeschätzt (ungeachtet der Häufigkeitsunterschiede). Jedoch zeigte sich eine Diskrepanz derart, dass diese hohe Einschätzung im Gegenzug von der Geschäftsführung nicht unbedingt geteilt wurde. Die beiden Qualitätsfaktoren «Klarheit» und «Vertrauen» wurden durch alle befragten Gruppen oberhalb der Skalenmitte eingestuft, was eine sichere Basis für eine gute Kommunikationsqualität versprach. Der Faktor «Erreichbarkeit» wurde unterschiedlich von den Pflegedienstleitungen (schlecht) und den Mitarbeitern (gut) beurteilt. Zu überlegen war, wie häufig eine Pflegedienstleitung oder ein Mitarbeiter einen Geschäftsführer sprechen musste und ihn nicht erreichte. Die «Konfliktbereitschaft» wurde mit unterdurchschnittlichen Werten wahrgenommen. Hier schätzte die Pflegedienstleitung die Geschäftsführung harmoniebedürftiger ein als dies die Mitarbeiter taten, die die Geschäftsführung eher im konfliktfreudigen Bereich einstuften. Es ist anzumerken, dass eine gewisse Konfliktfreudigkeit nicht negativ zu verstehen ist. Gruppen schätzen die Effektivität ihrer Zusammenarbeit höher ein, wenn Konflikte und Kritik offen ausgesprochen werden. Des Weiteren zeigte sich, dass die Mitarbeiter die Effektivität der Zusammenarbeit mit den Pflegedienstleitungen relativ hoch einschätzten, wobei auch hier unterschiedliche Häufigkeiten im Kontakt sichtbar wurden. Die Beurteilung der Qualitätsfaktoren «Klarheit», «Vertrauen», «Erreichbarkeit» und «Konfliktbereitschaft» von Seiten der Mitarbeiter konnte als gut beurteilt werden. Die Geschäftsführung zeigte in allen Bereichen etwas mehr Skepsis, wobei alle Bewertungen noch über dem Durchschnitt lagen. Abschließend wurde die *Zufriedenheit im Unternehmen* abgefragt. Hier fielen die Ergebnisse unter allen Befragten ausgesprochen positiv aus.

Teamleiter-Coaching (Januar 2002). Im ersten Teil des Teamleiter-Coachings, das in den Räumlichkeiten des Unternehmens stattfand und um 15.00 Uhr begann, wurden die Ergebnisse der Fragebogenuntersuchung zurückgemeldet. Alle eingeladenen Personen waren anwesend, und die Veranstaltung konnte pünktlich beginnen. Das Coaching wurde eingeleitet durch den Coach sowie einen der beiden Geschäftsführer. Ausgehend von den Ergebnissen der Fragebogenuntersuchung konnten einige Problemfelder skizziert werden. Die Entwicklung geeigneter Lösungen wurde dynamisch von den Anwesenden angegangen. Der Coach sortierte und fasste die Gedanken und Lösungen am Flipchart zusammen und regte regelmäßig zum Ökologie-Check an. Das erste globale Problemfeld, welches durch die empirische Datenerhebung aufgedeckt worden war, konnte als *Strukturproblem* bezeichnet werden. Es war im Unternehmen zwar eindeutig, wer für welche Aufgaben zuständig und verantwortlich sei, aber im Detail existierten noch gewisse Unklarheiten. Zum Beispiel hatte der Bereich der Hauswirtschaft keinen direkten Vorgesetzten und wusste demnach auch nicht, wer bei etwaigen Fragen zuständig ist. Durch die im Rahmen des Teamleiter-Coachings mit den Anwesenden beschlossene Neustrukturierung der Verantwortungsbereiche sollten sich die Pflegedienstleitungen demnächst diese Aufgabe teilen. Während der Diskussion über den Verbesserungsbedarf der Dienstbesprechungen beziehungsweise Übergabegespräche wurde auch hier das Strukturproblem auf Seiten der Geschäftsführung deutlich. Es war bisher nicht ganz klar, wer für welche Besprechung verantwortlich ist beziehungsweise jeweils anwesend sein soll. Für die Zukunft wurden feste Termine in regelmäßig wiederkehrenden Zeiten für Dienstbesprechungen (innerhalb einer Abteilung oder abteilungsübergreifend) vereinbart. Es wurden Regeln für Übergabegespräche aufgestellt, sodass diese zukünftig systematischer ablaufen können (Zeitlimit, Anwesenheitspflichten, Sanktionen bei Missachtungen). Ab sofort waren von jeder Besprechung Protokolle anzufertigen, die in regelmäßigen Abständen auf die tatsächliche Umsetzung von Lösungsvorschlägen kontrolliert werden sollten. Im zweiten Teil wurde einleitend der Ablauf der Teamtrainings durch den Coach dargestellt. Von hier ausgehend wurden wesentliche Aspekte herausgearbeitet, die die Führungskräfte zur Entwicklung eines gemeinsamen Unternehmensteams beitragen können. Systematisch konnte auf diese Weise die Teamleitungskompetenz aller Beteiligten erhöht werden. Die Identifikation mit der Rolle als Teamleiter in einem großen gemeinsamen Unternehmen konnte ebenfalls gefördert werden. Die Veranstaltung endete gegen 21.00 Uhr. Alle Beteiligten waren ausgesprochen zufrieden mit den Ergebnissen der Veranstaltung.

Projektreflexion. Insgesamt verlief das Projekt in der häuslichen Kranken- und Fachpflege Marianne Weiß GmbH sehr erfolgreich. Alle vereinbarten Coaching-Ziele konnten erreicht werden. Der vereinbarte Zeitplan wurde dabei vollständig eingehalten. Die jeweiligen Rückmeldungen der Beteiligten waren ausgesprochen positiv. Begleitend wurden diese nach jeder Veranstaltung eingeholt. Auch die Feedbacks außenstehender Personen, die einzelnen Coachings beiwohnten, entsprachen den positiven Rückmeldungen der Teilnehmer. Etwaige Wünsche und Änderungen konnten auf diese Weise ermittelt werden und flossen regelmäßig in die nachfolgenden Coachings ein. Zurückzuführen sind die positiven Rückmeldungen sicherlich auf die akribische Vorbereitung, Durchführung und Nachbereitung aller Coaching-Sitzungen sowie auf die fachliche und persönliche Qualifikation des Coachs.

Ausblick

Spannend werden sicherlich die Teamtrainings verlaufen, in denen schließlich ein großes Unternehmensteam gebildet werden soll. Die Voraussetzungen für ein Gelingen konnten in diesem Fall vollständig geschaffen werden. Nicht außer Acht gelassen werden darf an dieser Stelle, dass ein entstandenes Team «gepflegt» werden will. Der Aufbau eines Teams nimmt mitunter Monate in Anspruch, der Zusammenbruch eines Teams kann dagegen in nur wenigen Tagen geschehen. Eine kontinuierliche Analyse des Zustandes, in dem sich das Team jeweils befindet, ist eine unabdingbare Voraussetzung für das fortlaufende Bestehen. Denn nur wenn rechtzeitig Abweichungen und Probleme erkannt werden, die das Team gefährden, dann kann auch rechtzeitig etwas unternommen werden. Eine weitere Herausforderung stellt die ständige Integration neuer Mitarbeiter in ein bestehendes Team dar. Auch dies ist nicht immer einfach zu bewerkstelligen. Meist liegt das Problem weniger bei dem Team selbst, das einen neuen Mitarbeiter offen begrüßt; der neue Mitarbeiter hat jedoch mitunter die Regeln zur effektiven Zusammenarbeit in einem Team noch nie kennen gelernt. Alle Beteiligten schauten den nachfolgenden Teamtrainings, die mit einer Betriebsversammlung eingeleitet werden sollten, positiv und voller Erwartungen entgegen.

3.1.2 Coaching-Projekt Sprave GbR – Castrop-Rauxel

Zum Unternehmen

Die Häusliche Kranken- und Seniorenpflege Sprave GbR in Castrop-Rauxel (Nordrhein-Westfalen) wurde im Jahre 1997 von Ulrike Sprave und Ralf Sprave sowie einem weiteren geschäftsführenden Inhaber gegründet. Letzterer ist mittlerweile aus dem Unternehmen ausgeschieden. Das Unternehmen gründet sich auf ein christliches Pflegeverständnis. Es bietet pflegebedürftigen Menschen allgemeine Leistungen nach SGB (Sozialgesetzbuch) XI und erkrankten Menschen zusätzliche Leistungen nach SGB V an. Merkmal der Dienstleistungserbringung ist eine hohe Motivation und Qualifikation aller am Pflegeprozess Beteiligten, Transparenz und ein zukunftsorientiertes Pflegemanagement. Um die Pflegequalität zu sichern und transparent am Pflegemarkt zu bleiben, hat sich der Pflegedienst einer Qualitätsprüfung unterzogen. Seit November 2000 ist das Unternehmen mit 21 Mitarbeitern zertifiziert und darf das erworbene Qualitätssiegel (Geprüfte Qualität® von ABVP[1], DGVP[2] und BDA[3]) auch nach außen verbreiten.

---

1 Arbeitgeber- und Berufsverband Privater Pflege e.V.
2 Deutsche Gesellschaft für Versicherte und Patienten
3 Bundesverband der Allgemeinärzte Deutschlands – Hausärzteverband e.V.

Folgende Dienstleistungen bietet das Unternehmen an:

- alle Leistungen der häuslichen Krankenpflege nach SGB V
- alle Leistungen der Pflegeversicherung nach SGB XI einschließlich der hauswirtschaftlichen Versorgung
- Pflegeeinsätze nach § 37 Abs. 3 SGB XI
- unverbindliche Beratungsgespräche mit Patienten und deren Angehörigen
- Mobilisation, Behördengänge, Begleitung bei Arztbesuchen und Spaziergängen
- Vermittlung eines 24-Stunden-Notrufsystems
- Vermittlung von Essen auf Rädern, Besorgung von verordneten Rezepten und Medikamenten
- Hilfestellung bei Anträgen an Behörden und Ämter
- Besorgung von Hilfsmitteln.

Die Aussage «Zu Hause gepflegt und begleitet» wird in der Häuslichen Kranken- und Seniorenpflege Sprave GbR nicht als Alibi-Funktion gesehen, sondern soll erlebt werden. Zu Grunde liegt hier die Annahme, dass sich ältere und kranke Menschen zu Hause bei vertrauten Menschen immer noch am wohlsten fühlen. In der Praxis sieht das so aus, dass der zu Pflegende primär als Person gesehen wird. Das bedeutet, dass unabhängig davon, wie krank ein Mensch ist oder unter welcher körperlicher Versehrtheit er zu leiden hat, versucht wird, ihn nicht nur zu pflegen, sondern auch seinen Alltag zu erleichtern. Praktisch fallen damit auch schon einmal unbequeme, oft Zeit raubende Dinge an: Behördengänge, Anträge gesetzlicher Art für die Krankenkasse oder Wege zu den Ärzten, die der Pflegende oder die Angehörigen nicht leisten können. Begleitung bedeutet für die Mitarbeiter und Inhaber des Unternehmens auch, einen Menschen bis zu seinem letzten Atemzug in einer angemessenen, würdevollen und respektvollen Art und Weise beizustehen. Das Pflegeleitbild des Unternehmens wird mit den folgenden Aussagen charakterisiert:

- «Pflege ist Dienstleistung, die am gesunden, kranken und behinderten Menschen in allen Lebenssituationen zwischen Leben und Sterben erbracht wird.»
- «Grundlage unserer pflegerischen Arbeit ist das christliche Menschenbild, die ganzheitliche Versorgung der Kunden unter Einbeziehung ihrer individuellen, kulturellen und sozialen Bedürfnisse und unter Berücksichtigung der Besonderheiten der häuslichen Umgebung.»
- «Pflege bedeutet für uns auch, eine Atmosphäre zu schaffen, in der sich unser Kunde wohl fühlen kann und seine Gesundheit gefördert wird.»
- «Wir sehen jeden Menschen als selbstbestimmtes Individuum und begegnen seinen Wünschen, unter Einhaltung der Schweigepflicht, mit Würde und Respekt.»

- «Die Ziele unserer Pflege werden durch die individuellen und biographischen Besonderheiten der Kunden bestimmt. Wir fördern die aktive Mitbestimmung des Kunden bei der Gestaltung der Pflege und beziehen Ressourcen und mögliche Selbsthilfepotentiale zur Wiederherstellung seiner bestmöglichen Unabhängigkeit mit ein.»
- «In der letzten Phase des Lebens ermöglichen wir nicht zuletzt durch Berücksichtigung der kulturellen und religiösen Bedürfnisse ein menschenwürdiges Sterben.»
- «Wir unterstützen pflegende Angehörige durch Anleitung, Beratung und Begleitung.»
- «Pflege bedeutet auch Zusammenarbeit. Nur gemeinsam mit unseren Mitarbeitern sind unsere Pflegeziele zu erreichen und die Pflegequalität ständig zu verbessern. Unsere Mitarbeiter werden entsprechend ihren Aufgaben und ihrer Qualifikation zur Förderung der beruflichen Kompetenz kontinuierlich weitergebildet. Alle Pflegehandlungen werden daher sach- und fachgerecht ausgeführt und entsprechen den pflegewissenschaftlichen Erkenntnissen und Anforderungen.»
- «Wir schätzen den Einsatz unserer Mitarbeiter und ermöglichen ihnen durch einen partizipativ kooperativen Führungsstil, zur Entwicklung des Pflegedienstes beizutragen.»
- «Um die ganzheitliche Betreuung des Kunden umzusetzen, versuchen wir die kooperative Zusammenarbeit aller Berufsgruppen zu fördern. Dies wird in Form von Team- und Fallbesprechungen aller an der Pflege beteiligten Personen unterstützt.»
- «Pflege als Dienstleistung für Menschen benötigt klare Organisationsformen. Kernpunkt unserer geplanten Pflege ist das Pflegemodell der Aktivitäten des täglichen Lebens, welches anhand des Pflegeprozesses systematisch umgesetzt wird. Dabei wird der Kunde soweit wie möglich bei der Gestaltung und der Durchführung der Pflege mit einbezogen.»
- «Durch die Dienstplangestaltung versuchen wir eine kontinuierliche Betreuung durch bestimmte Pflegekräfte zu realisieren. Dies ermöglicht den Aufbau eines Vertrauensverhältnisses zwischen dem Kunden und der Pflegekraft und trägt somit zu einer zufrieden stellenden Pflegesituation bei.»
- «Pflege muss mit ihren Werten und Handlungszielen in der Öffentlichkeit bekannt sein. Um die Interessen unserer Kunden in der Öffentlichkeit darzustellen und durchzusetzen, engagieren wir uns im Pflegebereich in Zusammenarbeit mit einem Berufsverband.»

Die geschäftsführenden Inhaber der Häuslichen Kranken- und Seniorenpflege Sprave GbR sehen in ihren Mitarbeitern das wichtigste Potenzial des Unternehmens. Dementsprechend schenken sie ihnen und ihren Bedürfnissen große Aufmerksamkeit. Das Mitarbeiter-Coaching ist nur eine von zahlreichen Personalentwicklungsmaßnahmen, die diese zukunftsweisende Einstellung unterstreicht.

Von der Akquisition bis zur Auftragsvergabe

Ein erster Kontakt zu den Inhabern der Häuslichen Kranken- und Seniorenpflege Sprave GbR konnte im Rahmen einer Vortragsreihe des Coachs für eine Initiative privater Pflegedienste im Kreis Recklinghausen hergestellt werden. Als ordentliches Mitglied dieser Initiative nahm der Inhaber Ralf Sprave regelmäßig an den Veranstaltungen teil. In Gesprächen konnte die bereits bestehende Erkenntnis bestärkt werden, dass zukünftige Unternehmensziele in der ambulanten Pflege nur gemeinsam mit den Mitarbeitern erreicht werden könnten. Ein konkreter Verweis auf Coaching als zeitgemäße Intervention, mit der sowohl aktuelle Probleme aufgearbeitet werden können als auch auf zukünftige Herausforderungen vorbereitet werden kann, weckte schließlich weiteres Interesse. Ein loser Kontakt zwischen dem Coach und dem Inhaber der Einrichtung blieb zunächst über einen Zeitraum von mehr als sechs Monaten bestehen. Zu einem ersten konstituierenden Gespräch kam es im November 2001. Herr Sprave schilderte in der Pause einer Weiterbildungsveranstaltung, an der er teilnahm und der Coach als Dozent anwesend war, dass er ein Coaching für seine Mitarbeiter aktuell für ausgesprochen sinnvoll und sogar notwendig erachten würde. Er schilderte kurz die hohen Belastungen, denen sich seine Mitarbeiter ausgesetzt fühlten. Als Hauptbelastungsfaktor nannte er den damals hohen Krankenstand, aus dem vor allem Überstunden für die restlichen Mitarbeiter resultierten, die sich auch über die nahende Weihnachtszeit erstrecken würden. Weitere Belastungsfaktoren wurden in den zukünftigen Herausforderungen gesehen, die zum Beispiel das Inkrafttreten des PQsG (Pflegequalitätssicherungsgesetz) mit sich bringen wird. Eine weitere Schwierigkeit wurde darin gesehen, dass sich die Mitinhaberin des Unternehmens, die seit Gründung des Unternehmens die Funktion der Pflegedienstleitung bekleidet hatte, aus persönlichen Gründen in den vergangen Monaten zunehmend fachlich und persönlich aus dem Pflegedienst zurückziehen musste. Die wichtigsten Aufgaben konnten zwar primär von dem Inhaber selbst übernommen werden, woraus jedoch eine wiederum für ihn besonders hohe persönliche Belastung resultierte. Er musste in dieser Situation sowohl die Rolle des Geschäftsinhabers als auch die Rolle der Pflegedienstleitung übernehmen. Hierunter litt die Kommunikation zwischen Mitarbeitern und Unternehmensführung besonders stark. Besprechungen fielen aus, für kurze informelle Gespräche blieb kaum Zeit. Die stellvertretende Pflegedienstleitung hatte sich zu diesem Zeitpunkt noch nicht in die neue Rolle sowie die neuen Aufgaben hineingefunden und stand dementsprechend zunächst wenig unterstützend zur Seite. Im Rahmen dieses Erstgesprächs wurde der Einsatz eines Coachings als grundsätzlich sinnvoll erachtet. Des Weiteren wurde ein möglichst zeitnaher Beginn auf der Grundlage

eines detaillierten Konzepts vereinbart. Dieses Konzept konnte vom Coach innerhalb weniger Tage fertig gestellt werden. In einem weiteren persönlichen Gespräch
wurden die Formalitäten (Kosten, Umfang der einzelnen Coaching-Einheiten,
Uhrzeiten, Termine, Ziele usw.) abgestimmt. Dem Start des Coachings noch im
Dezember 2001, etwa zwei Wochen nach dem Erstgespräch, stand somit nichts
mehr im Wege.

Zur Planung des Coachings

Das Coaching stand unter dem Motto «Gemeinsam mit den Mitarbeitern Ziele
erreichen». Die einzelnen konkreten Coaching-Themen wurden jedoch offen
gelassen und sollten von den Wünschen und Anliegen der Mitarbeiter abhängig
gemacht werden. In ersten Gesprächen zwischen dem Inhaber der Einrichtung
und dem Coach wurde eine Kombination aus einem Mitarbeiter-Coaching und
einem parallelen Geschäftsinhaber-Coaching favorisiert. Der geplante Ablauf der
gesamten Intervention kann den folgenden Abbildungen entnommen werden.
Sie entstammen dem ursprünglichen Originalkonzept, auf dessen Grundlage der
juristische Coaching-Vertrag geschlossen wurde.

Der Titel der Intervention **(Abb. 3-7)** bringt sehr deutlich die bei den Inhabern
tief verwurzelte Erkenntnis zum Ausdruck, dass zukünftige Ziele nur gemeinsam

Coaching

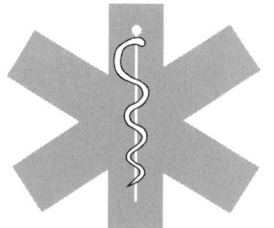

„Gemeinsam mit den Mitarbeitern Ziele erreichen"

Häusliche Kranken- und Seniorenpflege
Sprave

© Dipl.-Psych. C. Loffing

Abbildung 3-7: Deckblatt der Angebotsbeschreibung zur Intervention in der Häuslichen
Kranken- und Seniorenpflege Sprave GbR (Quelle: Loffing, 2001f)

mit den Mitarbeitern erreicht werden können. Eine Steigerung der Arbeitszufriedenheit und -motivation sowie die erfolgreiche Verringerung von Absentismus und Fluktuation sollte zukünftig wieder durch eine stärkere Konzentration auf die Bedürfnisse, Wünsche und Gefühle der Mitarbeiter erreicht werden. Größere Transparenz und Mitbestimmung in sinnvollen Bereichen sollten einen weiteren Beitrag darstellen. Die gezielte Unterstützung der Mitarbeiter hinsichtlich ihrer Belastungen wurde als potenzielles Ausgangsthema für das Mitarbeiter-Coaching vereinbart.

Die bereits erwähnte und bevorzugte Intervention auf den beiden hierarchischen Ebenen wird an **Abbildung 3-8** noch einmal deutlich. Während sich auf Ebene 1 den Mitarbeitern gewidmet werden sollte, erfolgt auf Ebene 2 ein Coaching der Führungskräfte. Diese Kombination resultiert aus der Erkenntnis, dass zahlreiche Probleme auf beiden Ebenen angesiedelt sind. Diese bedingen sich in der Regel gegenseitig und können in einem solchen Fall nur durch eine hierarchieübergreifende Intervention kausal behandelt werden. Die Erfahrungen des Coachs haben des Weiteren gezeigt, dass Inhaber von jungen Unternehmen meist zuletzt an sich selbst denken. Die Erkenntnis, dass sie mit ihrem Team Höchstleistungen nur dann erreichen können, wenn es auch ihnen selbst gut geht, fehlt in vielen Fällen.

Ebene 1: Mitarbeiter-Coaching (alle 3 bis 4 Wochen à 90 Minuten)

| M-C 1 | M-C 2 | M-C 3 | M-C 4 | M-C 5 | M-C 6 |

Themen: aktuelle Probleme
vereinbarte Ziele
N.N.

Ziele: Lösung aktueller Probleme
Aufbau aktuell notwendiger Kompetenzen
Aufbau zukünftig notwendiger Kompetenzen

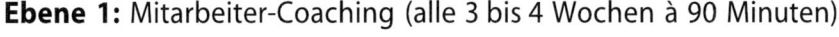

Prozessevaluation

© Dipl.-Psych. C. Loffing

Abbildung 3-8: Ebene 1 der Intervention in der Häuslichen Kranken- und Seniorenpflege Sprave GbR – Kurzbeschreibung des Ablaufs (Quelle: Loffing, 2001f)

Wie in Abbildung 3-8 zu erkennen ist, wurden insgesamt sechs Coaching-Termine mit einem Umfang von jeweils 90 Minuten vereinbart. In einem Abstand von drei bis vier Wochen sollten diese in den Räumlichkeiten des Pflegedienstes durchgeführt werden. Als Raum stand dazu der Mitarbeiter-Aufenthaltsraum des Pflegedienstes zur Verfügung. Hier befand sich ein großer Tisch, um den die jeweiligen Coaching-Teilnehmer sich setzen konnten. Für einzelne Übungen stand in dem großen, offenen und sehr gemütlich eingerichteten Aufenthaltsraum ausreichend Platz zur Verfügung. Zu dem Mitarbeiter-Coaching wurden alle Mitarbeiter mit Ausnahme der Inhaber und der stellvertretenden Pflegedienstleitung schriftlich eingeladen. In dem Anschreiben wurde betont, dass die Teilnahme freiwillig und der Coach ein in der ambulanten Pflege erfahrener Diplom-Psychologe mit einer erfolgreich absolvierten Coaching-Qualifizierung sei. Des Weiteren sollte ein Artikel zum Thema «Coaching in der Pflege», der von dem Coach ein Jahr zuvor für eine Fachzeitschrift erstellt worden war, im Aufenthaltsraum ausgelegt werden. Weitere leicht verständliche Informationen aus einem Coaching-Fachbuch wurden hinzugefügt, um die Teilnehmer mit dem Thema Coaching vertraut zu machen. Des Weiteren stand der Inhaber der Einrichtung für Rückfragen seiner Mitarbeiter zur Verfügung. Es wurde vereinbart, dass die Coachings dienstags oder mittwochs in der Zeit zwischen 16.00 Uhr und 17.30 Uhr durchgeführt werden. Diese Zeit hatte sich bereits bei vorherigen Mitarbeiterschulungen als sinnvoll erwiesen, da zu diesem Zeitpunkt der Pflegedienst selten frequentiert wird und die meisten Mitarbeiter teilnehmen konnten. Für nachfolgende Gespräche und etwaig längere Interventionen wurde von Seiten des Coachs jeweils mindestens eine halbe Stunde mehr Zeit eingeplant. Diese Zeit sollte jedoch nur bei Bedarf aufgewendet werden. Die Themen des Coachings sollten sich über aktuelle Probleme sowie die jeweils vereinbarten Ziele erstrecken. Eine konkrete Festlegung wurde vermieden, um die Intervention nicht schon von vornherein einzuschränken. Die Lösung aktueller Probleme sowie der Aufbau aktueller und zukünftiger Kompetenzen stand im Mittelpunkt der Zielvereinbarung des Coachs mit den Inhabern des Pflegedienstes. Auch hier wurde eine größtmögliche Flexibilität von dem Coach verlangt. Über regelmäßige Rückmeldungen sollte eine Abstimmung der Arbeit in den Mitarbeiter-Coachings mit den Auftraggebern gewährleistet werden. Diese sollten auch der Prozessevaluation dienen, deren Hauptbestandteil die Feedbackrunden mit den Teilnehmern darstellten. Diese Feedbackrunden sollten persönlich und mündlich sowie optional anonym und schriftlich vorgenommen werden. Regelmäßige Rückfragen des Coachs bei einzelnen Mitarbeitern zwischen den einzelnen Coaching-Sitzungen dienten der Evaluation, über die eine gleich bleibend hohe Qualität der Intervention gesichert werden sollte. Als Service wurde auch eine Coaching-Hotline für die Mitarbeiter eingerichtet. Die Mitarbeiter bekamen somit die Möglichkeit, bei jedwedem Problem fernmündlich und zeitnah mit dem Coach Kontakt aufzunehmen.

Parallel zu den zunächst vereinbarten sechs Mitarbeiter-Coachings wurden insgesamt drei Geschäftsinhaber-Coachings vereinbart **(Abb. 3-9)**. Diese sollten in einem Abstand von etwa sechs bis acht Wochen ebenfalls in den Räumlichkeiten des Pflegedienstes durchgeführt werden. Das geräumige Büro der Inhaber bot sich dazu an. Teilnehmen sollten die Inhaber des Pflegedienstes. Zu einem späteren Zeitpunkt sollte auch die zukünftige stellvertretende Pflegedienstleitung mit in das Geschäftsinhaber-Coaching integriert werden.

Der Zeitpunkt der Teilnahme der Pflegedienstleitung sollte von dem Verlauf und insbesondere den Inhalten des ersten Geschäftsinhaber-Coachings im Dezember abhängig gemacht werden. Als Themenschwerpunkte wurden allgemein die Bereiche Unternehmensführung und Mitarbeiterführung ausgewählt. Auch hier sollten sich weitere Themen im Verlauf der Coachings entwickeln können. Die Lösung aktueller Probleme sowie der Aufbau aktuell notwendiger und zukünftig wichtiger Kompetenzen wurde in den Mittelpunkt der Zielsetzung gerückt. Die Rufnummer der Coaching-Hotline des Coachs wurde auch den Geschäftsinhabern zur Verfügung gestellt. Die Inanspruchnahme dieser Dienstleistung wurde freigestellt. Evaluiert werden sollte der Prozess über die ehrlichen Rückmeldungen der Geschäftsinhaber auf der Basis des aufgebauten Vertrauensverhältnisses zwischen ihnen und dem Coach.

Ebene 2: Geschäftsführungs-Coaching (alle 6 bis 8 Wochen und nach Bedarf à 90 Minuten; auch als Telefon-Coaching)

GF-C 1	GF-C 2	GF-C 3

Themen: Unternehmensführung
Mitarbeiterführung
N.N.

Ziele: Lösung aktueller Probleme
Aufbau aktuell notwendiger Kompetenzen
Aufbau zukünftig notwendiger Kompetenzen

Prozessevaluation

© Dipl.-Psych. C. Loffing

Abbildung 3-9: Ebene 2 der Intervention in der Häuslichen Kranken- und Seniorenpflege Sprave GbR – Kurzbeschreibung des Ablaufs (Quelle: Loffing, 2001f)

Zum Ablauf des Coachings

Im Folgenden werden die einzelnen Coachings mit den wesentlichen Ergebnissen jeweils kurz charakterisiert. Die Coachings fanden in der unten aufgeführten Reihenfolge und zu den angegebenen Terminen statt.

Mitarbeiter-Coaching 1 (Dezember 2001). Das erste Coaching mit den Mitarbeitern nahm einen besonders hohen Stellenwert ein. Schließlich handelte es sich hierbei um einen Termin, der durch das erste Zusammentreffen zwischen Coach und Coachees gekennzeichnet war. Eine Vorbesprechung mit den einzelnen Mitarbeitern fand nicht statt. Dementsprechend galt es hier zunächst, etwaige Unklarheiten und Befürchtungen zu beseitigen sowie eine Vertrauensbasis aufzubauen. Mit sehr viel Einfühlungsvermögen, Offenheit und einer angemessenen Portion Witz konnte einleitend eine lockere und entspannte Atmosphäre erzeugt werden, die alle Anwesenden zum Reden und Mitmachen animierte und Vertrauen erzeugte. Der detaillierte Ablaufplan, welcher der Vorbereitung auf das Coaching sowie als Leitfaden im Coaching selbst diente, kann **Abbildung 3-10** entnommen werden. Ein Vordruck (2) für einen Coaching-Ablaufplan kann dem Anhang entnommen werden.

Der erste persönliche Kontakt im Pflegedienst konnte zu der hauptamtlich angestellten Bürofachkraft des Unternehmens aufgebaut werden. Insgesamt nahmen neben dieser Mitarbeiterin drei weitere Angestellte an der ersten Sitzung teil. Im Einzelnen handelte es sich um zwei Pflegekräfte sowie um die zweite Bürokraft. Zu zwei weiteren Mitarbeitern konnte der Coach am gleichen Tag zufällig Kontakt aufbauen, da sich diese Mitarbeiter 30 Minuten vor dem Beginn des Coachings noch im Gemeinschaftsraum des Pflegedienstes aufhielten. Für eine Teilnahme an einem der weiteren Coachings konnten diese beiden Teilnehmer schließlich begeistert werden. Alle anderen Mitarbeiter nutzten das Angebot nicht. Die Phase vor dem Beginn des Coachings verlief problemlos. In dem Raum mussten keine Veränderungen vorgenommen werden. Die Stühle sowie der Tisch konnten in der bestehenden Anordnung bleiben. Alle benötigten Materialien waren vollständig und einsatzbereit. Genauso problemlos verlief der Start. Pünktlich gegen 16.00 Uhr konnte mit der ersten Coaching-Sitzung begonnen werden. Es folgte ein gemeinsames Kennenlernen, das zwanglos und mit Spaß verlief. Ein erster Beitrag in Richtung des notwendigen Rapports konnte in dieser wichtigen Startphase geleistet werden. Der Coach widmete sich anschließend einleitend dem Motto des Coachings, den pädagogisch-didaktischen Elementen des Coachings sowie den mit den Inhabern vereinbarten Zielen. Auf diese Weise konnte der geplante Prozess transparent gemacht werden. Verwiesen wurde auch auf - andere bereits erfolgreich beendete Coaching-Projekte im Gesundheitswesen, die mit den Teilnehmern kurz diskutiert wurden. Hierzu lag auch der Artikel aus einer Fachzeitschrift vor, in dem ausgewählte Projekte beschrieben waren.

Zunehmend mehr Vertrauen konnte geschaffen werden. Auf dieser Grundlage wurden mit den Anwesenden Spielregeln für die Zusammenarbeit in den einzelnen Coaching-Sitzungen vereinbart. Diese Spielregeln sollten langfristig vor allem dazu dienen, einen reibungslosen Ablauf zu gewährleisten. Einzelne Spielregeln wurden von den Teilnehmern genannt und nacheinander beschlossen. Als wichtigste Spielregel wurde Offenheit betont. Das heißt, dass grundsätzlich «alles» gesagt werden darf und auch gesagt werden sollte. Allen Anwesenden war diese Spielregel besonders wichtig. Des Weiteren wurde vereinbart, dass alle besprochenen Inhalte das Unternehmen nicht verlassen dürfen. Mit dem Verweis auf die Schweigepflicht von Diplom-Psychologen (§ 203 Abs. 1 Nr. 2 StGB) und dem Versprechen der anderen Anwesenden konnte auch diese wichtige Regel verabschiedet werden. Im Hauptteil der ersten Coaching-Sitzung wurde zunächst allgemein über Stressoren in der Alten- und Krankenpflege und insbesondere in ambulanten Pflegediensten diskutiert. In Übereinstimmung konnte erarbeitet werden, dass die Belastungen ausgesprochen hoch seien. Mit Bezug auf das eigene Arbeitsverhältnis nannten die Anwesenden vor allem die zu der Zeit zu absolvierenden Überstunden sowie den damit in Zusammenhang stehenden hohen Krankenstand und die schlechte Stimmung unter den Mitarbeitern als große Belastungsfaktoren. Darüber hinaus wurden einige Entscheidungen der Unternehmensführung, wie zum Beispiel die Einführung von Strichcode-Scannern sowie weitere ablauforganisatorische Änderungen, als weitere Belastungsfaktoren kritisiert.

Nur schwer konnten die Mitarbeiter die Unternehmenspolitik hinsichtlich getätigter Einsparungen auf Seiten des Personals und einiger Neuinvestitionen nachvollziehen. Neben der Streichung der Weihnachtsgratifikation an sich wurde vor allem auch der späte Zeitpunkt (Anfang November) sowie die unpersönliche Art der Mitteilung (ausschließlich schriftlich) kritisiert. Weiter anfallende Überstunden, die auf einem Arbeitszeitkonto angesammelt werden sollten, trugen ebenfalls zur Verschlechterung der Stimmung der Mitarbeiter bei. Alle identifizierten Belastungsfaktoren wurden auf dem Flipchart gesammelt und nach Abschluss der Sammlung noch einmal auf ihren Beitrag zur Gesamtbelastung hin untersucht. Gesucht wurden auch so genannte Problemfaktoren, hinter denen sich gleich mehrere der genannten Probleme verbargen. Als ein zentrales Problem aus der subjektiven Sicht der Mitarbeiter konnte hierbei die mangelnde Kommunikation und ungeschickte Informationsweitergabe herausgestellt werden, die zu einem beträchtlichen Teil die Stimmung negativ beeinflusste. Darüber hinaus erachteten die Anwesenden es als besonders wichtig, dringend etwas an den zeitlichen Belastungen zu ändern. Es wurde vereinbart, dass diese Inhalte im ersten Geschäftsinhaber-Coaching diskutiert werden durften, da es sich um Probleme handelte, die in der Zusammenarbeit zwischen Mitarbeitern und den Geschäftsinhabern lagen. Zum Ende des Coachings betrachteten die Mitarbeiter

Mitarbeiter-Coaching 1 (MA-C1)
Häusliche Kranken- und Seniorenpflege Sprave GbR, Castrop-Rauxel – 11.12.2001, 16.00 Uhr bis 17.30 Uhr

Vorab	Inhalte	Maßnahmen/Übungen	Zeit	Material	✔
Vorbereitung 15.30–16.00 Uhr	Ankommen	Begrüßung der Sekretärin Gespräche mit weiteren Anwesenden Räumlichkeiten zeigen lassen	20 min.		
	Raum einrichten	Flipchart aufstellen, Tisch und Stühle ausrichten evtl. Getränke besorgen	5 min.		
	Materialcheck	Unterlagen sortieren Material überprüfen und bereitlegen	5 min.	Kopien, Moderationsmarker, Moderationskarten, Entspannungs-CD, CD-Player	
Ziele	Coaching-Raum und Ansprechpartner kennen lernen, Vorbereitungen für pünktlichen Beginn treffen				

Start	Inhalte	Maßnahmen/Übungen	Zeit	Materiel	✔
Kennenlernen Organisatorisches 16.00–16.30 Uhr	Begrüßung Vorstellung	Bedanken für die Einladung kurze Selbstvorstellung Vorstellung der Teilnehmer	5 min.		
	Organisatorisches	Teilnehmerlisten anfertigen lassen Dauer der Veranstaltung und potenzielle Themen nennen sonstige organisatorische Fragen klären	5 min.		
	Einleitung	Was ist Coaching?	5 min.	Artikel	
	Spielregeln	Spielregeln vereinbaren	5 min.	Flipchart Moderationsmarker	
	Potenzielle Ziele	mögliche Ziele nennen Teilnehmer-Ziele erfragen Zielvereinbarungen treffen	10 min.	Flipchart Moderationsmarker	
Ziele	Rapport aufbauen und Transparenz schaffen, Ziele abstecken und Spielregeln vereinbaren				

Intervention	Inhalte	Maßnahmen/Übungen	Zeit	Material	✓
Belastungen 16.30–17.10 Uhr	Stressoren, allgemein	Stressoren in der Pflege ermitteln	5 min.	Flipchart Moderationsmarker	
	Ressourcen	Bewältigungsstrategien sammeln	5 min.	Flipchart Moderationsmarker	
	Stressoren, konkret	Stressoren im Unternehmen ermitteln Ermittlung von Problemfaktoren	10 min.	Flipchart Moderationsmarker	
	Ursachen	Ermittlung der Problemursachen Perspektiven wechseln	10 min.	Flipchart Moderationsmarker	
	Lösungen	Lösungen mit persönlichem Beitrag ermitteln	10 min.	Flipchart Moderationsmarker	
Ziele		Probleme ermitteln erste Lösungsansätze generieren zum Handeln motivieren			

Abschluss	Inhalte	Maßnahmen/Übungen	Zeit	Material	✓
Verabschiedung Organisatoriesches 17.10 – 17.30 Uhr	Organisatorisches	offene Fragen klären nächsten Termin vereinbaren	10 min.		
	Feedback	Rückmelderunde durchführen Wünsche für das nächste Coaching ermitteln	5 min.		
	Entspannung	Entspannungsübung durchführen	5 min.	CD-Player Entspannungsmusik	
	Small-talk	abschließende offene Gesprächsrunde			
Ziele	Feedback ermitteln Entspannung				

Abbildung 3-10: Coaching-Ablaufplan MA-C1 der ersten Mitarbeiter-Coaching-Sitzung in der Häuslichen Kranken- und Seniorenpflege Sprave GbR (Quelle: Loffing, 2001f)

die Gesamtsituation, nachdem sie ihrem Frust freien Lauf hatten lassen können, wieder etwas differenzierter und sie versuchten auf eine Anregung des Coachs hin erstmals die Perspektive zu wechseln. Alle Coachees stellten fest, dass sich die Situation aus der Perspektive der Inhaber anders darstellte. Die daraus resultierende Einsicht in die Ursachengenese förderte die Motivation, die Schwierigkeiten gemeinsam lösen zu wollen und die Krise damit gemeinsam zu bewältigen. In Bezug auf die identifizierten hohen Belastungen der Mitarbeiter wurden Maßnahmen gesammelt, die die Mitarbeiter selbst ergreifen konnten, um mit den aktuellen Belastungen besser umgehen zu können. Hier zeigte sich, dass die Mitarbeiter zahlreiche positive Stressbewältigungsstrategien bereits kannten und zum Teil auch schon zur Anwendung gebracht hatten. Für die Zukunft wurde das Erlernen weiterer Stressbewältigungstechniken beschlossen, die besonders schnell eingesetzt werden können. Des Weiteren wurde vereinbart, dass die Anwesenden sich bemühen werden, die anderen Mitarbeiter für eine Teilnahme an dem nächsten Coaching zu aktivieren. Der nächste Coaching-Termin wurde schließlich für Anfang Januar vereinbart.

Durch dieses erste Mitarbeiter-Coaching wurde eine Problematik deutlich, die vor allem aus den aktuell existierenden zusätzlichen Belastungen resultierte. Schwierigkeiten im Rahmen der Kommunikation zwischen der Unternehmensführung und den Mitarbeitern durften im Rahmen einer weiter gehenden Ursachenforschung und anschließenden Krisenintervention nicht unberücksichtigt bleiben. Diese Ergebnisse wurden dem Geschäftsinhaber bereits am nächsten Tag zurückgemeldet. Es wurde beschlossen, dass diese Themen bei dem nahenden Geschäftsinhaber-Coaching zur Diskussion gestellt werden sollten.

Geschäftsinhaber-Coaching 1 (Dezember 2001). Nach den Erkenntnissen, die im Rahmen des ersten Mitarbeiter-Coachings gewonnen worden waren, wurde ein möglichst zeitnaher Termin für das Geschäftsinhaber-Coaching vereinbart.

Ein Kennenlernen war im Rahmen dieses Termins nicht mehr notwendig. Dennoch galt es, dem Aufbau eines Rapports und einer Vertrauensbasis ausreichend Aufmerksamkeit zu schenken. Die vorherigen Kontakte und die Entscheidung für den Coach waren noch kein Garant für ein notwendiges Vertrauensverhältnis im Rahmen des Coaching-Prozesses. Sehr schnell entwickelte sich jedoch eine Arbeitsbasis, die durch das notwendige Vertrauen gekennzeichnet war. Zentraler Diskussionspunkt dieses Coachings sollte die Frage nach den Ursachen für die damalige schlechte Stimmung unter den Mitarbeitern sein. Daraus sollte die Suche nach geeigneten Lösungen für diese Problematik resultieren. Auf diese Frage hin konnten zahlreiche Ursachen aus der Perspektive der Geschäftsinhaber generiert werden, die von einem erlebten Schicksalsschlag über eine in einzelnen Bereichen ungeschickte Mitarbeiterführung bis hin zu der nicht ausreichenden Beachtung von Veränderungswiderständen reichten. Anders als in vielen anderen Coachings zeigte sich bereits an dieser Stelle, dass die beiden Geschäftsinhaber über eine ausgesprochen positiv zu bewertende Fähigkeit zur Selbstreflexion verfügten, welche die weitere Arbeit an der aufgezeigten Problematik positiv beeinflussen sollte. Wie im Verlauf des Coachings erarbeitet werden konnte, äußerten sich die erkannten Probleme vor allem in einem Verhalten, das die Beziehung zu den Mitarbeitern negativ beeinflusste. Erkannt wurde auch, dass den Mitarbeitern daraus kein Vorwurf gemacht werden kann, denn diese hatten über mehrere Jahre hinweg ein anderes, mehr freundschaftliches und aus Sicht der Mitarbeiter offeneres Verhältnis erlebt. Eine Rückkehr zu diesem Führungsverhalten wurde jedoch ausgeschlossen. «Erfolgreiche Chefs führen flexibel», heißt es in einem Beitrag von Goleman (2000). An mehr Authentizität in der Umsetzung einzelner Führungsstile sollte gearbeitet werden. Vereinbart wurde das Schaffen von mehr Transparenz und die Förderung des Informationsflusses zwischen den Geschäftsinhabern und den Mitarbeitern. Hierzu sollte vor allem auch die zukünftige stellvertretende Pflegedienstleitung verstärkt in die Verantwortung einbezogen werden. Notwendige Veränderungen sollten des Weiteren strategisch sinnvoller eingeführt werden, potenziellen Veränderungswiderständen sollte noch vor ihrer Entstehung entgegengewirkt werden. Damit waren gleichzeitig zahlreiche geeignete Themen für die weiteren Coachings identifiziert. Konkrete Maßnahmen wurden bezüglich der bevorstehenden Weihnachtsfeier beschlossen. Hierbei sollte das Augenmerk, nach einigen unternehmensstrategisch notwendigen, aber für Mitarbeiter unliebsamen Entscheidungen (wie zum Beispiel die Streichung der Weihnachtsgratifikation), vor allem auf eine Verbesserung der Stimmung gelenkt werden. Im Rahmen des Geschäftsinhaber-Coachings wurde des Weiteren beschlossen, dass nach diesem ersten wichtigen Termin, an dem ausschließlich die Inhaber teilnahmen, der stellvertretende Pflegedienstleiter in die nächsten Geschäftsinhaber-Coachings integriert werden sollte. Vor allem psychologische und unternehmensstrategische Überlegungen führten zu dieser Entscheidung. So wurde neben den bereits geschilderten Überlegungen erkannt, dass er sich eher mit seinen neuen Aufgaben identifizieren könne, wenn er im Rahmen des Coachings auf der Ebene der Führungskräfte mitarbeiten werde. Eine Stärkung seiner Position und ein Aufbau von Führungskompetenz sollte ebenfalls damit einhergehen. Das Coaching fand mit einer kurzen und prägnanten Rückmelderunde und einer abschließenden Aktivierung sein Ende. Die Rückmeldungen waren allesamt positiv und trugen weiter zu der Überzeugung bei, dass mit der gewählten Intervention und dem ausgewählten Coach auch zukünftig erfolgreich zusammengearbeitet werden könne.

Mitarbeiter-Coaching 2 (Januar 2002). Insgesamt sieben Mitarbeiter erschienen zum zweiten Mitarbeiter-Coaching im Januar 2002. Das Coaching begann pünktlich um 16.00 Uhr mit der Begrüßung und Einführung der neuen Coachees. Es folgte eine Stimmungsabfrage. Hier zeigte sich, dass bereits eine leicht positive Stimmungsveränderung im Vergleich zum letzten Coaching zu verzeichnen war. In der Diskussion mit den Teilnehmern stellte sich jedoch heraus, dass die Stimmung unter den Mitarbeitern sich zwar insgesamt verbessert hatte, jedoch immer noch großer Unmut in Bezug auf die mangelnde Kommunikation zwischen Mitarbeitern und Pflegedienstleitung beziehungsweise Geschäftsinhabern besteht. Anhand einzelner Diskussionsbeiträge konnte herausgearbeitet werden, dass es sich hierbei um das offensichtlich größte Problem handelte, mit dem sogar Abwanderungstendenzen einzelner Mitarbeiter einhergingen. Bei der Suche nach Lösungen wurde der Vorschlag favorisiert, die erkannten Probleme im Rahmen der kommenden Dienstbesprechung zur Diskussion zu stellen. Die anwesenden Mitarbeiter entschieden sich einstimmig dafür, dieses Forum zu nutzen, um ihren eigenen Unmut zu bekunden. Gemeinsam konnte im Mitarbeiter-Coaching herausgearbeitet werden, dass für diesen Plan eine Bereitschaft vorhanden sein muss, selbst einen Beitrag zur Lösung der Kommunikationsprobleme zu leisten. Alle Coachees erklärten sich hierzu bereit. Darüber hinaus wünschten sie sich, dass der Coach bei der Dienstbesprechung anwesend sein sollte, um mitunter zwischen Mitarbeitern und Geschäftsinhabern zu vermitteln. Das Coaching endete pünktlich gegen 17.30 Uhr. Der Termin für das nächste Mitarbeiter-Coaching sollte nach der Dienstbesprechung festgelegt werden.

Große Dienstbesprechung (Januar 2002). In Absprache mit dem Geschäftsinhaber war es möglich, dass der Coach an der Dienstbesprechung teilnahm. Die Geschäftsinhaber beschlossen, eine Liste mit den geplanten Tagesordnungspunkten auszuhängen, damit die Mitarbeiter aus ihrer Sicht wichtige Aspekte ergänzen konnten. Für die Dienstbesprechung wurden schließlich 90 Minuten eingeplant. Um für die Mitarbeiterbelange ausreichend Zeit zu haben, wurde auf einen sehr geordneten Ablauf Wert gelegt. Die schlechte Stimmung unter den Mitarbeitern wurde abschließend thematisiert. Eine Mitarbeiterin sprach hierbei die Empfindungen aus Sicht der Mitarbeiterschaft an. Die Kritik richtete sich vor allem an die mangelnde Kommunikation zwischen Mitarbeitern und Unternehmensleitung. Die Pflegedienstleitung und Mitinhaberin des Unternehmens ergriff hierauf das Wort und schilderte die vielfältigen Ursachen dafür, dass gerade sie sich zurückgezogen hatte und wenig offen für Belange der Mitarbeiter war. Ergreifend und sehr offen schilderte sie ihre Erlebnisse der vergangenen Monate, die den Mitarbeitern in dieser Form nicht bewusst gewesen waren. Sie äußerte darüber hinaus das Anliegen, sich zukünftig weiter aus einzelnen Bereichen zurückzuziehen. Sukzessiv sollte jedoch auch die Position der stellvertretenden Pflegedienstleitung ausgebaut werden, sodass auch wieder eine ausreichende Kommunikation stattfinden könne. Die Mitarbeiter zeigten auf Grund dieser ehrlichen Rückmeldung großes Verständnis. Die offizielle Dienstbesprechung endete pünktlich nach etwa 90 Minuten, wobei weitere Gespräche zwischen Mitarbeitern und der Unternehmensleitung im Anschluss stattfanden. Hier wurde auch noch einmal von einzelnen Mitarbeitern bekundet, dass sie ihren Beitrag für die Weiterentwicklung des Unternehmens leisten wollen und dankbar sind für die Offenheit, die ihnen an diesem Tage zuteil wurde.

Nachbesprechung mit der Unternehmensleitung (Januar 2002). Die Nachbesprechung in Form eines weiteren Geschäftsinhaber-Coachings fand unmittelbar nach der Dienstbesprechung statt. Anwesend waren hierbei der Geschäftsinhaber, die Pflegedienstleitung und Mitinhaberin des Unternehmens sowie die stellvertretende Pflegedienstleitung. Alle drei hatten die Dienstbesprechung geleitet. Zu Beginn wurden der Prozess sowie die erzielten Ergebnisse diskutiert. Hier zeigte sich, dass die Dienstbesprechung sehr gut organisiert gewesen war und dementsprechend geordnet hatte verlaufen können. Alle relevanten Aspekte aus Sicht der Unternehmensleitung konnten ausführlich diskutiert werden. Auch die abschließende Diskussion mit den Mitarbeitern verlief sehr positiv, kostete die Pflegedienstleitung und Mitinhaberin jedoch sehr viel Kraft und Überwindung. Im Mittelpunkt der Nachbesprechung stand die Suche nach Bestätigungen für die gezeigte Offenheit sowie die Stärkung des Selbstwertgefühls. Der stellvertretenden Pflegedienstleitung wurde bewusst, dass zukünftig weitere wichtige Aufgaben auf sie zukommen würden. Das Gespräch endete nach 60 Minuten ebenfalls mit einer positiven Rückmeldung.

Mitarbeiter-Coaching 3 (Januar 2002). Etwa drei Wochen nach der Dienstbesprechung fand ein weiteres Mitarbeiter-Coaching statt. Ausgesprochen positiv zu bewerten war, dass insgesamt neun Mitarbeiter teilnahmen. Die neuen Coachees wurden zu Beginn in den Ablauf und die Spielregeln eingeführt. Hier zeigte sich, dass mittlerweile auch Mitarbeiter mit ursprünglich großen Vorurteilen den Weg in das Coaching gefunden hatten. Dies war vor allem auf die positiven Rückmeldungen der bisherigen Coachees zurückzuführen. Darüber hinaus wurden die ersten Erfolge der bisherigen Coachings in den vergangenen Wochen offensichtlich. Zum Hauptthema dieser Sitzung machten die Coachees einige ablauforganisatorische Schwierigkeiten. Der Coach konnte dazu beitragen, dass die Coachees hierbei erste Lösungen selbstständig entwickelten. Das Coaching endete nach zwei Stunden gegen 18.00 Uhr. Weitere Einzel- und Kleingruppengespräche führte der Coach bis etwa 19.00 Uhr. Hier zeigte sich noch einmal sehr deutlich, dass sich die bisherige «Hilfe zur Selbsthilfe» bewährt hatte. Die «Krisenintervention» fand nach diesem Mitarbeiter-Coaching und mit den ergriffenen Maßnahmen vorerst ein Ende. Geplant sind insgesamt drei weitere Mitarbeiter-Coachings sowie zwei weitere Geschäftsinhaber-Coachings. Hier wird man sich nun zukünftig notwendigen Kompetenzen widmen können.

Projektreflexion. Der bisherige Coaching-Prozess verlief bis zu diesem Zeitpunkt ausgesprochen erfolgreich. Die tiefe Krise (Kennzeichen: Stimmungstief, mangelnde Kommunikation), die zu Beginn des Coachings existierte, konnte zügig überwunden werden. Sowohl die Mitarbeiter als auch die Geschäftsinhaber waren von dem Verlauf des Coachings und vor allem von den Ergebnissen überzeugt. Das Coaching-Projekt bei der Häuslichen Kranken- und Seniorenpflege Sprave GbR verdeutlicht dabei noch einmal sehr gut, wie hoch die Anforderungen sind, die an einen kompetenten Coach gestellt werden. Insbesondere ein ausgesprochen großes Maß an Flexibilität wird in den meisten Projekten verlangt. Darüber hinaus trägt der Coach vielfach eine sehr große Verantwortung. Von Anbeginn des Coachings bis zum vorläufigen Ende waren auch bei der Häuslichen Kranken- und Seniorenpflege Sprave GbR die Erwartungen in Bezug auf die erhofften Ergebnisse sehr hoch. Nur durch konsequente und konzentrierte Arbeit an den ermittelten Problemen und die Unterstützung aller Beteiligten konnten diese Erwartungen erfüllt werden.

Ausblick

Die Mitarbeiter fühlen sich in dem Unternehmen mittlerweile wieder sehr wohl. Dies lässt für die weitere Zukunft hoffen, denn nur gemeinsam mit zufriedenen Mitarbeitern sind zukünftige Herausforderungen in der ambulanten Pflege zu bewältigen. Im weiteren Verlauf des Projekts wird es darüber hinaus wichtig sein, dass der Coach die Problemlösekompetenz der Mitarbeiter weiter fördert. Ziel ist es, dass zukünftige Krisen durch das Unternehmensteam selbstständig behoben werden können. Die Bereitschaft der Mitarbeiter hierzu existiert bereits. Darauf aufbauend können für die Zukunft geeignete Strategien entwickelt werden. Im Rahmen des Geschäftsinhaber-Coachings wird die Einbindung der stellvertretenden Pflegedienstleitung zu einer Hauptaufgabe. Auch dieser Prozess verspricht noch sehr spannend zu werden.

3.2 Weitere Praxisprojekte

Rückblickend kann der Autor mittlerweile zahlreiche Beispiele für eine erfolgreiche Durchführung von Coaching-Projekten nennen. Nur kurz charakterisiert werden sollen an dieser Stelle zwei weitere ausgewählte Projekte aus der stationären Altenhilfe, deren Erfolg an allen vier von Holling und Liepmann (1993) beschriebenen Kriterien zur Beurteilung von Personalentwicklungsmaßnahmen festgemacht werden konnte. Hierbei handelt es sich um:

- *Reaktion der Coachees*: hier erfolgte eine Bewertung des Coachings.
- *Lernen*: hier wurde die Verarbeitung der Inhalte überprüft.
- *Verhalten*: hier wurden die Veränderungen im Arbeitsverhalten gemessen.
- *Resultate*: hier wurde der Beitrag des Coachings zu ökonomischen Größen ermittelt.

Beide Projekte fanden in den Jahren 1998 und 1999 statt und verliefen ausgesprochen erfolgreich. Die Zielgruppe der Coachings waren die jeweiligen Stations- beziehungsweise Wohnbereichsleitungen sowie deren Stellvertreter. Die Coachings fanden in Abständen zwischen sechs und acht Wochen statt. Für eine zwischenzeitliche Kontaktaufnahme wurde eine Coaching-Hotline eingerichtet.

> Nähere Informationen zu den Projekten findet der interessierte Leser bei Loffing (2000).

3.2.1 Coaching in einem kirchlichen Altenwohnheim

Die Akquisition dieser Einrichtung verlief über eine Direktansprache des Heimleiters per Telefon. Hier wurde zunächst über die vielfältigen Vorteile von Coachings als Personalentwicklungsmaßnahme diskutiert. Das Gespräch dauerte etwa 15 Minuten und stieß auf reges Interesse. Nach der Zusendung von allgemeinem Informationsmaterial wurde ein weiteres konkretes fernmündliches Gespräch avisiert. Hier zeigte sich, dass die Einführung eines Coachings für die Wohnbereichsleitungen und deren Stellvertretungen sinnvoll erschien. Es war abzusehen, dass geplante Umbaumaßnahmen, die einen Zeitraum von mehr als einem Jahr in Anspruch nehmen sollten, insbesondere für die Führungskräfte der mittleren Führungsebene eine große Belastung darstellen würden. Genau auf diese Problematik wurde das Coaching abgestimmt **(Tab. 3-1)**.

Insgesamt sechs Coaching-Termine wurden vereinbart und in einem Abstand von etwa zwei Monaten durchgeführt. Auch hier war die Wahl der Themen weitestgehend freigestellt. Als Hauptziel wurde mit dem Heimleiter und der Pflegedienstleitung die Erweiterung der Führungskompetenz und der Umgang mit Belastungen vereinbart.

Tabelle 3-1: Coaching in einem kirchlichen Altenwohnheim

Projekt	Anlass	Bearbeitete Themen im Coaching
Altenwohnheim Träger: Kirche	Umbau und Sanierung der Einrichtung	1. Umgang mit Belastungen
		2. Steigerung der Problemlösekompetenz
		3. Umgang mit schwierigen Mitarbeitern
		4. Umgang mit schwierigen Angehörigen
		5. Entwickeln und Festigen einer Führungspersönlichkeit

3.2.2 Coaching in einem städtischen Altenwohnheim

Auch hier verlief die Akquisition per Direktansprache. Es lag in diesem Fall jedoch bereits ein Hinweis vor, dass Coaching als Intervention von Seiten der Einrichtung nachgefragt werden könnte. Diese Vermutung resultierte aus einer internen Information, dass eine Änderung der Aufbau- und Ablauforganisation geplant sei. Ganz konkret sollten einzelne Wohnbereiche zukünftig zusammengelegt werden. Dies hatte zur Folge, dass nur ein Teil der Wohnbereichsleitungen diese Funktion übernehmen konnte und für eben diese Wohnbereichsleitungen zusätzliche und ausgesprochen vielfältige Belastungen entstehen würden. Nach zahlreichen Gesprächen mit der Heimleitung, der Pflegedienstleitung und dem Betriebsrat konnte das Projekt starten. Im Mittelpunkt stand hier zunächst die Bildung eines Wohnbereichsleiter-Teams, das sich gegenseitig unterstützen sollte. Der systematische Ausbau der Führungskompetenz rückte schließlich zunehmend in den Vordergrund der einzelnen Coachings. Ein guter Überblick über die Maßnahme kann **Tabelle 3-2** entnommen werden.

Insgesamt fanden zwölf Coaching-Termine im Abstand von sechs Wochen statt. Auch hier war die Wahl der Themen weitestgehend freigestellt.

Tabelle 3-2: Coaching in einem städtischem Altenwohnheim

Projekt	Anlass	Bearbeitete Themen im Coaching
Altenwohnheim Träger: Stadt	Zusammenlegung von Stationen zu größeren Wohnbereichen	1. Formen eines Wohnbereichsleiter-Teams Institutionalisierung von Leitungstreffen
		2. Entwickeln von Techniken zur Mitarbeiter- und Selbstmotivation
		3. Umgang mit Belastungen
		4. Fördern der eigenen Flexibilität
		5. Entwickeln und Festigen einer Führungspersönlichkeit

3.3 Zusammenfassung

Alle in diesem Kapitel diskutierten Praxisprojekte verdeutlichen zwei wichtige Aspekte, die sich mit folgenden Aussagen kurz und prägnant zusammenfassen lassen:

- «Es gibt zahlreiche Ansatzpunkte für Coaching in der Pflege!»
- «Coaching wirkt!»

Die Vielfalt der Einrichtungen und Zielgruppen zeigt, dass Coaching in vielen Bereichen möglich ist und als sinnvolle Personalentwicklungsmaßnahme zum Einsatz kommen kann. Die hier dargestellten Projekte verliefen allesamt ausgesprochen positiv. Dies lässt sich vor allem auf die Bemühungen und daraus resultierenden Maßnahmen zurückführen, die im Rahmen der Vorbereitung, Durchführung und Nachbereitung ergriffen wurden. Nicht zuletzt spielte die fachliche und persönliche Qualifikation des Coachs eine bedeutende Rolle. Es bleibt zu hoffen, das zukünftig mehr Einrichtungen im Gesundheitswesen die Möglichkeiten von Coaching schätzen lernen und gezielte Projekte durchführen. Viele bisher vernachlässigte Probleme könnten auf diese Weise behoben werden. Die Entstehung weiterer Probleme könnte präventiv vermieden werden. Langfristig kann die eigene Problemlösekompetenz der Beteiligten maßgeblich erhöht werden. Gute Gründe, um Coaching eine Chance zu geben!

Kapitel 4

Ausblick

**Mich interessiert vor allem die
Zukunft, denn das ist die Zeit,
in der ich leben werde.**

Albert Schweitzer

4. Blick in die Zukunft

Was in der Zukunft sein wird, wüssten wir nur allzu gerne. Alles was wir glauben oder hoffen, muss jedoch nicht zwingend geschehen. Dementsprechend kann der Ausblick in diesem letzten Kapitel nur auf erkennbaren Trends und weiter gehenden Vermutungen beruhen. Auch eine Hoffnung, nämlich dass Coaching zukünftig vermehrt zur Anwendung kommt, wird hier zum Ausdruck gebracht.

Inwiefern Coachings in der Pflege zur Anwendung kommen, hängt aber auch maßgeblich vom Leser dieses Buches ab. Was nimmt er aus diesem Buch an Informationen mit? Was wird er davon in seiner eigenen Praxis zur Anwendung bringen? Welchen Weg wird er mit diesem neuen Wissen einschlagen?

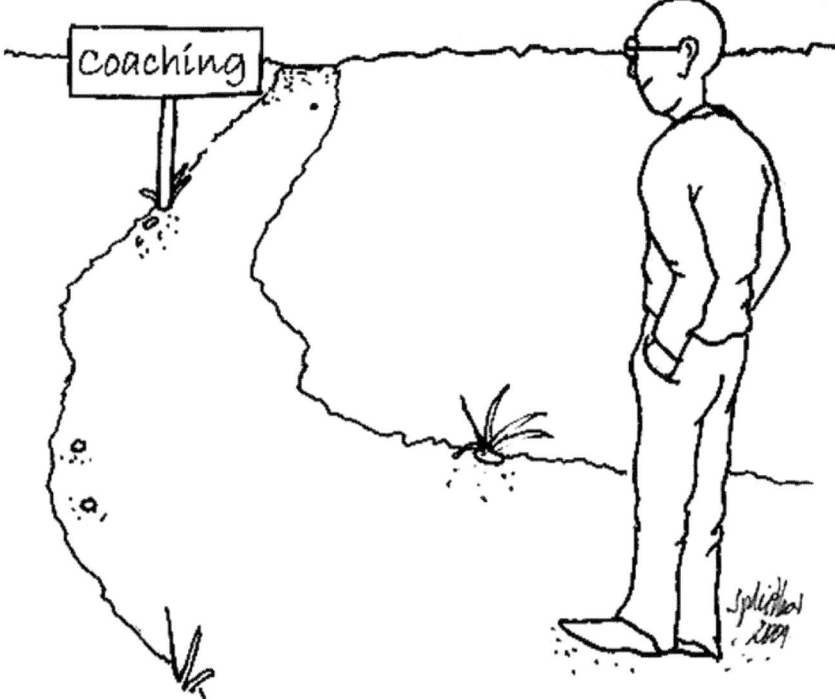

Abbildung 4-1: Der Blick in die Zukunft (Quelle: Loffing, 2001d)

Autoren wie Larkin und Larkin (1996) zufolge werden Unternehmen auf Grund sich ständig ändernder Rahmenbedingungen alle fünf bis zehn Jahre mit der Notwendigkeit eines unternehmensweiten Wandels konfrontiert. Der Erfolg eines Unternehmens steht demzufolge vor allem in kausalem Zusammenhang mit dem rechtzeitigen Erkennen eines notwendigen Wandels sowie dem Ergreifen geeigneter Maßnahmen, was wiederum von der vorhandenen Flexibilität und der grundsätzlichen Veränderungsbereitschaft des Unternehmens abhängt (Peters/ Waterman, 1986; Peters, 1988). Flankierend müssen neue Konzepte der Personalentwicklung entwickelt werden, die den Erfolg einzelner Interventionen stützen und vor allem die Führungskräfte auf die sich ständig ändernden Rahmenbedingungen sowie die steigenden Anforderungen vorbereiten. Coaching, das als ein innovatives und mit ausgesprochen positiven Aspekten verbundenes Konzept dargestellt wurde, hat damit gute Chancen, vermehrt eingesetzt zu werden. Insbesondere auf Grund seiner Effektivität und seines weiten Anwendungsbereichs ist diese Entwicklung zu erwarten.

Auch Coaching ist kein «Allheilmittel», das soll an dieser Stelle noch einmal betont werden. Dennoch sprechen viele positive Ergebnisse für dieses Personalentwicklungskonzept. Das, was sich durch eine kompetente Umsetzung von Coachings ändern kann, ist ausgesprochen vielfältig und kann an dieser Stelle kaum im Ganzen dargestellt werden. Der weitere Erfolg von Coachings hängt von dessen Anwendung ab, und diese wiederum von denen, die den Geist des Coachings vertreten.

Kapitel 5

Anhang

**Der Reingewinn, das ist die Differenz
zwischen den neuen Ideen und den alten,
zwischen den modernen Methoden und den veralteten,
zwischen einer zeitgemäßen Ausstattung und dem
Werkzeug von gestern.**

Unbekannter Verfasser

Glossar

Absentismus

Mit dem Begriff «Absentismus» wird eine motivational bedingte Abwesenheit eines Arbeitnehmers vom Arbeitsplatz verstanden. Ein niedriges Maß an Arbeitsunzufriedenheit kann zu Absentismus führen, ein großes Maß an Arbeitsunzufriedenheit führt zur Fluktuation.

Akkordlohn

Unter Akkordlohn wird eine Form des Leistungslohns verstanden, bei der im Gegensatz zum Zeitlohn jede Leistungseinheit unabhängig von der dafür benötigten Arbeitszeit vergütet wird. Akkordlohn richtet sich nicht nach der Dauer der Arbeitszeit, sondern nach dem Mengenergebnis der Arbeit.

Ankern

Mit dem Begriff «Ankern» ist ein Reiz gemeint, auf den eine Person auf eine bestimmte Weise reagiert. Grundlage hierfür stellt das so genannte «Klassische Konditionieren» dar.

Behaviorismus

Mit dem Begriff «Behaviorismus» wird eine extreme Form der objektiven Psychologie beschrieben, die vor allem auf J. B. Watson zurückzuführen ist. Die Methode der Introspektion wird hier abgelehnt, für die psychologische Forschung sind nur noch die Begriffe «Reiz» und «Reaktion» von Bedeutung.

Cafeteria-System

Unter dem Cafeteria-System wird eine besondere Form der Entlohnung verstanden, bei die Mitarbeiter in begrenztem Maße die Gehaltsbestandteile selbst wählen können.

Coach

Ein Coach ist ein Begleiter, der seinem Klienten dabei hilft, Ziele zu erreichen beziehungsweise Probleme zu bewältigen. Dabei nimmt er die besondere Rolle eines neutralen Partners ein, der seinen Klienten auf seinem Weg nur begleitet. Er berät nicht, sondern sorgt dafür, dass der Klient seine eigenen Ziele erkennt und entsprechende Maßnahmen zur Zielerreichung generiert.

Coachee
Beim Coachee handelt es sich um den Klienten des Coachs.

Coaching
Mit Coaching ist der Prozess gemeint, in dem sich Coach und Coachee befinden. Kennzeichen sind ein ausgeprägtes Vertrauensverhältnis und eine partnerschaftliche Beziehung.

Coaching-Hotline
Über die Coaching-Hotline ist ein Coach kurzfristig fernmündlich zu erreichen und kann ein Telefon-Coaching durchführen.

Eisenhower-Prinzip
Beim Eisenhower-Prinzip handelt es sich um ein Zeitmanagement-Prinzip, bei dem die Dringlichkeit und Wichtigkeit von Aufgaben gegenübergestellt werden. Dieses Prinzip trägt dazu bei, Aufgaben richtig zu delegieren, Prioritäten zu setzen und insgesamt effizienter mit der Ressource Zeit umzugehen.

Emotionale Intelligenz
Der Begriff «emotionale Intelligenz» wurde von D. Goleman geprägt. Sie besteht aus den Komponenten Selbstreflexion, Selbstmanagement, soziales Bewusstsein und Sozialkompetenz. Erfolgreiche Führungskräfte verfügen über eine ausgeprägte emotionale Intelligenz.

Entgelt- und Anreizsystem
Oberbegriff für unterschiedliche Entlohnungssysteme, in denen vor allem auch Anreize Berücksichtigung finden.

Evaluation
Umfassende Bezeichnung für alle Arten der Beurteilung unter Bezugnahme auf innere Standards oder äußere Kriterien (Normen, Werte, Ziele usw.).

Feedback
Der Begriff «Feedback» umschreibt eine Rückmeldung, die jemandem gegeben wird. Dabei kann zwischen destruktiven und konstruktiven Rückmeldungen differenziert werden. Letztere tragen am ehesten dazu bei, einen Fehler zukünftig zu vermeiden.

Fluktuation

Der aus der Medizin auf den wirtschaftlichen Sprachgebrauch übertragene Begriff «Fluktuation» meint einen Personalwechsel zwischen Unternehmen innerhalb eines bestimmten Zeitraums.

Führungsmittel

Bei Führungsmitteln handelt es sich um Führungsinstrumente, die von einer Führungskraft unmittelbar eingesetzt werden können, um einen gewünschten Führungserfolg zu erreichen. Dabei kann zwischen prozessbezogenen, informationsbezogenen, personenbezogenen und aufgabenbezogenen Führungsmitteln differenziert werden.

Führungsstil

Der Führungsstil ist die Art und Weise, in der ein Vorgesetzter seine Mitarbeiter führt. Ein Führungsstil basiert auf verschiedenen Führungsmitteln, mit denen geführt wird. Differenziert werden kann zwischen zahlreichen Führungsstilen (autoritär, affilitativ, autoritativ, demokratisch usw.).

Humanistische Psychologie

Humanistische Psychologie ist die Bezeichnung für eine Schule der Psychologie, deren wichtigster Begründer A. Maslow war. In ihrem Mittelpunkt steht das Verständnis einer gesunden und schöpferischen Persönlichkeit des Menschen. Neben den dominierenden Schulen der Psychoanalyse und des Behaviorismus wird sie als die «dritte Kraft» der Psychologie bezeichnet.

Intervention

Unter Intervention werden alle Maßnahmen verstanden, die in einer Organisation (meist durch externe Berater) umgesetzt werden.

Klassisches Konditionieren

Der Begriff «klassisches Konditionieren» meint die von I. P. Pawlow entdeckte Form des Lernens. Hier kann ein ursprünglich unbedingter Reiz über eine mehrmalige Kopplung mit einem bedingten Reiz schließlich selbstständig einen bedingten Reflex auslösen.

Kooperation

Unter Kooperation wird eine besondere Form der Zusammenarbeit verstanden. Gemeinsam und meist gleichberechtigt wird versucht, ein Problem zu lösen und/oder ein Ziel zu erreichen.

Lernen am Modell

Diese Lerntheorie lässt sich auf die Untersuchungen von A. Bandura zurückführen. Grundlage hierfür ist die Beobachtung eines «Vorgangs», der anschließend nachgeahmt wird.

Mediation

Der Begriff «Mediation» meint eine besondere Form der Vermittlung in Konflikten. Sie fördert vor allem die selbstbestimmte Konfliktbearbeitung der Streitparteien. Neue Wege werden auf diese Weise möglich.

Metakommunikation

Unter Metakommunikation wird die Kommunikation über die Kommunikation verstanden. In Konflikten stellt sie ein geeignetes Hilfsmittel dar, um das Geschehene zu verstehen. Mit Hilfe eines Perspektivenwechsels wird das Konfliktgeschehen von den Beteiligten von außen betrachtet und analysiert. Lösungen können von hier ausgehend entwickelt werden.

Mind-Mapping

Mit dem Begriff «Mind-Mapping» wird eine kreative Arbeitstechnik bezeichnet. Nach bestimmten Regeln kann zum Beispiel eine Idee zeichnerisch auf einem quer liegenden Blatt generiert werden. Symbole und Farben fördern die Kreativität und steigern die Behaltensleistung. Typische Probleme des einfachen Aufschreibens treten nicht auf.

ModerationsMethode

Der Begriff «ModerationsMethode» meint eine kreative Form der Moderation von Gruppen. Die Beteiligung an Entscheidungsprozessen ist hierbei besonders gut möglich.

Neurolinguistisches Programmieren (NLP)

Unter NLP wird eine besonders wahrnehmungsoptimierte Form der Sprache verstanden. NLP ist ein Kommunikationsmodell, das auf die Begründer R. Bandler und J. Grinder zurückgeführt wird.

Pacing, Pacen

Im NLP beschreibt Pacing den Prozess des Sich-Angleichens, des Spiegelns von Verhaltens- und Ausdrucksweisen des Kommunikationspartners. Ziel ist es, einen Rapport zu erreichen.

Partizipation

Unter Partizipation wird nach einer allgemeinen Definition die Beteiligung an Entscheidungsprozessen verstanden. Eine Führungskraft, die Mitarbeiter an einer Entscheidung partizipieren lässt, fördert auf diese Weise zum Beispiel die Identifikation mit der Entscheidung und damit letztendlich auch deren Umsetzung.

Personalbeurteilung

Der Begriff «Personalbeurteilung» umschreibt eine systematische Beurteilung der Persönlichkeit und Leistung von Mitarbeitern.

Personalentwicklung

Personalentwicklung umfasst im Rahmen einer weiten Definition alle Maßnahmen zur Gewinnung, Auswahl, Ausbildung und Weiterbildung von Personal.

Perspektivenwechsel

Im Mittelpunkt des Perspektivenwechsels steht der Wechsel in eine andere Wahrnehmungsposition. Hierdurch kann meist eine differenziertere Sichtweise von zum Beispiel Konflikten erzeugt werden.

Physiologie

Im NLP meint die Physiologie einer Person den körperlichen Gesamteindruck, der sich auf einen bestimmten inneren Zustand bezieht.

Psychoanalyse

Die Psychoanalyse als Disziplin der Psychologie wurde von S. Freud begründet. Er entwickelte eine Theorie der Persönlichkeit, die durch die Annahme des Unbewussten charakterisiert ist. Ins Unbewusste verdrängt der Mensch Gefühle und Erinnerungen, die ihn ängstigen, erschrecken beziehungsweise beschämen. Aufgabe der Psychoanalyse ist es, diese unbewussten Vorgänge, die zum Teil krank machen, bewusst zu machen.

Rapport

Mit diesem Begriff wird im NLP eine positive Beziehung zwischen Individuen beschrieben. Grundlage dieser Beziehung sind Verständnis und Vertrauen.

Repräsentationssysteme

Der Begriff «Repräsentationssysteme» wird synonym zu dem Begriff Wahrnehmungssysteme benutzt. Über sie nehmen wir unsere Umwelt wahr. Es handelt sich um die Modi unserer fünf Sinne: Sehen, Hören, Fühlen, Riechen und Schmecken.

Schlüsselqualifikation

Die Summe der für das angemessene Handeln in einer bestimmten Situation oder an einem bestimmten Arbeitsplatz benötigten Kompetenzen wird als Schlüsselqualifikation bezeichnet. Hierunter werden die Fachkompetenz, soziale Kompetenz und Methodenkompetenz subsumiert.

Self-fullfilling-phrophecy

Mit dem Begriff «Self-fullfilling-phrophecy» werden Prophezeiungen umschrieben, die primär auf Grund der intensiven Auseinandersetzung mit ihr in Erfüllung gehen.

Supervision

Supervision meint in ihrer klassischen Form eine problemorientierte Vorgehensweise in kleinen Gruppen, die von einem Supervisor geleitet werden.

Teamidentitätsprozess

Beim Teamidentitätsprozess handelt es sich um ein Teamentwicklungsmodell auf der Grundlage der psychologischen Ebenen des NLP.

Themenzentrierte Interaktion

Das von R. C. Cohn entwickelte Konzept der themenzentrierten Interaktion widmet sich der Kunst, sich selbst und eine Gruppe zu leiten. Entstanden ist dieses Modell der Gruppenarbeit auf der Grundlage der Erkenntnisse der Psychoanalyse und den Einflüssen der Gruppentherapie.

Training

Training ist eine besondere Form der Personalentwicklung, die entweder «on-the-job» oder «off-the-job» durchgeführt werden kann. Hierbei lehrt ein Trainer die vereinbarten Inhalte.

Wahrnehmungsverzerrungen

Unter Wahrnehmungsverzerrungen werden Fehler der Wahrnehmung verstanden. Diese treten ausgesprochen vielfältig auf. Beispiele sind: Primacy-Effekt, Recency-Effekt, Halo-Effekt, Statusfehler, Kontrastfehler u. v. m.

Zeitlohn

Der Begriff «Zeitlohn» meint eine Form der Entlohnung, bei der die Höhe des Entgelts von der gearbeiteten Zeit abhängt.

Zeitmanagement

Der richtige Umgang mit der wichtigen Ressource Zeit steht im Mittelpunkt des Zeitmanagements.

Entspannungsmusik

Arnd Stein	Traumreise
	Naturgeräusche, Vol. 1
	Am Meer
	Bergquell
	Waldlichtung
	Arktika
	Horizont
	Top-Hits zum Entspannen, Vol. 1 und 2
	Schwebende Klänge, Vol. 1 und 2
Martin Buntrock	Meer
Ralph Spintke	Musik & Gesundheit
Nikolaus B. Enkelmann	Melodien zum Entspannen und Träumen
Johann Sebastian Bach	Largo aus dem Flötenkonzert in a-Moll nach BWV 1056

Informationsbörse

Marktübersicht Coaching-Ausbildungen

Unzählige Coaching-Ausbildungen werden derzeit angeboten. Eine gute Marktübersicht liefert die umfassende Coaching-Ausbildungsdatenbank von Christopher Rauen (www.coaching-index.de). Mehr als 130 Ausbildungen werden in dieser Datenbank skizziert. Im Folgenden findet der interessierte Leser eine Liste ausgewählter Ausbildungen aus dieser Datenbank, die mindestens 120 Stunden berufsbegleitenden Unterricht umfassen und nicht ideologisch ausgerichtet sind.

Akademie Deutscher Genossenschaften ADG
Schloss Montabaur
D-59410 Montabaur
Telefon: (0 26 02) 14-165
Homepage: www.adgonline.de

Armin Rohm Training & Beratung
Haselnussweg 9
D-88436 Eberhardszell-Mühlhausen
Telefon: (0 73 55) 93 40 44
Homepage: www.armin-rohm.de

artop e.V. – Institut an der Humboldt-Universität zu Berlin
Christburger Straße 4
D-10405 Berlin
Telefon: (0 30) 4 40 12 99-0
Homepage: www.artop.de

BIF Berliner Institut für Familientherapie e.V.
Obentrautstraße 57
D-10963 Berlin
Telefon: (0 30) 2 16 40 28
Homepage: www.systemisch.de

BTS Gesellschaft für Organisationsberatung
Brühler Ring 31
D-68219 Mannheim
Telefon: (06 21) 89 69 31
Homepage: www.bts-mannheim.de

Coaching Academie® KG
Schmargendorfer Str. 10
D-33619 Bielefeld
Telefon: (05 21) 9 11 55-0
Homepage: www.CoachingAcademie.de

Coaching Akademie GmbH
Escherstraße 23
D-30159 Hannover
Telefon: (05 11) 1 61 46 80
Homepage: www.Coaching-Akademie.de

Coachingbüro Hans-Georg Huber
Furtwänglerstraße 9
D-79117 Freiburg
Telefon: (07 61) 61 20 16
Homepage: www.coachingbuero.de

cct® consulting coaching transfer
Birkenweg 13
D-71737 Kirchberg/Murr
Telefon: (0 71 44) 3 84 60
Homepage: www.cct-institut.com

Contrain GmbH
Lanzelhol 34
D-55182 Mainz
Telefon: (0 61 31) 36 10 15
Homepage: www.contrain-gmbh.de

DGFP Deutsche Gesellschaft für Personalführung e.V.
Postfach 11 03 47
D-40503 Düsseldorf
Telefon: (02 11) 59 78-142
Homepage: www.dgfp.de

Deutsche Psychologen Akademie
Heilsbachstraße 22–24
D-53123 Bonn
Telefon: (02 28) 9 87 31-48
Homepage: www.bdp-verband.org

Die Sprache Lehr- und Forschungsgesellschaft mbH
Nussbaumstr. 16
D-80336 München
Telefon: (0 89) 54 37 94 00
Homepage: www.die-sprache.de

Horst Rückle Team GmbH
Röhrer Weg 7
D-71032 Böblingen
Telefon: (0 70 31) 72 65-33
Homepage: www.hrteam.de

ifs Institut für Familientherapie, systemische Supervision
Rodberger Straße 102
D-45257 Essen
Telefon: (02 01) 8 48 65 60
Homepage: www.ifs-essen.de

IFW – Institut für Fort- und Weiterbildung Hans Friedl
Bodenstedtstraße 66
D-81241 München
Telefon: (0 89) 82 90 86 18
Homepage: www.i-f-w.de

IOS Institut für Organisationsberatung und Supervision
Scharnhorststraße 28/29
D-10115 Berlin
Telefon: (0 30) 28 39 14 00
Homepage: www.ios-berlin.de

Institut für systemische Beratung
Schlosshof 3
D-69168 Wiesloch
Telefon: (0 62 22) 8 18 80
Homepage: www.systemische-professionalitaet.de

Intercoaching GmbH
Zollikerstrasse 4
CH-8032 Zürich
Telefon: (0041) 1 - 3 87 98 66
Homepage: www.intercoaching.ch

Johann Schweißgut IKS GmbH Institut für komplexe Systeme
Postfach 10 02 26
D-57002 Siegen
Telefon: (02 71) 33 71 22 2
Homepage: www.iks-siegen.de

Konstanzer Seminare Ulrich Dehner
Theodor-Heuss-Straße 36
D-78467 Konstanz
Telefon: (0 75 31) 6 31 58
Homepage: www.konstanzer-seminare.de

niconsultinggroup
Kopenhagener Straße 68
D-10437 Berlin
Telefon: (0 30) 44 04 13 66
Homepage: www.niconsultinggroup.de

Professio
Hölderlinstraße 25
D-75397 Simmozheim
Telefon: (0 70 33) 64 54
Homepage: www.professio.de

S.A.L.Z. KönigsCoaching
Klosterstraße 11
D-74523 Schwäbisch-Hall
Telefon: (07 91) 85 70 00
Homepage: www.koenigscoaching.de

Scheer Consulting GmbH
Schwachhauser Heerstraße 13
D-28203 Bremen
Telefon: (0 42 98) 69 91 63
Homepage: www.scheercoaching.de

Vermeulen & Partner GmbH
Richard-Wagner-Straße 9
D-80333 München
Telefon: (0 89) 5 23 27 30
Homepage: www.vermeulen.cc

WIBK Wissenschaftliches Institut für Beratung und Kommunikation
Neuhäuser Straße 108
D-33102 Paderborn
Telefon: (0 52 51) 13 56 20

Im Folgenden findet der interessierte Leser zwei Institute, die Coaching-Ausbildungen auf der Grundlage von NLP anbieten.

Spectrum KommunikationsTraining
Stierstraße 9
D-12159 Berlin
Telefon: (0 30) 85 24 34 1
Homepage: www.nlp-spectrum.de

NLP professional
Seminarzentrum NRW
Ehrenfeldstraße 14
D-44789 Bochum
Telefon: (02 34) 33 19 51
Homepage: www.nlp-professional.de

Fakten zum Coaching: online

Aktuelle Informationen zum Thema Coaching erhält der interessierte Leser online vor allem auf der Reportseite von Christopher Rauen. Unter «www.coaching-report.de» befinden sich zahlreiche interessante Beiträge zu unterschiedlichen Aspekten. Kostenlose Dienste machen den Besuch dieser Seite in regelmäßigen Abständen lohnenswert.

Weitere wichtige Adressen

DVNLP (Deutscher Verband für Neurolinguistisches Programmieren) e.V.
Alte Jakobstraße 149
D-10969 Berlin
Telefon: (0 30) 25387-127
Telefax: (0 30) 25387-128
E-Mail: dvnlp@dvnlp.de
Website: www.dvnlp.de

ECA (European Coaching Association) e.V.
Steinstraße 23
D-40210 Düsseldorf
Telefon: (02 11) 32 31 06
Telefax: (02 11) 32 87 31
E-Mail: info@eca-online.de
Website: www.eca-online.de

Dipl.-Psych. Christian Loffing
Keplerstraße 103
D-45147 Essen
E-Mail: christian.loffing@t-online.de
Website: www.tbc-loffing.de

Arbeitsblätter – Checklisten – Vordrucke

Die folgenden Seiten beinhalten zahlreiche Arbeitsblätter, Checklisten und Vordrucke. Diese stellen geeignete Hilfsmittel dar, um die eigene Coaching-Kompetenz systematisch zu erweitern.

Arbeitsblätter
Die Arbeitsblätter dienen primär dem Vertiefen der diskutierten Inhalte zum Thema Coaching. Sie fordern allesamt zu einer intensiven Selbstreflexion auf und bieten die Möglichkeit zu einer kurzen und prägnanten Dokumentation der persönlichen Überlegungen.

Checklisten
Die Checklisten stellen wichtige Arbeitshilfsmittel im Rahmen des Coachings dar, die bei Bedarf ergänzt und geändert werden können.

Vordrucke
Bei den einzelnen Vordrucken handelt es sich um wichtige Dokumente, die im Rahmen des Coaching-Prozesses benötigt werden können. Auch diese können bei Bedarf ergänzt und geändert werden.

Arbeitsblatt 1

Mein persönliches Coaching-Profil

Coaching heißt für mich:

Meine Beziehung zu einem Coachee sehe ich:

Meine Coachings zeichnen sich aus:

Arbeitsblatt 2

Lernen, Verändern und Erfahrung

Meine Aussagen zu den Fragen auf der Umwelt-Ebene:

Meine Aussagen zu den Fragen auf der Verhaltensebene:

Meine Aussagen zu den Fragen auf der Fähigkeiten-Ebene:

Arbeitsblatt 2/2

Meine Aussagen zu den Fragen auf der Ebene der Glaubenssätze und Einstellungen:

Meine Aussagen zu den Fragen auf der Identitätsebene:

Meine Aussagen zu den Fragen auf der Spiritualitätsebene:

Arbeitsblatt 3

Emotionale Intelligenz

Meine Aussagen zu den Selbstreflexionsfragen:

Meine Aussagen zu den Selbstmanagement-Fragen:

Arbeitsblatt 3/2

Meine Aussagen zu den Fragen zum sozialen Bewusstsein:

Meine Aussagen zur Sozialkompetenz:

Arbeitsblatt 4

Meine Coaching-Kompetenz – Persönliche Qualifikationen

Meine persönlichen Qualifikationen:

Arbeitsblatt 5

Meine Coaching-Kompetenz – Fachliche Qualifikationen

Meine fachlichen Qualifikationen:

Arbeitsblatt 6

Führen und geführt werden

Führen:

Geführt werden:

Arbeitsblatt 7

Ermittlung des bevorzugten Informationskanals

Gustatorischer Kanal:

Nennungen:

Olfaktorischer Kanal:

Nennungen:

Kinästhetischer Kanal:

Nennungen:

Auditiver Kanal:

Nennungen:

Visueller Kanal:

Nennungen:

Arbeitsblatt 8

Negative Physiologie

Mein Muskelstatus:

Mein Atemrhythmus:

Meine Durchblutung:

Meine Körperhaltung:

Sonstiges:

Arbeitsblatt 9

Positive Physiologie

Mein Muskelstatus:

Mein Atemrhythmus:

Meine Durchblutung:

Meine Körperhaltung:

Sonstiges:

Checkliste 1

Umgebungsbedingungen des Coachees

Berufliches Umfeld

Organisation:

Branche:

Position:

Aufgaben:

Privates Umfeld

Sonstiges

Checkliste 2

Kontaktaufnahme

Vorbereitung der Kontaktaufnahme

Vorabinformationen:

Durchführung der Kontaktaufnahme

Wünsche /
Interessen:

Vereinbarungen:

Nachbereitung der Kontaktaufnahme

Maßnahmen:

Checkliste 3

Vorbereitung des Erstgesprächs

Vorbereitung des Erstgesprächs

Fragen:

Verträge:

Ablauf:

Durchführung des Erstgesprächs

Wünsche /
Interessen:

Vereinbarungen:

Nachbereitung des Erstgesprächs

Reflexion:

Vordruck 1

Ziele vereinbaren

	Kurze Beschreibung	Bis wann?	Erledigt?

Hauptziel:

Unterziel A:

Zielkontrolle:

Unterziel B:

Zielkontrolle:

Unterziel C:

Zielkontrolle:

Vordruck 2

Coaching-Ablaufplan

Phase	Inhalte	Maßnahmen/Übungen	Zeit	Material	✓

Ziele:

Literaturverzeichnis

Altmann, G.; Fiebiger, H.; Müller, R.: Mediation: Konfliktmanagement für moderne Unternehmen. Beltz, Weinheim/Basel 1999.

Andreas, S.; Faulkner, Ch.: Praxiskurs NLP. Junfermann, Paderborn 1997.

Bandura, A.: Lernen am Modell: Ansätze zu einer sozialkognitiven Lerntheorie. Klett, Stuttgart 1976.

Böning, U.: Coaching: Der Siegeszug eines Personalentwicklungs-Instruments. Eine 10-Jahres-Bilanz. In: Rauen, C.: Handbuch Coaching. Verlag für Angewandte Psychologie, Göttingen 2000.

Brehm, J. W.: A theory of psychological reactance. Academic Press, New York 1966.

Brockert, S.; Braun, G.: Das EQ-Testbuch. Wie groß ist Ihre emotionale Intelligenz. Heyne, München 1996.

Dauscher, U.: ModerationsMethode und Zukunftswerkstatt. Luchterhand, Neuwied 1998.

Dießner, H.: Gruppendynamische Übungen & Spiele: Ein Praxishandbuch für Aus- und Weiterbildung sowie Supervision. Junfermann, Paderborn 1997.

Fehlau, E. G.: Konflikte im Beruf. STS-Verlag, Planegg 2000.

Goleman, D.: Emotionale Intelligenz – zum Führen unerlässlich. Harvard Business manager (1999) 3: 27–36.

Goleman, D.: Durch flexibles Führen mehr erreichen. Harvard Business manager (2000) 5: 9–22.

Golombek, G.; Rossbauer, W.: Stellenbeschreibungen für den Pflegedienst: Anforderungsprofile in Krankenhäusern und Reha-Kliniken. Kohlhammer, Stuttgart/Berlin/Köln 1998.

Gremmel-Thomas, E.; Petrachi, Th.: Der Vergleich mit anderen Mitarbeitern ist für alle von Nutzen. Die Pflegezeitschrift (1998) 03: 205–208.

Grochowiak, K.; Haag, S.: Erfolgreich im Beruf mit NLP. Falken, Niedernhausen 1997.

Hauser, E.: Coaching: Führung für Geist und Seele. In: Feix, W.: Personal 2000 – Visionen und Strategien erfolgreicher Personalarbeit. Gabler, Wiesbaden 1991.

Hertlein, M.: Mind-Mapping – die kreative Arbeitstechnik. Rohwohlt, Reinbek 1997.

Innerhofer, Ch.; Innerhofer, P.; Lang, E.: Leadership Coaching: Führen durch Analyse, Zielvereinbarung und Feedback. Luchterhand, Neuwied/Kriftel 1999.

Kallabis, O.: Gestaltung von Dreieckskontrakten. Supervision (1992) 22: 14–29.

Kirchner, H.: Gespräche im Pflegeteam: mit Beispielen aus der Führungspraxis. Thieme, Stuttgart/New York 1998.

Klebert, K.; Schrader, E.; Straub, W.: KurzModeration: Anwendung der ModerationsMethode in Betrieb, Schule und Hochschule, Kirche und Politik, Sozialbereich und Familie bei Besprechungen und Präsentationen. Windmühle, Hamburg 1985.

Knebel, H.: Taschenbuch für Personalbeurteilung (9. Auflage). Sauer-Verlag, Heidelberg 1995.

Kreuschel, E.: Die Weisheit des Erfolgs. Kösel, München 1996.

Langmaack, B.: Themenzentrierte Interaktion. Einführende Texte rund ums Dreieck. Psychologie Verlags Union, Weinheim 1991.

Larkin, T. J.; Larkin, S.: Die Meister als Meinungsführer. Harvard Business manager (1996) 18: 61–69.

Löhmer, C.; Standhardt, R.: Themenzentrierte Interaktion: die Kunst, sich selbst und eine Gruppe zu leiten. PAL, Mannheim 1992.

Loffing, C.: Coaching für Stations- bzw. Pflegedienstleitungen: Bewältigung steigender Anforderungen an Führungskräfte. Die Pflegezeitschrift (2000) 12: 824–826.

Loffing, C.: Pflegenotstand – nein danke! Neue Mitarbeiter gewinnen und halten. In: Eisenreich & BALK; Handbuch Pflegemanagement. Erfolgreich führen und wirtschaften in der Pflege. Luchterhand, Neuwied 2001a.

Loffing, C.: Weg vom Prinzip des «hire and fire». Häusliche Pflege (2001b) 03: PDL praxis.

Loffing, C.: Teamentwicklung im «Kranken Haus» – Ein Beispiel psychologischer Gestaltungsarbeit. Der Andere Verlag, Bad Iburg 1999.

Loffing, C.: Vom Verurteilen zum Beurteilen. Wie die Beurteilung von Mitarbeitern zu einem hilfreichen Führungsinstrument wird. Häusliche Pflege (2001c) 09: 27–31.

Loffing, C.: Dem Stress die Stirn bieten. 7 einfache Wege zur Entspannung. Pearson, München 2001d.

Loffing, C.: Angebotsbeschreibung für die Marianne Weiß GmbH (2001e).

Loffing, C.: Angebotsbeschreibung für die Häusliche Kranken- und Seniorenpflege Sprave GbR (2001f).

Loffing, C.: Coaching-Instrumente. Unveröffentlichtes Skript (2002).

Luther, M.; Maaß, E.: NLP Spiele-Spectrum: Basisarbeit. Übungen – Spiele – Phantasiereisen. Junfermann, Paderborn 1994.

Maaß, E.; Ritschl, K.: Coaching mit NLP: Erfolgreich coachen in Beruf und Alltag. Ein Übungsbuch. Junfermann, Paderborn 1997a.

Maaß, E.; Ritschl, K.: Teamgeist: Spiele und Übungen für die Teamentwicklung. Junfermann, Paderborn 1997b.

Mentzel, W.: Unternehmenssicherung durch Personalentwicklung. Mitarbeiter motivieren, fördern und weiterbilden. Haufe, Freiburg i. Breisgau 1997.

Nagel, K.: Die sechs Erfolgsfaktoren des Unternehmens. Moderne Industrie, Landsberg 1989.

Neuberger, O.: Führen und geführt werden. Enke, Stuttgart 1995.

O'Connor, J.; Seymour, J.: Neurolinguistisches Programmieren: gelungene Kommunikation und persönliche Entfaltung. VAK, Freiburg 1998.

Olfert, K.: Kompakt-Training Personalwirtschaft. Kiehl, Ludwigshafen 1999.

Olfert, K.; Steinbuch, P. A.: Personalwirtschaft. Kiehl, Ludwigshafen 1999.

Opaschowski, H. W.: Von der Geldkultur zur Zeitkultur. Neue Formen der Arbeitsmotivation für zukunftsorientiertes Management. In: Schanz, G.: Handbuch Anreizsysteme. Poeschel, Stuttgart 1991.

Pawlow, I.: Ausgewählte Werke. Akademie Verlag, Berlin 1955.

Peters, T. J.; Waterman, R. H.: Auf der Suche nach Spitzenleistungen. Was man von den bestgeführten US-Unternehmen lernen kann. Verlag moderne Industrie, Landsberg/Lech 1986.

Peters, T. J.: Kreatives Chaos. Heyne, München 2000.

Picado, M.; Unkelbach, O.: Innerbetriebliche Fortbildung in der Pflege. Verlag Hans Huber, Bern 2001.

Rachow, A. (Hrsg.): Spielbar. ManagerSeminare Gerhard May Verlags GmbH, Bonn 2000.

Rauen, C.: Der Ablauf eines Coaching-Prozesses. In: Rauen, C.: Handbuch Coaching. Verlag für Angewandte Psychologie, Göttingen 2000.

Sahm, A.: Gesprächstraining zur Führung und Kooperation. MBB, Ottobrunn 1979.

Scheler, U.: Management der Emotionen. Emotionale Intelligenz umsetzen mit 22 Übungen. Gabal, Offenbach 1999.

Schreyögg, G.: Organisation: Grundlagen moderner Organisationsgestaltung. Gabler, Wiesbaden 1994.

Schreyögg, A.: Coaching: eine Einführung für Praxis und Ausbildung. Campus Verlag, Frankfurt/New York 1999.

Schmidt-Tanger, M.: Veränderungs-Coaching: Kompetent verändern. NLP im Changemanagement, im Einzel- und Teamcoaching. Junfermann, Paderborn 1998.

Semmer, N.: Mitarbeiterbindung: Strategien gegen Stress und Fluktuation. In: Schuler, H.; Pabst, J.: Personalentwicklung im Call Center der Zukunft – Fluktuation verhindern, Mitarbeiter langfristig binden. Luchterhand, Neuwied 2000.

Sonntag, K: Ermittlung tätigkeitsbezogener Merkmale: Qualifikationsanforderungen und Voraussetzungen menschlicher Aufgabenbewältigung. In: Sonntag, K.: Personalentwicklung in Organisationen: psychologische Grundlagen, Methoden und Strategien. Hogrefe, Göttingen/Bern/Toronto/Seattle 1999.

Sprenger, R. K.: Mythos Motivation. Campus, Frankfurt 1996.

Steinmann, H.; Schreyögg, G.: Management: Grundlagen der Unternehmensführung; Konzepte – Funktionen – Fallstudien. Gabler, Wiesbaden 1997.

Svantesson, I.: Mind Mapping und Gedächtnistraining. Gabal Verlag, Offenbach 1995.

Ulich, E.: Lern- und Entwicklungspotentiale in der Arbeit – Beiträge der Arbeits- und Organisationspsychologie. In: Sonntag, K.: Personalentwicklung in Organisationen: psychologische Grundlagen, Methoden und Strategien. Hogrefe, Göttingen/Bern/Toronto/Seattle 1999.

Ulsamer, B.; Blickhan, C.: NLP für Einsteiger: neuro-linguistisches Programmieren leicht gemacht. Gabal, Offenbach 1995.

Weidlich, U.: Mitarbeiterbeurteilungen in der Pflege: systematisch bewerten – Zeugnisse schreiben. Urban und Schwarzenberg, München/Wien/Baltimore 1998.

Welp, C.: Nicht von Allein. Ein externer Trainer kann Führungskräften helfen, Probleme zu lösen. Wirtschaftswoche (2001) 27: 96.

Wittschier, B. M.: Konflixt und zugenäht: Konflikte kreativ lösen durch Wirtschaftsmediation. Gabler, Wiesbaden 1998.

Zwierlein, E.: Das Krankenhaus der Zukunft – die Zukunft des Krankenhauses. Auf dem Weg zum «Magnet-Krankenhaus». In: Zwierlein, E.: Klinikmanagement: Erfolgsstrategien für die Zukunft. Urban und Schwarzenberg, München/Wien/Baltimore 1997.

Sachwortverzeichnis